dieta para o bem-estar total

A dra. Manny Noakes é a atual chefe da Substantiation of Health Benefits of Integrated Lifestyle Programs na CSIRO Health Sciences and Nutrition, onde coordena experimentos que exploram os efeitos de diferentes alimentos, dietas, suplementos e produtos farmacêuticos sobre a saúde. Manny mantém um envolvimento ativo com o programa da National Heart Foundation's Tick (N. do T.: Programa dessa instituição australiana que indica produtos alimentícios mais saudáveis, com menor quantidade de gorduras saturadas, sódio e calorias e está na direção executiva do National Centre of Excellence for Functional Foods (NCEFF). Ela é conferencista sênior na School of Medicine da Flinders University, conferencista sênior afiliada no Department of Obstetrics and Gynaecology, University of Adelaide, e professora associada afiliada no Department of Medicine, University of Adelaide.

O dr. Peter Clifton é diretor de pesquisa em nutrição, obesidade e condições relacionadas na CSIRO Health Sciences and Nutrition. Ele também é professor associado de medicina na University of Adelaide e atua como endocrinologista no Royal Adelaide Hospital e no Flinders Medical Centre. O dr. Clifton é um palestrante freqüente em conferências nacionais e internacionais. Seu interesse pessoal de pesquisa está nas áreas de dieta, obesidade, doenças cardiovasculares e dietas favoráveis para pessoas com resistência à insulina e diabetes.

A Commonwealth Scientific and Industrial Research Organisation (CSIRO) (Organização de Pesquisa Científica e Industrial da Commonwealth Australiana), a agência nacional de ciência da Austrália, tem se dedicado à aplicação prática de conhecimento e ciência para a sociedade e a indústria desde 1928 e atualmente está entre as maiores instituições científicas em 12 de 22 campos de pesquisa. A CSIRO Health Sciences and Nutrition conduz pesquisas em saúde humana, incluindo prevenção de doenças, diagnósticos e tratamentos inovadores.

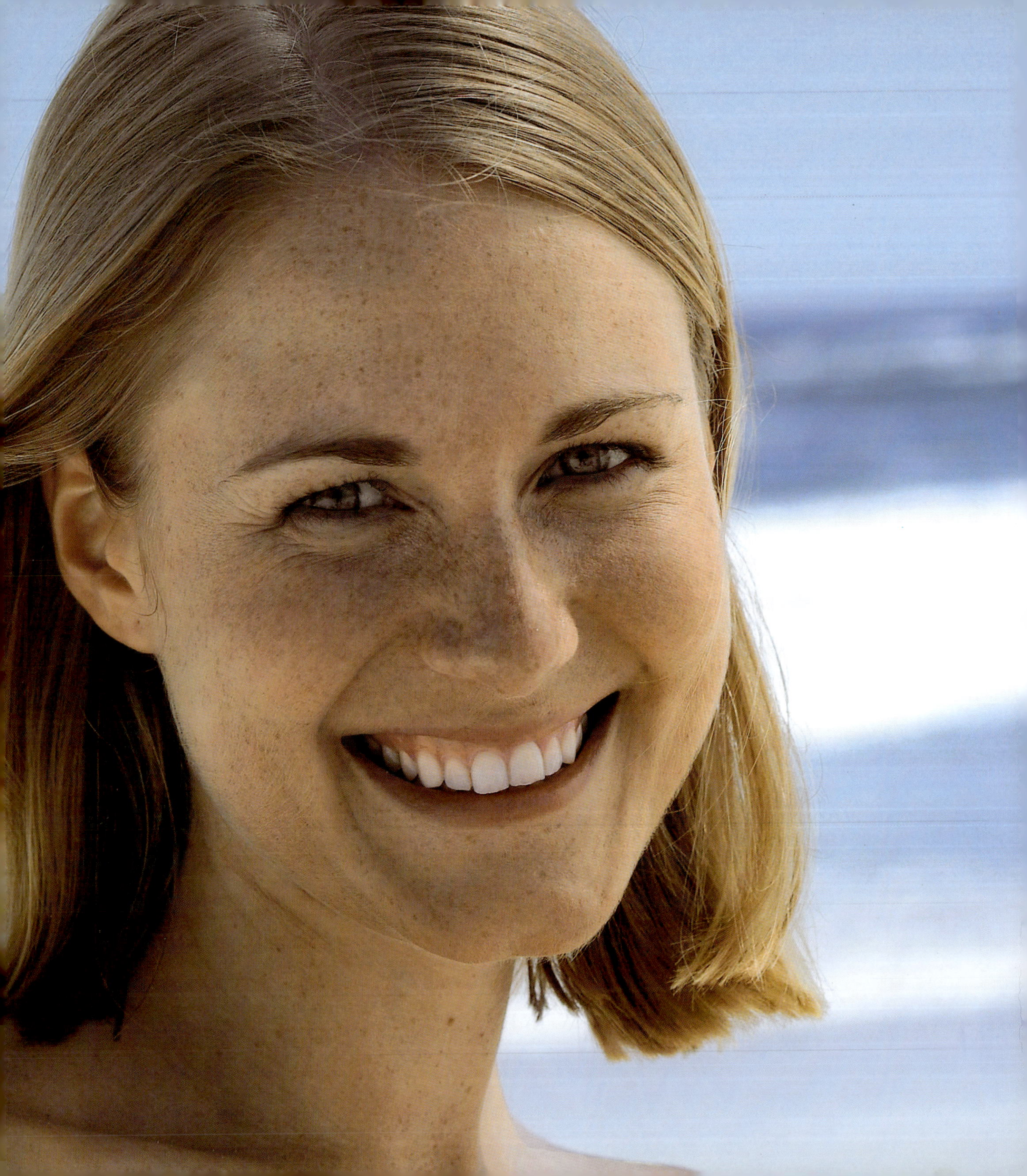

dieta para o bem-estar total

dra. manny noakes com dr. peter clifton

EDITORA GLOBO

Título original: the CSIRO total wellbeing diet
Título da obra em português: dieta para o bem-estar total

Tradução: Leonardo Antunes
Edição: Esníder Pizzo
Revisão: Irene Incaô
Consultoria (nutrição): Mariana Klopfer (Faculdade de Saúde Pública, USP)

EDITORA GLOBO S.A.
Av. Jaguaré, 1485 - São Paulo, SP, Brasil
CEP 05346-902
www.globolivros.com.br

Na tradução deste livro, foram feitas algumas modificações ou observações para assegurar que o livro se adapte aos padrões dietéticos locais e à disponibilidade de ingredientes para as receitas. A dieta aqui proposta foi desenvolvida segundo os padrões de alimentação australianos e testada somente com pessoas que vivem na Austrália. As alterações podem eventualmente interferir nos níveis de progressão da dieta, e os autores, a CSIRO e os editores originais não podem ser responsabilizados por elas. Para mais detalhes sobre as receitas originais e para mais informações, consulte a CSIRO no endereço www.csiro.au.

Dados Internacionais de Catalogação na Publicação (CIP)
(Câmara Brasileira do Livro, SP, Brasil)

Noakes, Manny
Dieta para o bem-estar total / Manny Noakes
com Peter Clifton ; [tradução Leonardo Antunes].
São Paulo : Globo, 2006.
Título original: The total wellbeing diet.

ISBN 85-250-4144-0

1. Dietas para emagrecer 2. Emagrecimento
3. Saúde - Promoção I. Clifton, Peter. II. Título.

06-2353 CDD-613.25

Índices para catálogo sistemático:
1. Emagrecimento : Dietas : Promoção da saúde
613.25

sumário

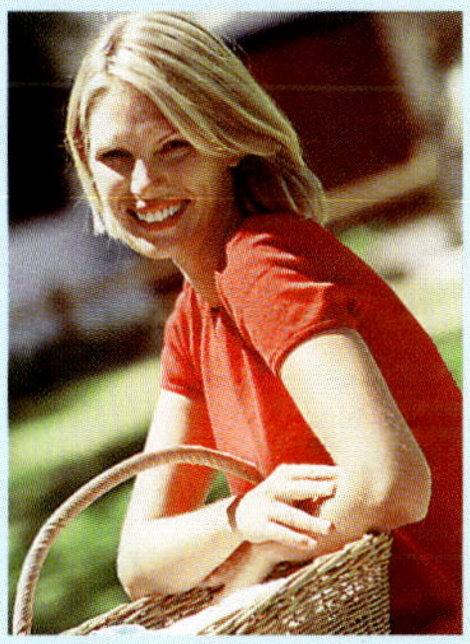

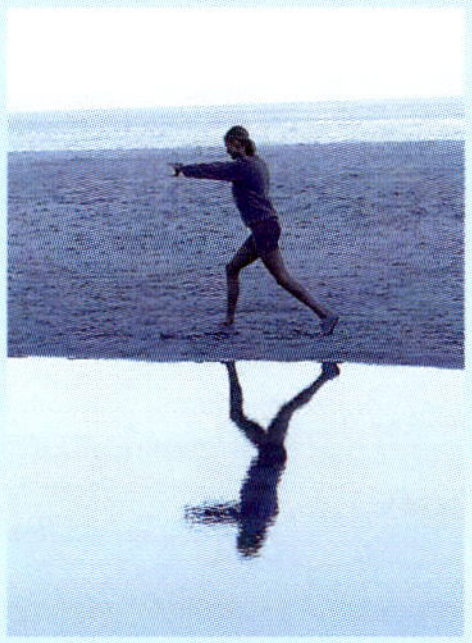

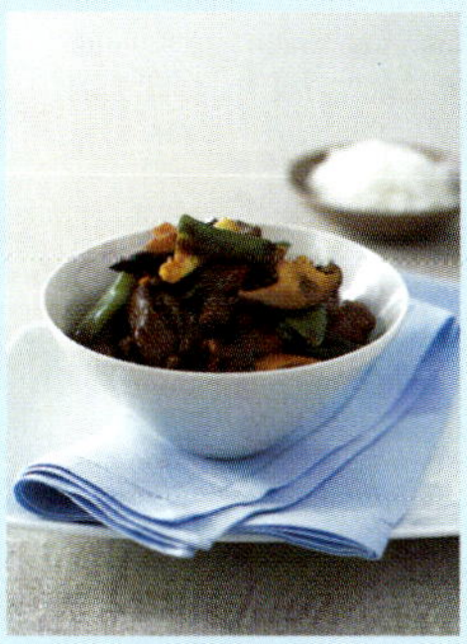

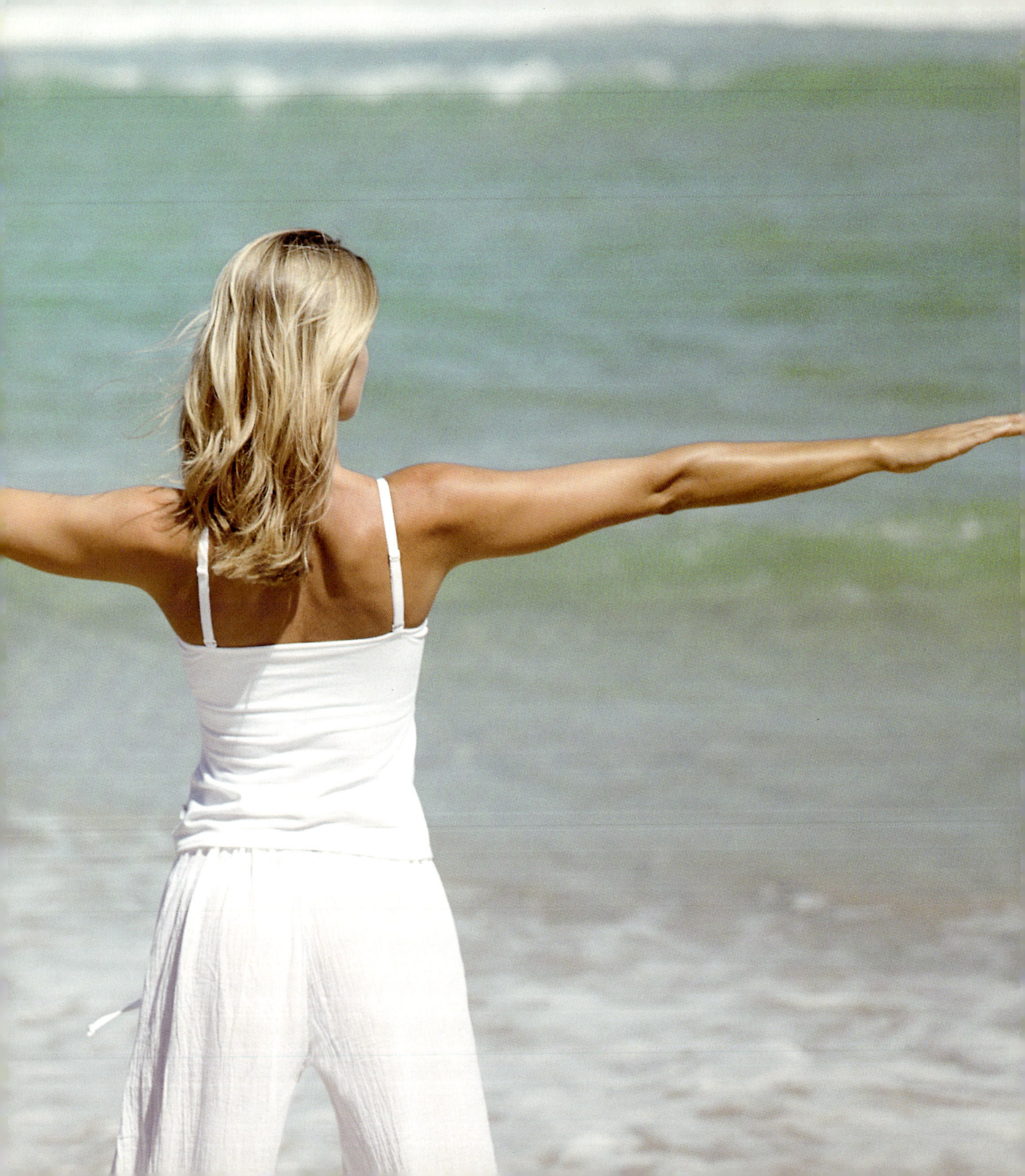

prefácio

Este livro da CSIRO, sigla da Commonwealth Scientific and Industrial Research Organisation – em português Organização de Pesquisa Científica e Industrial da Commonwealth Australiana –, apresenta um programa de perda de peso de resultados comprovados. Trata-se de um programa com um plano de alimentação que oferece muitos benefícios. Baseada em testes cientificamente controlados feitos durante vários anos, esta é uma dieta nutricionalmente balanceada, rica em proteínas e pobre em gorduras, que mudará para sempre sua forma de pensar a respeito de como perder peso. Além de perder peso (cerca de um quilo por semana), você também pode acabar com aquele excesso de gordura na barriga.

Os índices de obesidade dobraram na Austrália nos últimos 20 anos, de tal forma que mais de 60% dos australianos são obesos ou estão acima do peso normal. O que significa que eles estão vulneráveis a várias doenças crônicas, incluindo as cardíacas, a diabetes tipo 2 e a síndrome metabólica.

Ao mesmo tempo, estimativas conservadoras revelam que um terço das mulheres australianas tenta ativamente perder peso, mas está confuso quanto à melhor maneira de fazer regime. Por isso, os livros de dieta viram best-sellers – em desespero, a maioria das pessoas experimenta todos eles.

Na Unidade de Pesquisa Clínica, em Adelaide, nós estamos cientes de que há muita gente frustrada com as tentativas, sem saber o que fazer para emagrecer. Devem cortar carboidratos? Optar por baixo nível de gordura? Ou simplesmente tomar sopa por uma semana? Gastamos muito tempo com nossos voluntários para fazer vários testes de nutrição e saúde, e o que eles sempre perguntam é qual dieta recomendamos. Eles estão confusos com as contradições entre as dietas divulgadas pela mídia – aparece uma nova a cada semana! Querem saber qual é a melhor forma de perder peso e mantê-lo depois. Com muito carboidrato e pouca gordura? Ou experimentar uma "revolucionária" dieta de alto índice de proteína? O carboidrato é mais culpado que a gordura pela obesidade? Ou será meu tipo sanguíneo? Ou a resposta é mesmo a dieta da toranja?

Com o passar dos anos, nossos laboratórios de nutrição em Adelaide ganharam reputação internacional. O objetivo de nossa pesquisa tem sido proporcionar às pessoas meios práticos para melhorar e manter a saúde. Então decidimos que era hora de ver como se pode manter a saúde e o peso em um nível ótimo e, assim, reduzir o risco de doenças como a diabetes tipo 2 e as cardiopatias. A Dieta para o Bem-estar Total foi desenvolvida em resposta ao que apontaram nossas pesquisas realizadas durante anos. Nós nos perguntamos como abordaríamos a nossa dieta para proporcionar os melhores resultados, não apenas em termos de quantidade de peso e gordura a perder, mas também em termos de saúde e bem-estar. Descobrimos que o jeito de fazer dieta pode ter um impacto significativo em como (e onde) perder peso e em sua plena saúde.

Nossas descobertas levaram-nos ao desenvolvimento de um plano de alimentação com alto teor de proteína e baixo teor de gordura. Demos-lhe o nome de Dieta para o Bem-estar Total. Trata-se de uma dieta nutricionalmente balanceada, com baixa caloria, que você pode seguir com segurança e adaptar, adicionando mais alimentos, para comer sempre. Diferentemente de outras dietas, não é preciso cortar nenhum grupo de alimentos.

CSIRO é a agência nacional de ciência da Austrália e uma das maiores organizações de pesquisa científica do mundo. Nossas pesquisas em saúde humana incluem áreas de prevenção de doença, de diagnóstico e de tratamento inovadores.

Este livro e a pesquisa para elaborar a Dieta para o Bem-estar Total foram possíveis graças aos esforços de muitas pessoas. Em primeiro lugar, dos seguintes cientistas especializados em dieta e nutrição da CSIRO Health Sciences and Nutrition:

- Dra. Katrine Baghurst BSc, PhD
- Jane Bowen BSc (hons), BND
- Dr. Grant Brinkworth B. App Sc (hons) PhD
- Dr. Michael Fenec PhD (genetic toxocology)
- Dr. Paul Foster BSc, Grad Dip Nut & Diet, Grad Dip Adult & Further Education, PhD
- Jennifer Keogh MSc, Dip Nut Diet
- Dr. David Topping BSc, PhD

Queremos também agradecer à equipe de Comunicação da CSIRO – Warrick Glynn, Jan Stokes, e o magnífico time da CSIRO Enquires. Eles administraram e continuam a administrar as constantes perguntas acerca da dieta que recebem de profissionais da área de saúde e do público em geral.

A Australian Women's Weekly (N. do T.: Revista feminina.) deu-nos a maior ajuda para divulgar para todo o mundo nossas pesquisas e a Dieta para o Bem-estar Total. Foram muito inspiradoras as contribuições dos milhares de leitores da edição de agosto de 2003, que nos contaram como a dieta os ajudou.

Da mesma forma, nossos colegas de profissão Andrea Mortensen e Veronique Droulez, da Meat & Livestock Australia, tiveram um papel vital ajudando-nos a fazer a Dieta para o Bem-estar Total.

Estamos agradecidos a todos os que contribuíram com fundos para a nossa pesquisa:

- CSIRO Health Sciences and Nutrition
- Dairy Australia
- Goodman Fielder
- Meat & Livestock Australia
- The National Heart Foundation
- The National Centre of Excellence for Functional Foods

Agradecemos muito aos voluntários que participaram dos nossos estudos. Estamos em dívida com vocês pelo tempo que nos concederam e pela boa vontade.

Precisamos agradecer sinceramente ao talento e aos incansáveis esforços de Julie Gibbs e sua equipe da Penguin Books, Nicola Young, Susan McLeish e Nikki Townsend, que ajudaram a transformar nossos manuscritos em algo que transmite brilhantemente a essência da Dieta para o Bem-estar Total.

Dra. Manny Noakes BSc, Dip Nut Diet, PhD e
Dr. Peter Clifton MB BS, B Med Sci, FRACP, MRCP, PhD

Introdução

Com o surto de obesidade epidêmica, nós da CSIRO concluímos ser urgente fazer pesquisas científicas sobre padrões de dieta alimentar e controle de peso. (Tenha em mente que os australianos estão hoje em média 6 a 7 quilos mais pesados do que há 20 anos, e que mais da metade da população está com excesso de peso ou obesa.) Desde 1995, conduzimos experimentos controlados para descobrir qual sistema dietético dá melhores resultados, não apenas em termos da quantidade de perda de peso e gordura, mas também em termos da melhora da saúde e do bem-estar. Em nossos primeiros estudos, observamos a quantidade de gordura na dieta e que tipos de gordura os pacientes poderiam comer para perder peso. Atentamos também para os impactos psicológicos da dieta e para a quantidade de proteína que poderia ajudar os pacientes a controlar seu apetite e evitar perda muscular.

A boa notícia é que perder peso, ainda que só um pouco, com a dieta correta, traz substanciais benefícios para o bem-estar físico total, como a redução da pressão arterial, dos níveis de glucose no sangue, de colesterol LDL (veja pág. 15) e de insulina (veja pág. 20). Nenhuma droga produz esse impacto!

O que descobrimos sobre a gordura

Logo descobrimos que ingerir menos gordura não era a única forma de controlar o peso. Nossas dietas ricas ou pobres em gordura produziram igual perda de peso à obtida quando as pessoas consumiam a mesma quantidade diária de energia (calorias).

Descobrimos também, como havia mostrado uma pesquisa anterior, que o tipo de gordura tem diferentes resultados nos fatores de risco, como as concentrações de colesterol LDL e HDL no sangue (veja pág. 15). De fato, alimentando nossos voluntários com gorduras "boas", saudáveis, como as das castanhas, óleos e margarina livre de gorduras trans, as dietas para perder peso com os mais altos teores de gordura deram melhores resultados para a questão da gordura no sangue do que as dietas com muito pouca gordura (veja pág. 3).

Você faria uma dieta, ou não?

Os especialistas não estão de acordo sobre a melhor forma de ajudar as pessoas a perder peso, porque não existe a "melhor" forma, a não ser a melhor para você. Fizemos diversas tentativas de dietas e obtivemos um bom número de meios de ajudar nossos voluntários a levá-las adiante.

Houve quem achasse que seria contraproducente estimular as pessoas a encarar uma dieta restritiva. O argumento usado é que, sendo a dieta normalmente uma atividade de curta duração, muitas pessoas acham difícil prolongá-la por muito tempo, e então voltam a ganhar todo o peso perdido e mais um pouco. A recomendação usual é ir pouco a pouco em vez de mudar radicalmente os padrões de alimentação.

Não encontramos, para a maioria das pessoas, nenhuma evidência que sustente essa abordagem. E mais: descobrimos exatamente o oposto. Sempre que tentamos o "faça devagar e fácil", os resultados foram, em média, desapontadores. Esse foi o caso, também, de quando nós usamos folhetos que falavam genericamente de alimentação saudável. Nossos voluntários já haviam ouvido tudo aquilo antes. Não era o que eles precisavam.

Na verdade, eles sabiam exatamente o que queriam – uma abordagem bem estruturada, que lhes desse um programa diário de alimentação saudável para perder peso, ajustado às suas necessidades de caloria. Foi então que apresentamos uma dieta com cardápios e receitas que lhes deu estrutura, simplicidade e alguma flexibilidade. Também estimulamos a prática de exercícios na forma de uma caminhada rápida, três vezes por semana. Nossos voluntários disseram que tínhamos "acertado na mosca" ao adotar esse ponto de vista. E os resultados comprovaram isso. Os que se submeteram ao nosso programa perderam, em média, 0,5 a 1 quilo por semana (às vezes até mais), enquanto os que ficaram com a abordagem "devagar e fácil" perderam menos de 0,25 quilo por semana. Voluntários da dieta estruturada também se sentiram no controle dos seus padrões de alimentação, e perderam mais peso.

Que modelo de alimentação saudável é mais fácil de seguir?

Desde que nossos primeiros estudos mostraram que refeições com teor de proteína mais elevado ajudam a evitar a perda muscular durante um regime, passamos a observar como as dietas para emagrecer com alto teor de proteína afetam, a longo prazo, a gordura corporal, a distribuição dos músculos, o metabolismo, o controle do apetite, as funções renais e hepáticas e a saúde dos ossos. Os resultados positivos dessa abordagem, aliados à real satisfação dos nossos voluntários, estimularam-nos a desenvolver o nosso programa de alimentação de baixo valor calórico, alto teor de proteína e baixo teor de gordura – a Dieta para o Bem-estar Total, da CSIRO.

O desenvolvimento da Dieta para o Bem-estar Total

Como dissemos, nossas pesquisas mostraram que dietas para emagrecer com baixo teor de calorias e ricas em proteína eram tão boas, senão melhores, quanto as com alto teor de carboidratos, quando se pretende a perda de gordura com a preservação muscular para pessoas com diabetes do tipo 2 (veja pág. 20) ou alto nível de insulina. No estudo seguinte, com mulheres, nós avaliamos a eficácia de dois diferentes programas de dieta: um, rico em proteína e com baixo teor de gordura: e o outro, rico em carboidratos e com baixo teor de gordura, (veja na página seguinte: o estudo de dietas CSIRO). Mais de 100 mulheres acima do peso ou obesas, metade delas com sintomas de síndrome metabólica, participaram dos testes durante 12 semanas, e nós as acompanhamos por um ano depois disso.

o estudo de dietas CSIRO

Inicialmente, os experimentos na CSIRO avaliaram a eficácia das duas dietas abaixo. Aproximadamente 100 mulheres fizeram uma das duas dietas (50 mulheres em cada uma) por um período de 12 semanas. As duas dietas tinham uma quantidade diária de 1.340 quilocalorias, ou simplesmente 1.340 calorias. (N. do T.: Como também fazem os autores, usaremos, por ser mais comum, a palavra caloria em lugar de quilocaloria.)

Para mais informações sobre os resultados desses estudos, veja o Apêndice 4 (pág. 198).

1 Refeição com alto teor de proteína e baixo teor de gordura

Esta dieta continha 34% de proteína (por caloria), 20% de gordura e 46% de carboidrato.

ALIMENTOS ADMITIDOS NA DIETA 1

tipo de alimento	quantidade
cereal rico em fibra	40 g/dia
leite desnatado	250 ml/dia
pão integral	2 fatias/dia
fruta	2 pedaços/dia
carne magra de boi/de cordeiro no jantar	200 g/dia
carne magra de frango/peixe/ou outro tipo no almoço	100 g/dia
vegetais	2½ xícaras (chá)/dia
iogurte desnatado	200 g/dia
óleo de canola	3 colheres (chá)/dia
vinho	2 taças/semana – opcional

2 Refeição rica em carboidrato e com baixo teor de gordura

Esta dieta continha 17% de proteína, 20% de gordura e 63% de carboidrato.

ALIMENTOS ADMITIDOS NA DIETA 2

tipo de alimento	quantidade
cereal rico em fibra (aveia, grão de trigo)	40 g/dia
leite desnatado	250 ml/dia
pão integral	3 fatias/dia
fruta	3 pedaços/dia
massa/arroz	120 g cozidos/dia
carne magra de frango/peixe/porco	80 g/dia
vegetais	2½ xícaras (chá)/dia
biscoitos com pouca gordura	3 biscoitos/dia
óleo de canola	3 colheres (chá)/dia
vinho	2 taças/semana – opcional

Comparamos a eficácia das duas dietas quanto às quantidades de peso e de gordura corporal que as mulheres perdiam, e de onde precisamente saia essa gordura. Isso era muito importante, porque a perda do excesso de gordura na cintura reduz significativamente o risco de síndrome metabólica.

As mulheres com sintomas de síndrome metabólica (veja pág. 4) que fizeram a dieta com alto teor de proteína/baixo teor de gordura perderam 8 quilos, enquanto as que fizeram a de alto teor de carboidrato/baixo teor de gordura perderam 6 quilos. Mais importante ainda, as mulheres com dieta de alto teor de proteína perderam duas vezes mais gordura na cintura. A perda de peso das mulheres sem sinais de síndrome metabólica foi praticamente igual nas duas dietas. Isso sugere que a forma como o nosso metabolismo age pode fazer a diferença na hora de escolher a dieta que será mais eficaz.

Também atentamos para o impacto das dietas sobre o estado geral da saúde e o bem-estar das mulheres, incluindo a redução do risco de doenças cardíacas e diabetes. (Veja o sumário dos nossos resultados no Apêndice 4, pág. 198.) Nos dois grupos de mulheres, a perda de peso, independentemente da dieta, ajudou a reduzir o risco de doenças cardíacas e diabetes graças à redução dos níveis de triglicerídios (um dos indicadores da síndrome metabólica) e dos níveis de insulina e glucose. A dieta de teor alto de proteína/baixo de gordura também ajudou a controlar os picos de fome. Isso porque alimentos ricos em proteína como carnes de boi, frango e peixe têm alto poder de saciedade, mantendo por bastante tempo a sensação de estar satisfeito. Mulheres que fizeram essa dieta também acharam mais fácil prolongá-la – o número de desistências nas dietas de alto teor de carboidrato, com baixo teor de gordura foi três vezes mais elevado do que na dieta de alto teor de proteína e baixo teor de gordura.

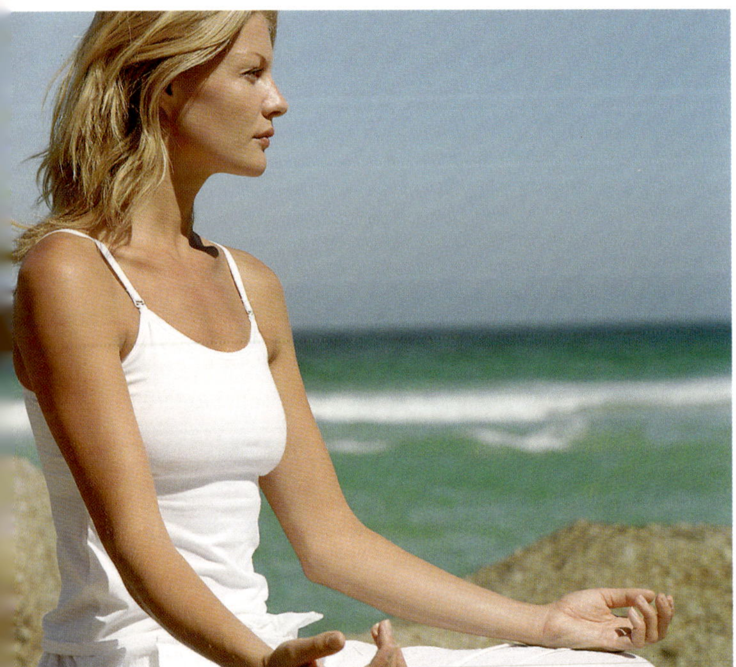

O que é a síndrome metabólica

Pelo menos um em cada quatro australianos tem síndrome metabólica, embora muitos nem saibam disso. Também conhecida como síndrome X ou síndrome de resistência à insulina, é geralmente caracterizada pelo excesso de gordura na cintura, pressão sanguínea alta, altos níveis de insulina, glicose e triglicérides no sangue e baixo nível de colesterol HDL, o "colesterol bom". Pessoas com síndrome metabólica têm um grande risco de sofrer ataque cardíaco e de desenvolver diabetes tipo 2. Porém, se você tiver predisposição para a síndrome metabólica, o jeito de preveni-la é perder peso (3 a 4 quilos já fazem diferença), comer de forma saudável e exercitar-se.

Para saber se você tem síndrome metabólica, é preciso apresentar três ou mais dos sintomas do quadro abaixo.

SINTOMAS DE SÍNDROME METABÓLICA

sintomas	mulheres	homens
circunferência da cintura	mais de 88 cm	mais de 102 cm
triglicérides	mais de 150/dL	mais de 150/dL
pressão sanguínea	mais de 13/8,5	mais de 13/8,5
colesterol HDL	menos de 50/dL	menos de 40/dL
glicemia de jejum	mais de 110/dL	mais de 110/dL

Outras características da síndrome metabólica são às vezes usadas nos diagnósticos, como o alto nível de insulina no sangue.

os passos seguintes

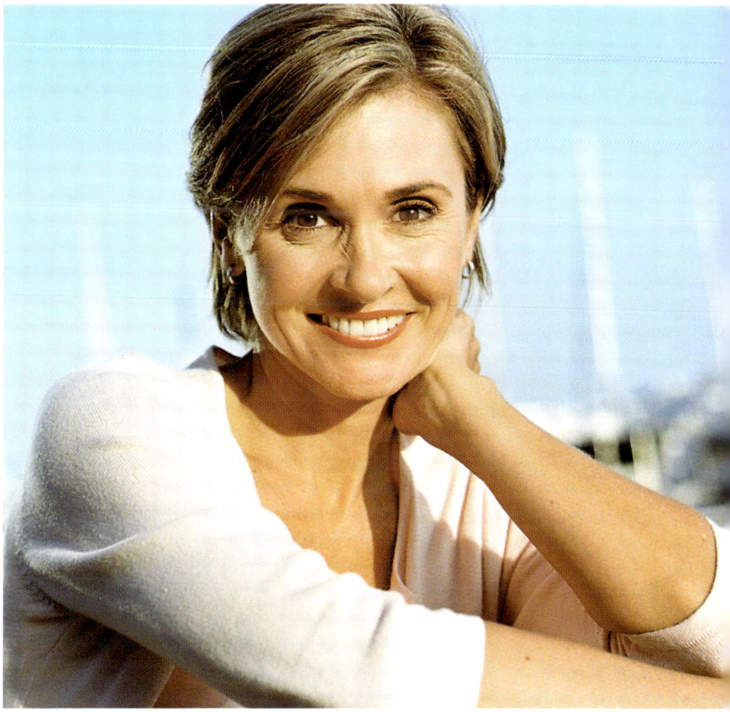

Uma vez estabelecido que a Dieta para o Bem-estar Total era mais eficiente para a perda de peso do que uma dieta de alto teor de carboidrato e baixo teor de gordura, e que tinha um padrão de alimentação muito saudável para quem quisesse mudar positivamente seu modo de vida, chegou a hora de compartilhar nossas descobertas. Em 2003, em parceria com a Australian Women's Weekly e a Meat & Livestock Australia (N.do T.: A associação que visa aumentar a demanda para a carne vermelha australiana.), publicamos na edição de agosto da Weekly a Dieta para o Bem-estar Total, com um cardápio para duas semanas e dicas de receitas. A aceitação foi fantástica. Fomos inundados por solicitações e perguntas de leitores que queriam conhecer mais sobre nossa dieta e obter mais receitas e planos de cardápio. Muitos jornais publicaram os cardápios e orientações, e a resposta foi cada vez mais fenomenal. A assessoria de comunicação da CSIRO ficou exausta de tanto responder a pedidos de mais informações. Por isso resolvemos escrever este livro.

Organizamos o livro em quatro partes. Parte 1: uma vez entendido o que é a Dieta para o Bem-estar Total, vamos mostrar-lhe como alcançar seus objetivos de peso e como a dieta pode ser a base da saúde para sempre. Explicamos o que você irá comer e por quê, e mostramos, passo a passo, como é fácil seguir o programa da dieta. Não se trata de um "programa de dieta para todos". Há quatro níveis baseados nas necessidades diárias de calorias de cada pessoa. Mostramos como calcular sua ingestão diária de calorias para atingir suas metas de perda de peso. Pensamos também nos exercícios, o outro lado crucial para a perda de peso. Há ótimas razões para fazer exercícios. A sua prática não somente acelera o metabolismo e a queima de gordura, mas ainda ajuda a manter a perda de peso, a dormir melhor e a impedir a depressão.

E tudo isso é para quem está apenas começando. Parte 2: os planos de cardápio da Dieta para o Bem-estar Total proporcionam 12 semanas de cardápios para você começar. Parte 3: receitas para a Dieta para o Bem-estar Total, em que apresentamos 100 deliciosas receitas ricas em proteínas e pobres em gordura que você terá vontade de preparar e comer sempre.

Perder os quilos em excesso é uma coisa, mas todos sabemos que o verdadeiro desafio é manter seu novo peso. Disso é que trata a Parte 4: manter seu novo peso, com algumas dicas para ajudá-lo a ficar alerta.

Testemunhos de pessoas que usaram a Dieta para o Bem-estar Total

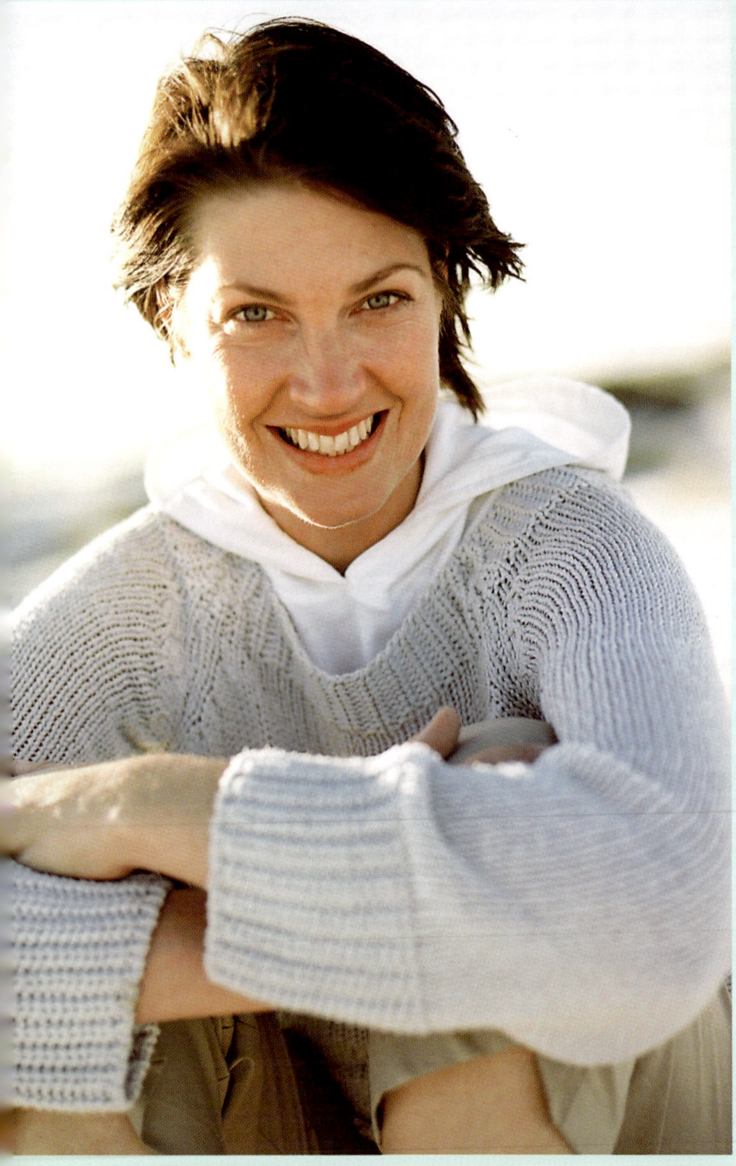

"Achei muito fácil seguir a dieta, porque ela contém todos os alimentos que eu adoro. Inicialmente fiquei preocupada com a quantidade exigida de carne, já que nunca tive o hábito de comer muito. Mas eu me acostumei a comprar e a comer mais carne. A coisa boa do programa é que ele desaprova os lanches entre refeições, e eu achei que isso não seria problema. De fato, comi muito mais durante o programa de dieta do que antes dele. Eu achava que tinha uma alimentação saudável, com muitas frutas e vegetais, mas o aumento de proteína parece que fez a diferença.

– *Anne*

Pensei em escrever para falar-lhe de uma "revolução silenciosa" que está acontecendo em nossa cidade. Tenho promovido ativamente a dieta de vocês. Nossos açougueiros, aqui, que também seguem o programa, ajustaram por conta própria muitos dos seus produtos para seguir a dieta. Em nosso consultório, não damos conta dos pedidos de cópias da dieta. Os resultados são realmente fora de série. Perdas de peso da ordem de 15 a 20 quilos em um período de 6 a 12 meses começam a se tornar comuns. Incentivamos os portadores de diabetes tipo 2, e há quedas evidentes em seus níveis de HbA1c. Os pacientes adoram a dieta e o jeito de fazê-la – esse é um ponto muito forte. A maioria dos outros comentários é: "Eu nunca tenho fome e continuo a me sentir melhor depois de semanas de dieta".

– *Dr. John*

"Depois do Natal, meu marido e eu voltamos de férias e subimos na balança. Para nosso horror, estávamos com muito mais peso do que quando saímos. Com 35 anos de idade, damos muita importância a nossos pesos e achamos que precisávamos de alguma coisa séria. Sou mãe de duas crianças, de 2 e 4 anos. Embora tivesse ganho peso apenas na gravidez, 7 quilos em cada uma (trabalhei de pé durante dez horas por dia até a manhã em que meus filhos nasceram), eu achava que não poderia ficar abaixo do meu peso ideal de 50 quilos (tenho só 1,50 m de altura). Depois desse Natal, eu estava com 59 quilos, e meu marido, de 1,76 m, com 102. Ele nunca pareceu gordo, era sempre considerado "atarracado" e de "estrutura pesada". Jogou futebol desde que o conheci, mas nem assim perdeu peso. Até nosso médico ficou surpreso quando fizemos o checape anual; ele não podia acreditar no peso que a balança mostrou. O médico nunca havia sugerido que meu marido precisasse perder peso. Mas, durante as férias, nós havíamos lido sobre sua "dieta" no Herald Sun. Então decidimos que era do que precisávamos. Para encurtar a história, depois do Natal fizemos a dieta durante quatro semanas, e, para nossa surpresa, nós dois juntos havíamos perdido 11 quilos. Não demorou muito para não sentirmos falta de massas e batatas no jantar. Economizamos muito dinheiro, almoçando todo dia e comendo o indicado na dieta. Hoje, depois de três meses no "planejamento de alimentação saudável", estou pesando 50,4 quilos e meu marido, 89,2 quilos. Estamos ótimos, nos sentimos fantásticos, e recebemos muitos cumprimentos. Parecemos ter 20 anos de idade novamente. Então, escrevo esta carta para agradecê-los. Falamos sobre a dieta para todos os amigos; somos a prova de que ela funciona. A propósito, continuamos com a dieta, mas já somos flexíveis quando vamos jantar na casa de amigos.

– *Brenda and Russell*

"Meu médico diagnosticou pressão alta e níveis de colesterol e glicose no sangue acima do normal, por causa do meu excesso de peso. Segui então o plano de alimentação por 11 semanas e perdi 8 quilos e 30 centímetros de cintura. Meus problemas de saúde estão agora se resolvendo e não preciso tomar medicamentos. Obrigado."

– *Stacy*

"Quero expor minha gratidão ao pessoal da CSIRO que planejou essa dieta. Nos últimos anos tive muita dificuldade em controlar o peso e estive a ponto de ficar totalmente desiludida. Meu marido viu detalhes da dieta no jornal Herald Sun e então pensamos em tentar fazê-la pelo menos durante uma semana para ver o que aconteceria. Estamos agora em nossa quinta semana, e ambos perdemos 8,5 quilos cada um! Estamos ainda longe do nosso peso ideal, mas sinto que eu precisava dizer um grande muito obrigada à CSIRO por nos ajudar nessa mudança."

– *Belinda*

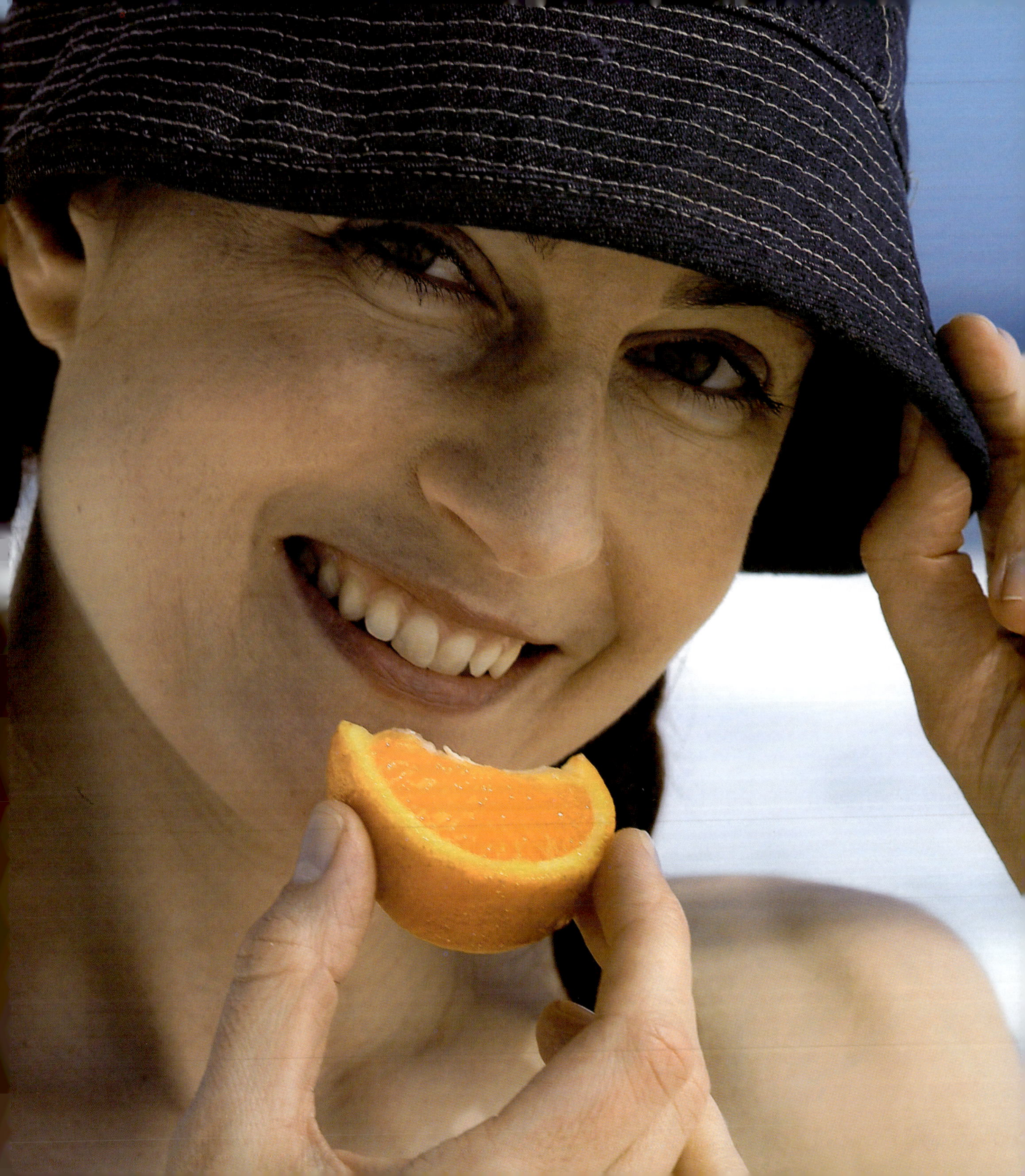

parte um

o que é a Dieta para o Bem-estar Total

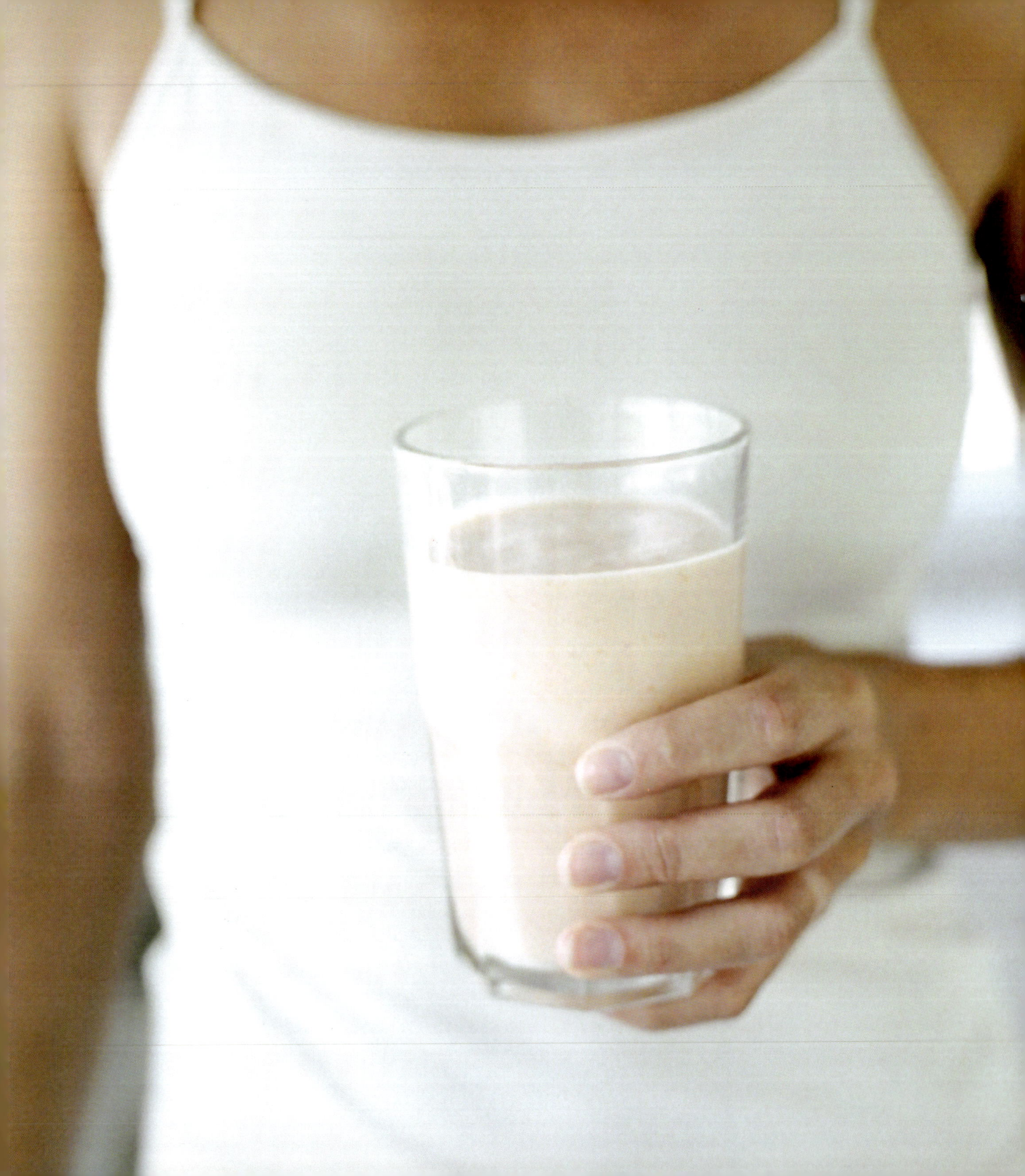

1

a Dieta para o Bem-estar Total

Por que perder peso?

É importante você se preocupar com quanto pesa. As implicações do excesso de peso e da inatividade são muitas: doenças cardíacas, hipertensão, artrite, osteoporose, infertilidade, resistência à insulina e diabetes do tipo 2 (que vem crescendo rapidamente à medida que os australianos ficam mais gordos; veja pág. 20). Além das inúmeras considerações sobre a saúde, estar numa faixa de peso saudável ajuda-o sobretudo a aumentar a auto-estima. E não é uma novidade que fazer exercícios é bom para sua saúde.

Você não precisa de nós para saber que estar acima do peso é uma droga. Mas você não precisa ficar magérrimo para ser saudável – apenas um pouco mais fino do que está agora faz uma grande diferença. Expectativas irrealistas são apenas desmoralizantes. Preocupe-se sempre em perder os primeiros poucos quilos e considere isso um grande sucesso. Se você superar as suas expectativas, brilhante! Mas não se aborreça se não conseguir imediatamente. Seja tolerante.

Dependendo do seu peso, perder apenas uns poucos quilos pode fazer uma diferença extraordinária no modo como seu corpo funciona. Mesmo que a perda seja pequena, uns 3 a 4 quilos, se for mantida depois já ajudará a evitar a diabetes tipo 2. Antes de a balança começar a registrar um movimento para baixo, seu corpo já terá respondido à diminuição da quantidade de alimentos. Em 24 horas de redução, já há um ganho significativo na pressão sanguínea e nos níveis de colesterol, de glicose e de insulina no sangue.

Comer menos pode também retardar o envelhecimento, os ataques cardíacos e muitas outras doenças crônicas. Isso acontece porque comer demais pode prejudicar nosso DNA. A habilidade de nossos corpos para reparar esses desajustes fica ainda mais comprometida se não comermos a quantidade suficiente de alimentos protetores. Ninguém sabe bem por que isso acontece, mas sabemos o bastante para dizer que ganhar mais peso faz muito mais mal do que supúnhamos no começo. Retardar o processo de envelhecimento não é um grande estímulo para sermos mais exigentes com o que e quanto vamos comer?

Perder peso, pouco ou muito, não tem que ser uma guerra. Quer dizer comer bem e exercitar-se. A Dieta para o Bem-estar Total é um programa de alimentação nutricionalmente balanceado, testado científica e clinicamente. E não é só isso: nós o projetamos de tal forma que você pode ajustar sua ingestão diária de calorias para atingir suas metas pessoais de perda de peso. Como já dissemos, esta não é uma "dieta para todos".

O que diferencia a Dieta para o Bem-estar Total?

Em primeiro lugar, é preciso notar que a Dieta para o Bem-estar Total da CSIRO é uma dieta com alto teor de proteína e baixo de gordura e não guarda semelhança com nenhum outro regime popular de alto teor de proteína que você já conheceu.

A Dieta para o Bem-estar Total não é uma dieta com baixa quantidade de carboidrato. Na verdade, ela contém quantidades relativamente baixas de carboidrato de absorção mais lenta (aqueles com um baixo IG, veja pág. 53), essenciais para a energia e para a manutenção dos níveis de glicose no sangue. É nutricionalmente balanceada e pode ser mantida eficazmente a longo prazo.

QUANTIDADE DE CARBOIDRATO CONSUMIDA EM DIFERENTES DIETAS

Tipo de dieta	g de carboidrato consumido por dia	% de calorias provenientes de carboidratos
Teor baixo de gordura	maior que 200	maior que 55
Teor muito baixo de carboidrato (e.g. Atkins)	menor que 100	menor que 20
Teor moderado a baixo de carboidrato (e.g. Dieta para o Bem-estar Total)	100–200	20–40
Ingestão média sem dieta	245	45

O que diferencia a dieta da CSIRO é que ela tem sido testada em centenas de pessoas desde 1997 e é mais do que uma estratégia para emagrecer. É um programa baseado em alimentação rica em proteína e pobre em gordura que pode ajudar você a emagrecer e a manter o seu novo peso.

Baseamos nossa dieta em pesquisas clinicamente testadas que indicaram que os alimentos protéicos são mais satisfatórios do que as gorduras ou carboidratos, ajudam a manter os músculos e são bons para a saúde do coração. Embora tenhamos elaborado cardápios para suas necessidades diárias de calorias por meio de proteínas, também incluímos muitos grãos, frutas e vegetais, e gorduras "boas", para oferecer a alimentação mais saudável possível de acordo com a quantidade de calorias permitida diariamente. Embora os alimentos protéicos sejam uma fonte rica de nutrientes, os alimentos adicionais foram vitais para acrescentar fibras, vitaminas C e B, junto com antioxidantes para combater os radicais-livres.

Assim, embora com a Dieta para o Bem-estar Total você possa estar comendo menos do que normalmente, não terá muitos picos de fome, e seu corpo estará colhendo efeitos benéficos para a saúde. Observe na página seguinte o cardápio para apenas um dia da nossa dieta de alto teor de proteína e baixo teor de gordura e veja como é. Com ela não há necessidade de nenhum comprimido de vitamina. Cada alimento foi cuidadosamente escolhido para prover o máximo de nutrição.

Para um dia

Esta é uma rápida amostra de como pode ser o 1.º dia da Dieta CSIRO.

Café-da-manhã

¾ de xícara (chá) de cereais com alto teor de fibras e 1 banana fatiada

Café-da-manhã = 1 unidade de cereal (veja pág. 22), 1 unidade de laticínios, 1 unidade de frutas

Almoço

Sanduíche de salmão e salada: 2 fatias de pão integral com duas colheres (sopa) de margarina, 100 g de salmão e ½ xícara de salada de folhas

Almoço = 2 unidades de pão, 2 unidades de gordura, 1 unidade de proteína, ½ unidade de hortaliças

Jantar

200 g de carne bovina: Filé Grelhado com Cogumelos e Cebola Caramelada (veja pág. 157)

½ xícara de feijão cozido no vapor, regado com ½ colher (sopa) de óleo de oliva

150 g de frutas em conserva com 200 g de creme de leite light

Jantar = 2 unidades de proteína, 2 unidades de hortaliças, 1 unidade de gordura, 1 unidade de fruta, 1 unidade de laticínio

Opções para lanche

Chá ou café com leite desnatado

1 xícara (chá) de sopa de baixa caloria

1 unidade de cereal, 2 unidades de pão	contêm fibra, carboidrato de liberação lenta, vitamina B, magnésio
2 unidades de laticínio	contêm cálcio, proteína, vitamina B12, zinco
2 ½ unidades de hortaliças, 2 unidades de frutas	contêm ácido fólico, vitaminas A, B6 e C, fibras, magnésio, antioxidantes
3 unidades de proteína	carne vermelha contém proteína, ferro de fácil absorção, zinco, vitamina B12; peixe contém proteína, ácidos graxos ômega-3
3 unidades de gordura	óleos e margarinas contêm vitamina E; margarina contém vitaminas A e D

* Veja receitas nas págs. 89 a 185. Todas foram escritas para esta dieta e estão de acordo a proposta que ela apresenta. Veja as receitas individuais para saber a quantidade que elas contêm de cada tipo de alimento permitido. Por exemplo, o filé grelhado com cogumelos contém 2 unidades de proteína, 1 ½ unidade de hortaliças e ½ unidade de gordura.

descubra os benefícios de longo prazo da Dieta para o Bem-estar Total

O que nós comemos tem impacto sobre a forma como nosso corpo funciona. Afeta desde nosso peso, a saúde do coração e dos ossos até a pele, o cabelo e mesmo nosso humor.

Nutricionistas e pesquisadores estão descobrindo a cada dia mais sobre o alimento funcional (o "alimento como medicamento"), ajudando a desafiar crenças arraigadas e, às vezes, completamente equivocadas. Por exemplo, nós agora sabemos que não é inteligente fazer uma dieta totalmente sem gordura. Nossos corpos precisam de uma certa quantidade de "boa" gordura, ou gordura insaturada (de castanhas, sementes, azeitona e abacate, por exemplo) para funcionar corretamente.

Agora sabemos mais acerca dos reais benefícios para a saúde de uma dieta com alto teor de proteína.

• Alimentos ricos em proteína fornecem muitos nutrientes importantes

Carne vermelha magra, frango, peixe, laticínios e ovos são excelentes fontes de uma grande variedade de nutrientes essenciais para termos saúde e vitalidade por muito tempo. Carne vermelha magra (de boi, de cordeiro ou de vitela) é a mais rica fonte de ferro de fácil absorção, que ajuda a transportar oxigênio para todo o corpo e é essencial para o desenvolvimento e funcionamento do cérebro. Carnes vermelhas são também uma fonte de gordura ômega-3, além de ricas em zinco, que ajuda a reforçar nosso sistema imunológico. Já que nossos corpos estão mais aptos a absorver zinco e ferro da carne do que de alimentos vegetais, incluímos a carne vermelha em nossa dieta 4 vezes por semana. Peixe e frutos do mar são importantes fontes de ômega-3, que ajuda a proteger o coração.

Laticínios – leite, iogurte e queijo – com baixo teor de gordura também são ricos em proteína, riboflavina (vitamina B2) e cálcio (2 ou 3 unidades asseguram sua necessidade diária de cálcio, vital para o fortalecimento dos ossos). Ovos contêm proteína, vitaminas A, D, E e as do grupo B, bem como ferro, fósforo e zinco. São relativamente pobres em gordura saturada, além de importante fonte de antioxidantes.

Carne vermelha magra, frango, peixe, laticínio e ovos têm um papel importante na proteção do nosso DNA e do sistema nervoso.

• Alimentos ricos em proteína fazem você se sentir satisfeito por mais tempo

Alimentos ricos em proteína como a carne vermelha magra, aves ou peixes fazem com que as pontadas de fome não apareçam por um tempo mais longo. O seu alto valor nutritivo faz com que você se sinta saciado por mais tempo, e isso torna mais fácil fazer uma dieta de alta proteína do que uma que deixa você louco para avançar no pote de biscoitos.

• Alimentos ricos em proteína ajudam a controlar a gordura no sangue

Esta dieta pode significar a redução dos triglicérides e do LDL ("mau") colesterol no sangue (veja pág. 15). Então, não fique preocupado achando que o aumento de proteínas na sua alimentação eleva os níveis de colesterol. Apenas lembre de escolher carnes vermelhas magras, remova a pele do frango e opte por laticínios com baixo nível de gordura.

O colesterol e sua saúde

Um nível elevado de colesterol no sangue é o maior fator de risco para doença coronária, ataque cardíaco e derrame. Causa aterosclerose, um mal lento e complexo que começa na infância e freqüentemente progride com a idade – em algumas pessoas, rapidamente. É sabido que o mal começa por danificar a camada interna da artéria, por três motivos:

- elevados níveis de colesterol e triglicérides no sangue
- pressão alta
- tabagismo

Fumar tabaco piora consideravelmente a aterosclerose e acelera seu aumento.

o que é o colesterol LDL?

LDL, sigla em inglês de low-density lipoprotein (lipoproteína de baixa densidade), é o colesterol mais presente na corrente sanguínea. Representa 60% a 80% do total de colesterol. Uma parte deles é utilizada pelos tecidos para produzir células e outra parte vai para o fígado. O excesso de colesterol LDL pode, lentamente, ir se depositando nas paredes das artérias que irrigam o coração e o cérebro.

Junto com outras substâncias, o colesterol LDL pode formar "placas" e contribuir para a aterosclerose. Por isso, o LDL é chamado de colesterol "ruim". Baixos níveis desse tipo de colesterol no sangue significam menor risco de doença cardíaca.

o que é colesterol HDL?

Um terço a um quarto do colesterol do sangue é formado pelo tipo HDL, sigla de high-density lipoprotein (lipoproteína de alta densidade). É produzido primariamente no fígado e nos intestinos, e liberado na corrente sanguínea. O HDL remove o excesso de colesterol das placas ateroscleróticas e retarda seu crescimento. O HDL é o colesterol "bom" porque em altos níveis pode ser uma proteção contra ataques cardíacos. O baixo nível de colesterol HDL aumenta o risco de ataque cardíaco e talvez até de derrame.

HDL e níveis de triglicérides

Como regra, as mulheres têm níveis mais altos de colesterol HDL do que os homens. O estrogênio, hormônio sexual feminino, tende a aumentar o HDL, o que pode ajudar a explicar porque as mulheres na pré-menopausa geralmente estão protegidas contra ataques cardíacos. A produção de estrogênio é bastante alta durante os anos em que as mulheres têm bebês.

À medida que as pessoas envelhecem, sejam gordas ou não, aumentam os níveis de colesterol e triglicérides (uma outra gordura presente no sangue). Muitas pessoas com doenças cardíacas ou diabetes têm altos níveis de triglicérides. A combinação de nível alto de triglicérides com colesterol HDL baixo ou colesterol LDL alto parece apressar a aterosclerose.

Veja quais são os fatores de risco controláveis que devem ser reduzidos:

- alto nível de colesterol no sangue
- tabagismo e exposição à fumaça de cigarro
- hipertensão arterial
- diabetes tipo 2
- obesidade
- sedentarismo

Respostas às suas perguntas sobre a Dieta para o Bem-estar Total

• É fácil fazer a Dieta para o Bem-estar Total?

Você verá que é fácil fazer a dieta e manter-se nela. Os alimentos sugeridos não são muito diferentes dos que você usa habitualmente. Além disso, a dieta inclui uma porção de receitas saborosas (veja págs. 89 a 185). Para torná-las mais simples, nós fornecemos não apenas os princípios básicos do plano de alimentação, mas também planos de cardápio (veja pág. 63) e listas de compras (veja pág. 203). A lista de controle diário da pág. 195 ajudará você a se manter sempre na linha.

• Eu vou ficar com fome?

Com nossa dieta rica em proteína, você estará menos propenso a ficar com fome. Está cientificamente provado que alimentos ricos em proteína satisfazem mais do que os ricos em gordura ou carboidrato. Claro que a gente nem sempre come porque está com fome, mas quando estamos empenhados em perder peso, a fome pode ser um problema. Nosso plano de alimentação inclui um substancioso nível de proteína – de carne vermelha magra, frango, peixe, laticínios e ovos – e algum carboidrato de baixo IG (índice de glicose) e de lenta liberação (veja pág. 53), que também diminui a fome.

• A dieta é suficientemente flexível para eu poder comer fora?

Sem problemas, desde que você siga nossas recomendações na hora de escolher seus pratos. Geralmente é fácil encontrar alimentos ricos em proteína quando comemos fora. Veja na pág. 24 algumas dicas e orientações para quando for comer fora.

• A dieta será ruim para minha saúde?

Perder alguns quilos, mesmo que poucos, pode ter um efeito positivo sobre sua saúde. Nossa dieta rica em proteína foi testada quanto aos seus efeitos sobre a saúde dos rins, fígado e ossos, e não encontramos nenhum efeito adverso. Se você tiver alguma doença preexistente, como diabetes, ou estiver tomando medicamentos, consulte primeiro seu médico para se assegurar de que pode seguir o nosso plano de alimentação.

• Ela vai me ajudar a emagrecer?

Por ser fácil de seguir e por ajudar a controlar sua fome, nossa dieta é mais sustentável a longo prazo. Uma vez alcançado o peso com que que você se sente confortável, você poderá seguir o plano de manutenção (veja pág. 189), que permite maior flexibilidade. Mas seu peso só ficará baixo se você continuar a se exercitar e a tomar cuidado na escolha dos alimentos. Comece logo, e não entre em pânico se você sair da linha ocasionalmente.

• Posso alimentar toda a minha família com os ingredientes sugeridos?

Pode sim. As receitas entram facilmente nos planos de alimentação da família. Porém, os membros da família que não precisam perder peso talvez precisem de uma porção adicional de alimentos com carboidrato em suas refeições, como pão, massa, arroz e batatas.

• A dieta é adequada a crianças?

Ela é adequada a crianças com excesso de peso, desde que contenha 3 unidades de laticínios. Entretanto, o nível de calorias precisará ser ajustado à idade, ao tamanho e à atividade da criança, o que é mais bem determinado por um nutricionista qualificado.

A restrição excessiva de caloria pode retardar o crescimento da criança, por isso alguns cuidados devem ser tomados para que a dieta não seja exageradamente restritiva. Recomendaríamos perdas de peso semanais menores do que as propostas para adultos, a menos que a criança esteja muito acima do peso. Às vezes, o fato de uma criança manter o peso estável à medida que cresce resulta da perda de gordura. Se toda a família se alimentar de acordo com a Dieta para o Bem-estar Total, sem dúvida todos estarão bem nutridos. Lanches extras (principalmente frutas e laticínios desnatados) podem ser necessários para certas crianças com excesso de peso. Recomendamos consultar o médico e procurar orientação de um nutricionista, para manter um olho no peso e outro no crescimento do seu filho.

• Eu vou ficar enjoado dos alimentos?

Montamos a dieta para incluir uma grande variedade de alimentos, com muitos planos de cardápio e idéias de pratos. Claro que há alguns alimentos mais apetitosos que não constam da dieta, mas eles foram deixados de fora de propósito. Porém, se você sentir necessidade de ter um agrado, escolha uma versão pequena daquilo que gosta, saboreie lentamente e aproveite!

• Preciso contar as calorias todo dia?

Não é necessário. Nós fizemos todas as contagens para você. Porém, você precisa anotar os pratos que come a cada dia. Copie a lista de controle da pág. 195 e tenha-a à mão para não se perder no meio do programa.

• Preciso fazer exercícios?

Sem dúvida nenhuma. Exercitar-se é essencial para a boa saúde, esteja ou não você acima do peso. É preciso manter-se ativo. Sabemos que algumas pessoas podem ter dificuldade em exercitar-se, especialmente se estiverem acima do peso. Se você é uma delas, tenha certeza de que, à medida que emagrecer, ficará mais fácil fazer exercícios. Porém, é importante que você faça caminhada, a mais rápida possível, durante 30 minutos, pelo menos 3 vezes por semana. Para começar, veja o Capítulo 2: Equilíbrio Energético e Exercício.

você precisa perder peso?

Muita gente sabe que precisa perder peso, mas às vezes um ponto de referência pode ajudá-lo a ser realista acerca da quantidade de peso que você realmente precisa perder. Usando o cálculo conhecido como Índice de Massa Corporal (IMC) e medindo sua cintura, você pode saber aproximadamente quanto peso precisa perder.

Índice de Massa Corporal (IMC)

Embora não perfeito, o IMC é um razoável indicador da gordura corporal. É calculado usando quilogramas e metros, de acordo com a seguinte equação:

$$\text{IMC} = \text{peso}/(\text{altura})^2$$

Exemplo

Ivone pesa 100 kg e mede 1,63 m de altura. Seu IMC é:

100 dividido por 1,63 ao quadrado: $100/(1{,}63)^2 = 37{,}6$

Uma vez calculado seu IMC, você pode usar o seguinte quadro para saber se está acima do peso ou é obeso.

O QUE O SEU IMC DIZ

IMC	condição do corpo
menos de 18,5	abaixo do peso
18,5 – 24,9	normal
25,0 – 29,9	acima do peso
acima de 29,9	obeso

Nota: O IMC vale para homens e mulheres, mas apresenta as seguintes limitações:

- Pode superestimar a gordura corporal em atletas ou pessoas musculosas.
- Pode subestimar a gordura corporal em pessoas idosas e outros que perderam massa muscular.
- Os limites não são aplicáveis a todos os grupos étnicos. Por exemplo, em pessoas de etnia asiática o excesso de gordura pode existir em baixos valores de IMC.

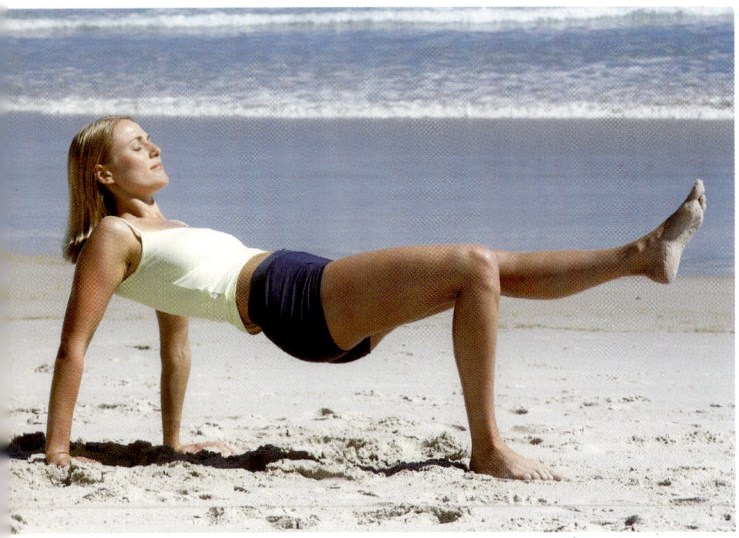

Circunferência da cintura

A circunferência da cintura é outro meio valioso para avaliar se você precisa perder peso. É um parâmetro útil para saber o quanto o seu excesso de gordura pode representar um risco. Se você estiver acima do peso de acordo com o cálculo do IMC e também tiver uma circunferência de cintura maior que 102 cm para homens ou 88 cm para mulheres, é ainda mais importante para você perder algum peso. A circunferência da cintura aumentada pode ser indicação de um risco maior para desenvolver diabetes do tipo 2, hipertensão e alguma doença cardíaca, mesmo em pessoas com o peso normal.

IMC, CIRCUNFERÊNCIA DA CINTURA E RISCO ASSOCIADO DE DOENÇAS*

		circunferência da cintura	
condição do corpo	IMC (kg/m^2)	menor que 102 cm (homens)/88 cm (mulheres)	maior que 102 cm (homens)/88 cm (mulheres)
abaixo do peso	menor que 18,5	–	–
normal	18,5 – 24,9	–	–
acima do peso	25,0 – 29,9	aumentado	alto
obeso	30,0 – 34,9	alto	muito alto
	35,0 – 39,9	muito alto	muito alto
extremamente obeso	maior que 39,9	extremamente alto	extremamente alto

* Risco de diabetes tipo 2, hipertensão e doenças cardíacas.

Limites saudáveis de peso

Se você não quiser fazer os seus próprios cálculos, utilize esta tabela aproximada de altura-por-peso ideal como um guia, mas lembre-se de que é apenas um valor aproximado! Pessoas que não conseguem manter dietas e sofrem com o efeito sanfona têm geralmente pesos mais elevados, estresse psicológico mais acentuado, uma maior compulsão por comida e níveis menores de atividade física. Se você se identifica com essa descrição, nós recomendamos que procure apoio psicológico a fim de investir em uma mudança de estilo de vida.

LIMITE SAUDÁVEL DE PESO (PARA MULHERES E HOMENS ADULTOS)

centímetros	quilos
142	40–50
145	42–52
147	44–55
150	45–56
152	46–58
155	48–60
157	50–62
160	51–64
163	53–66
165	55–68
168	56–71
170	58–72
173	60–75
175	62–77
178	63–79
180	65–81
183	68–85
185	69–86
188	71–88
190	72–90

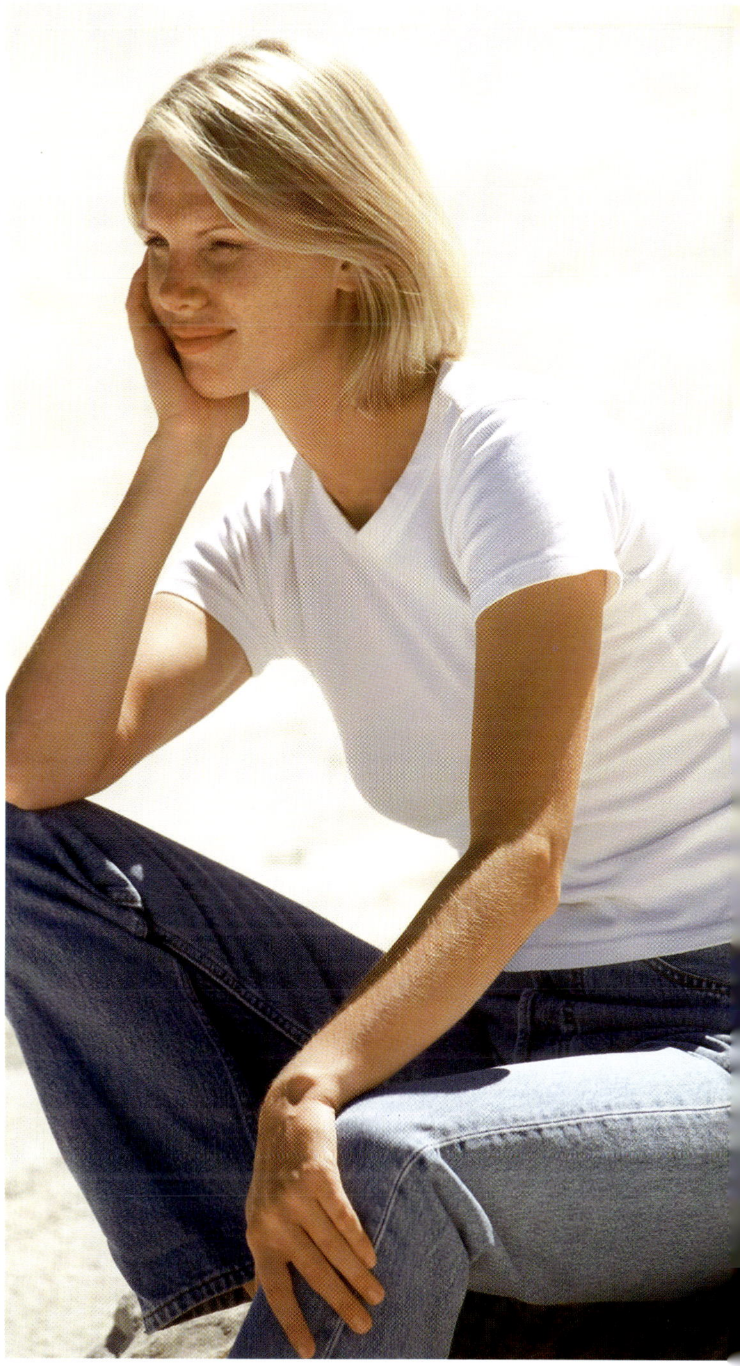

Mesmo que você não chegue ao seu peso ideal, se estiver acima do peso, qualquer perda que for mantida fará bem à sua saúde.

Diabetes tipo 2

A diabetes tipo 2 é uma doença em que o corpo não produz ou não utiliza apropriadamente a insulina, hormônio necessário para converter o açúcar, o amido e outros alimentos em energia. Se você tiver diabetes tipo 2, seus níveis de glicose no sangue aumentarão, o que pode prejudicar as suas veias. A causa da diabetes continua a ser um mistério, apesar de fatores genéticos estarem envolvidos. Fatores relacionados ao estilo de vida, tais como excesso de peso e vida sedentária, também são importantes.

Alguns sintomas da diabetes são:

- increased fatigue
- fadiga aumentada
- infecções de pele e coceira
- irritabilidade
- visão borrada
- urina freqüente
- sede excessiva
- fome excessiva
- perda incomum de peso

Pessoas com maior risco de diabetes tipo 2 são:

- pessoas com mais de 55 anos
- pessoas com histórico familiar de diabetes
- mulheres que tiveram diabetes durante a gravidez
- pessoas (incluindo crianças) que estão acima do peso
- pessoas com pressão alta
- pessoas com doenças cardíacas
- pessoas com mais de 35 anos que descendam de chineses e indianos.

Para fazer um teste de diabetes, seu nível sanguíneo de glicose é medido após uma noite de jejum. Você então recebe uma dose determinada de glicose e a sua glicose sanguínea é medida novamente, após um certo período, geralmente depois de 2 horas. Seus níveis sanguíneos de glicose são então comparados com os valores da tabela abaixo.

NÍVEIS DE GLICOSE PARA DIAGNÓSTICO DE DIABETES TIPO 2 EM ADULTOS. NÃO INCLUI GRÁVIDAS

condição do metabolismo da glicose	glicose plasmática de jejum (mg/dL)	glicose plasmática 2 horas depois de uma dose de 75 g de glicose (mg/dL)
normal	menor que 99	menor que 7,8
glicose em jejum diminuída	70 – 99	n/a (não aplicável)
tolerância de glicose diminuída	menor que 140	115 – 150
diabetes tipo 2	maior que 140	maior que 150

O Estudo Australiano sobre Diabetes, Obesidade e Estilo de Vida de 1999 mostrou que:

- para cada caso conhecido de diabetes, existe um caso não diagnosticado
- cerca de 940 000 australianos com mais de 25 anos possuem diabetes
- quase 1 em 4 australianos com mais de 25 anos possui diabetes ou metabolismo de glicose diminuído

A descoberta e o tratamento precoce da diabetes são de importância vital, uma vez que as complicações decorrentes dela incluem doenças cardíacas, cegueira, doenças renais, dificuldade de cicatrização, má circulação (algumas vezes é necessária a amputação de membros) e impotência, apenas para citar algumas.

A diabetes tipo 2 pode ser evitada com o controle do peso por meio de exercícios regulares e de uma dieta saudável.

Como seguir a Dieta para o Bem-estar Total

Aqui está a relação dos alimentos que você comerá enquanto seguir o nosso plano de alimentação com teor alto de proteína e baixo de gordura. É uma boa idéia fixar-se o máximo possível nos planos de cardápio diário (veja pág. 63) durante as 4 primeiras semanas, para se familiarizar com o seu novo modo de alimentação. Haverá oportunidade suficiente para ousar mais conforme você perder peso e seguir o plano de manutenção!

É importante perceber que a dieta incorpora ingredientes de cada grupo alimentar, a fim de garantir que você receba todos os nutrientes essenciais.

DIETA PARA O BEM-ESTAR TOTAL – ANÁLISE DOS MACRONUTRIENTES

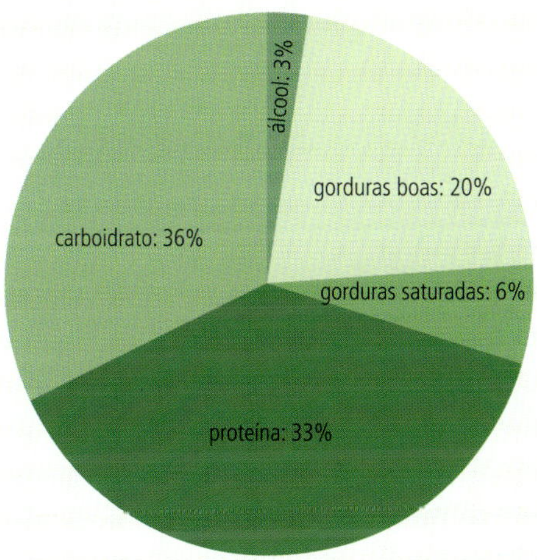

Nós descobrimos que manter uma lista diária de controle é um excelente modo de se manter na linha. Copie a lista de controle da pág. 195 e deixe-a sempre à mão. Você poderá comer os alimentos listados no plano de cada dia a qualquer momento durante aquele dia, mas muitas pessoas acham mais fácil seguir uma rotina.

O cardápio do Dia 1 na pág. 13 é um bom guia para agrupar os alimentos de um dia. Os planos de cardápio detalhados também são apenas um guia, mas podem ser uma ótima ajuda se você não quiser pensar muito sobre o que e quando comer.

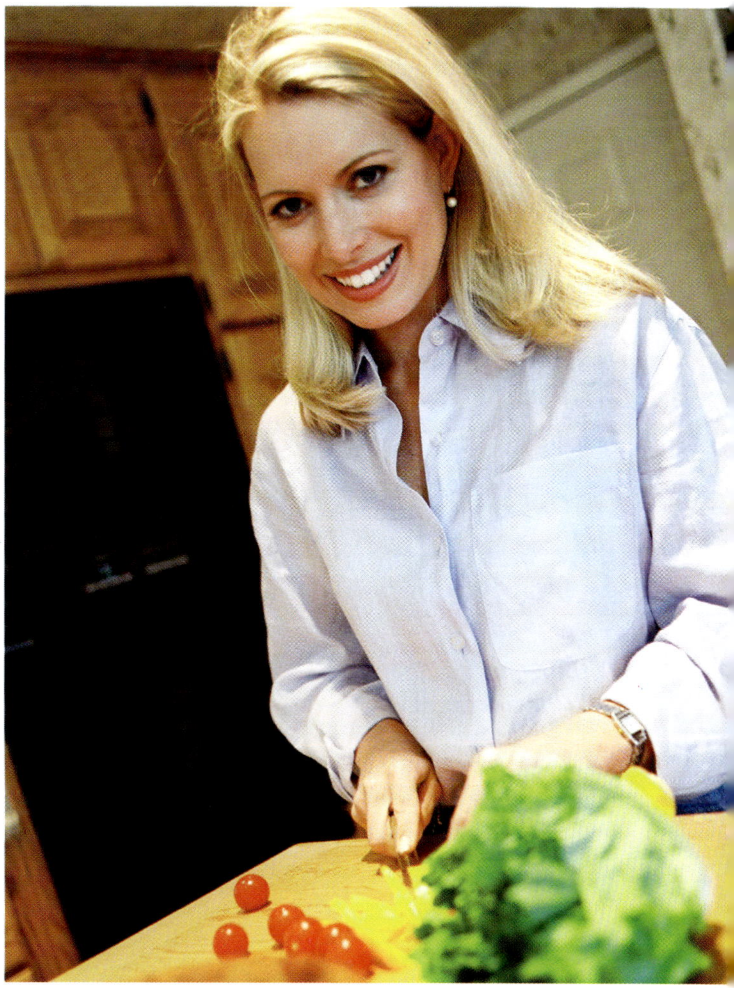

a Dieta para o Bem-estar Total

quantidade diária de alimentos

VOCÊ PRECISA COMER ESSES ALIMENTOS PROTÉICOS TODOS OS DIAS

1 ALIMENTOS PROTÉICOS MAGROS – 2 unidades por dia no jantar

1 unidade equivale a 100 g do peso cru de qualquer alimento protéico. Coma 2 unidades de carne vermelha magra (de boi ou de cordeiro) no jantar 4 vezes por semana. Nós recomendamos 2 unidades de peixe no jantar 2 vezes por semana e 2 unidades de frango sem pele e sem gordura no jantar 1 vez por semana.

2 ALIMENTOS PROTÉICOS MAGROS – 1 unidade por dia no almoço

Coma 1 unidade de 100 g (peso cru) de qualquer fonte de proteína magra (peixe ou frutos do mar frescos ou em conserva, frango, porco, presunto, carne de boi, cordeiro ou peru) por dia. Você pode substituir 1 unidade de 100 g de proteína magra por qualquer uma das seguintes opções:

- 2 ovos
- 1 unidade extra do grupo de laticínios

3 PÃO INTEGRAL – 2 unidades por dia

1 unidade equivale a 1 fatia de 35 gramas. A cada dia você pode substituir 1 unidade por qualquer uma das seguintes opções:

- 2 biscoitos de baixa caloria (bolacha de água e sal)
- 1 batata média (cerca de 150 g)
- ⅓ de xícara (chá) de arroz ou macarrão (noodles) cozido
- ⅓ de xícara (chá) de feijões assados, lentilhas cozidas ou grão-de-bico

4 CEREAIS RICOS EM FIBRAS – 1 unidade por dia

1 unidade equivale a:

- 40 g de cereal matinal com alto teor de fibra
- 2 barras de cereal que contenham castanha
- 1 fatia de torrada integral

5 LATICÍNIOS – 2 unidades por dia

1 unidade equivale a:

- 250 ml de leite desnatado
- 200 g de iogurte desnatado ou diet
- 200 g de custard ou de sobremesa láctea
- 25 g de queijo cheddar ou de outro queijo com gordura
- 50 g de queijo com teor reduzido de gordura (menos de 10% de gordura)

Se você tiver intolerância à lactose, utilize quantidades similares de produtos de leite de soja com baixo teor de gordura.

6 FRUTAS – 2 unidades por dia

Frutas frescas ou em conserva, sem açúcar. 1 unidade equivale a 150 g de frutas ou 150 ml de suco de frutas sem açúcar.

7 VEGETAIS

– 2½ unidades por dia da lista livre

1 unidade equivale a 1 xícara (chá) de vegetais cozidos. Veja a lista livre ao lado para conferir os vegetais que você pode comer. Nós recomendamos ½ unidade de salada e 2 unidades de vegetais cozidos por dia.

8 GORDURAS E ÓLEOS

– 3 unidades de óleos ou gorduras por dia

1 unidade equivale a 1 colher (chá) de qualquer óleo líquido como óleo de canola, de oliva ou de girassol. 3 unidades de óleo equivalem a:

- 3 colheres (chá) de margarina livre de gorduras trans – note que 2 colheres (chá) de margarina light = 1 colher (chá) de óleo
- 3 colheres (chá) de pasta de curry em óleo de canola
- 60 g de abacate
- 20 g de nozes ou sementes

9 SOPA DE BAIXA CALORIA

– 250 ml por dia (opcional)

10 VINHO

– 2 taças (300 ml) por semana

2 taças de vinho equivalem a:

- 3 drinques padrão de qualquer bebida alcoólica
- qualquer guloseima que contenha cerca de 200 cal, como 40 g de chocolate. Uma vez por semana, você pode comer qualquer coisa que tenha esse mesmo nível de caloria em vez do vinho.

A lista livre

Estes alimentos possuem quantidades mínimas de caloria, portanto coma-os à vontade.

vegetais alcachofras, aspargos, broto de feijão, beterraba, bok choy (N. do T.: O bok choy é uma verdura chinesa. Ele também é conhecido como repolho branco chinês e pode ser encontrado em lojas especializadas.), brócolis, couve-de-bruxelas, repolho, pimentão, cenoura, couve-flor, aipo, champignon, pimenta vermelha, cebolinha, chuchu, milho, pepino, funcho (erva-doce), vagem, alface, cogumelo, cebola, chirivia, ervilha, abóbora, rabanete, ruibarbo, beterraba branca, espinafre, nabo, tomate, abobrinha

bebidas extrato concentrado de carne bovina, cacau, café, sucos dietéticos, refrigerantes dietéticos, chá de ervas, chá, água mineral sem sabor, água

condimentos adoçantes artificiais, molho de churrasco, molho chilli, sopa clara, curry em pó ou em pasta, geléia dietética, cobertura dietética, molho de peixe, alho, gengibre, ervas, molho hoisin (N. do T.: Molho chinês à base de soja fermentada, alho, vinagre e pimenta.), raiz-forte, limão, molho de hortelã, mostarda, molho de salada sem óleo, salsa, picles, molho de soja (shoyu), especiarias, caldo de carne em cubos, molho de tomate, suco ácido de frutas verdes, pasta de tomate, vinagre, wasabi.

Nota: É permitido utilizar pequenas quantidades de amido de milho ou de açúcar para engrossar ou adoçar os pratos. 1 colher (chá) rasa de amido de milho ou de açúcar possui 10 cal – 15 cal. Isso é pouco se utilizado ocasionalmente. Sempre use sal com moderação.

ANÁLISE DOS NUTRIENTES DE UM DIA TÍPICO NO PLANO BÁSICO DA DIETA CSIRO DO BEM-ESTAR TOTAL

alimentos chave	quantidade	calorias	proteína (g)	gordura (g)	gordura saturada (g)	carboidrato (g)	fibra (g)
alimentos protéicos magros do jantar	200 g	256	41	10	4,0	0	0
alimentos protéicos magros do almoço	100 g	128	20,5	5	2,0	0	0
pão integral	70 g	164	7	3	0,4	27	4,6
cereal com alto teor de fibra	40 g	102	3	1	0,1	18	10,0
fruta	300 g	120	2	0	0	28	5,7
leite desnatado	250 ml	126	10	4	2,3	14	0
sobremesa láctea / iogurte desnatado	200 g	101	10	0	0,2	12	0
vegetais	2 xícaras (chá)	105	7	1	0	9	9,0
salada	½ xícara (chá)	17	1	0	0	2	2,1
óleo	3 colheres (chá)	132	0	15	1,1	0	0
sopa de baixo caloria	250 ml	29	1	1	0,4	4	0,5
vinho	50 ml	34	0	0	0	0	0
TOTAL	**—**	**1.314**	**102,5**	**40**	**10,5**	**114**	**31,9**

dicas para comer fora

Não é porque você está controlando o seu peso que precisa se esconder do mundo. Na verdade, jantar fora é uma ótima maneira de testar o que você aprendeu e de provar a si mesmo que é possível comer saudavelmente e aproveitar a vida ao mesmo tempo. Procure limitar as suas idas aos restaurantes para uma vez por semana durante a fase de perda de peso da dieta. Depois que estiver no plano de manutenção, você poderá comer fora mais freqüentemente.

- Leia todo o cardápio antes de decidir o que pedir. Quanto mais pratos você pedir, mais exigente você precisará ser com cada um deles.
- Concentre-se nas opções com alto teor de proteína. Camarões, salmão defumado, lula (sem ser frita em muito óleo) e tofu são excelentes opções para entradas.
- Escolha saladas ou sopas como entradas, mas evite sopas cremosas.
- Peça pratos grelhados, cozidos no vapor, refogados ou levemente fritos em pouco óleo.
- Evite pratos fritos em muito óleo, empanados ou à milanesa.
- Evite molhos com queijo, manteiga ou creme. Molhos para salada com um pouco de óleo de oliva e vinagre balsâmico são legais.
- Simplesmente diga não às batatas fritas (roube uma do prato de alguém se você precisar realmente provar uma).
- Se o cardápio do restaurante não se adequar de jeito nenhum à Dieta CSIRO do Bem-estar Total, peça uma entrada como refeição e uma porção extra de vegetais cozidos no vapor.
- Se não conseguir resistir a uma sobremesa, divida uma.

- Em vez de uma sobremesa, você pode pedir um café com leite ou um capuccino light.
- Não tenha vergonha de perguntar como um prato é preparado, de pedir algo diferente ou de pedir que os molhos venham separados.
- Tome cuidado com álcool – é um conhecido sabotador das melhores intenções. Não comece a beber antes que seu prato chegue, já que o álcool pode aumentar o seu apetite. Fique restrito a 2 drinques padrão (veja pág. 61), vá devagar e intercale com goles de água.

Marion é uma professora escolar aposentada de 60 anos que, apesar de praticar exercícios regularmente, estava consideravelmente acima do peso. Depois de 15 meses na Dieta CSIRO do Bem-estar Total, ela perdeu 13,5 quilos e o nível de colesterol no seu sangue reduziu significativamente. Ela está muito feliz com sua perda de peso total, continua a se exercitar e segue bem o plano de alimentação. Ela achou fácil acompanhar a Dieta e não passou fome. Marion diz que as listas de controle de alimentos e exercícios contribuíram muito para que ela se mantivesse na linha. Estes são os registros do seu peso ao longo do estudo.

mês	0	1	2	3	6	9	12	15
peso (kg)	91,3	87,0	83,6	81,7	76	74,6	75,1	77,6

Fiona é uma balconista de 44 anos que se exercita duas vezes por semana, nadando e caminhando por 30–45 minutos. Ela entrou para o teste CSIRO com 119,5 quilos, o que a classificava como obesa. Ela achou muito fácil seguir a dieta, mas também apontou os controles regulares como algo importante para o seu sucesso. Depois de 15 meses, ela ainda está acima do peso, mas conseguiu permanecer sem a maior parte dos 12,4 quilos que perdeu. Ainda que suas taxas de colesterol, glicose e insulina estivessem dentro dos limites normais desde o início, com a perda de peso todas elas melhoraram.

mês	0	1	2	3	6	9	12	15
peso (kg)	119,5	112,9	108,2	103,9	100,7	103,0	107,7	107,1

Sally é uma vendedora de loja de 53 anos que não fazia nenhum tipo de atividade física além da que executava quando estava em seu trabalho. Ela costumava controlar o seu consumo de gordura, mas ainda continuava acima do peso com 79 quilos. Depois de 15 meses na Dieta do Bem-estar Total, perdeu 13 quilos. Ela achou muito fácil seguir a Dieta e nunca sentiu fome. Sally diz que agora tem muita energia.

mês	0	1	2	3	6	9	12	15
peso (kg)	79,3	76,2	73,8	71,4	66,7	64,0	62,9	66,3

Kathy é uma dona de casa de 30 anos que pesava 108,7 quilos. Ela se considerava geralmente ativa e jogava basquete uma vez por semana. Ela achou a Dieta para o Bem-estar Total fácil e agradável de seguir e diz que a melhor coisa era saber o que ela precisava comer a cada dia. Kathy achou um pouco difícil nas primeiras 2 semanas, mas percebeu que depois disso a Dieta se tornou algo natural. Após 15 meses na Dieta ela perdeu 29 quilos.

mês	0	1	2	3	6	9	12	15
peso (kg)	108,7	100,3	94,3	90,6	82,6	80,8	81,6	79,4

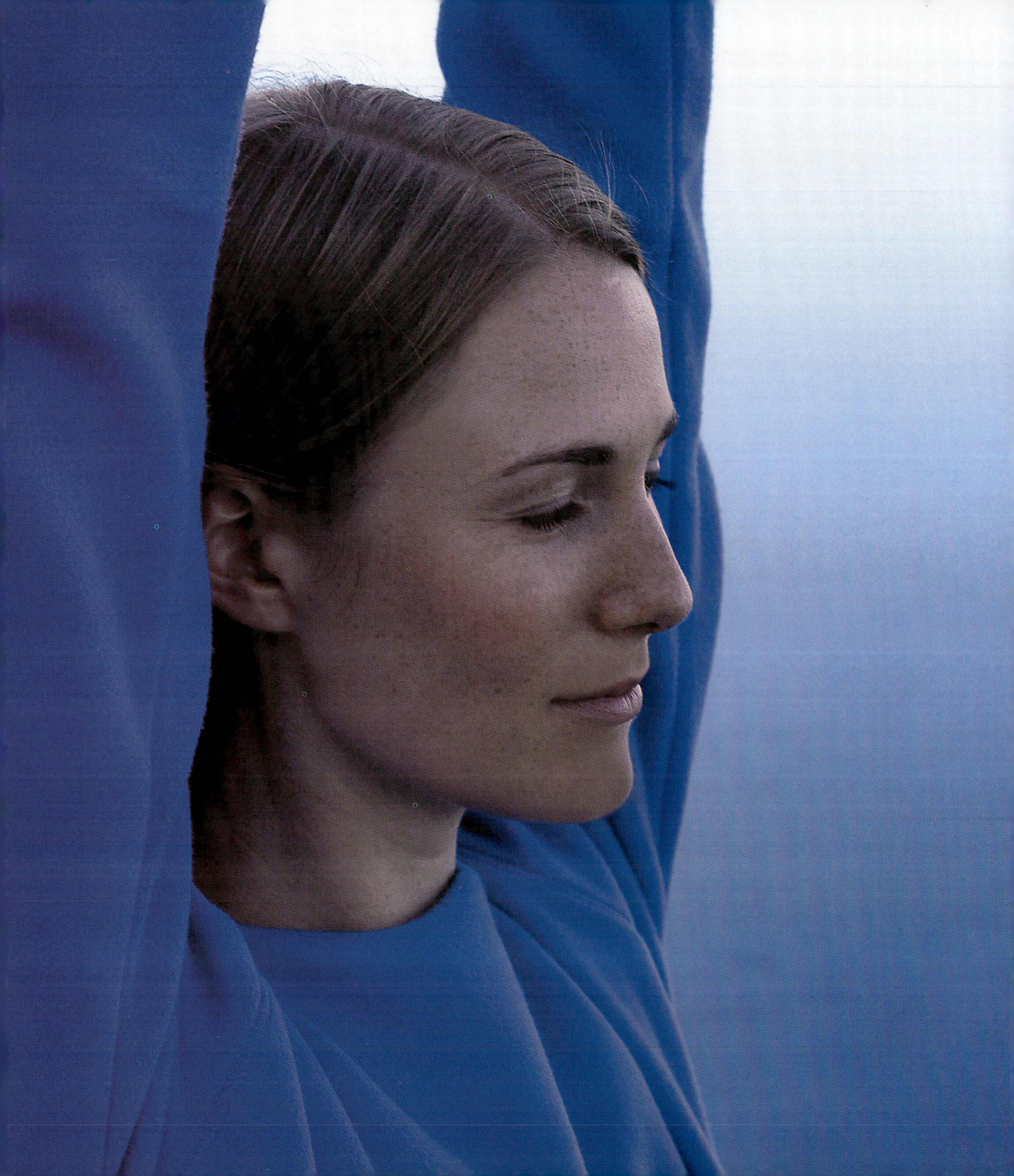

equilíbrio energético e exercício

mudando seu equilíbrio energético

Os cientistas utilizam o termo 'energia' de um modo um pouco diferente de como ele é usado normalmente. Energia é uma outra palavra para 'kilojoules' ou 'calorias' no 'jargão da nutrição'. No restante deste capítulo e por todo este livro, nós utilizaremos 'calorias' em vez de 'energia'.

A base de qualquer dieta efetiva para perda de peso é o equilíbrio e o controle de calorias. Sendo assim, o funcionamento da Dieta para o Bem-estar Total leva em consideração que, a curto prazo, a quantidade total de calorias que você ingere tem um grande impacto sobre a sua habilidade para perder peso. Este capítulo mostra como você pode calcular a sua necessidade diária de calorias, minimizar a perda muscular e maximizar a perda de gordura ao combinar a sua dieta com exercícios moderados e regulares.

- Quando o número de calorias que você ingere em alimentos e bebidas (ingestão) equivale ao número de calorias que você queima (gasto), o seu peso permanece estável.
- Quando a sua ingestão de calorias é maior que o seu gasto de calorias, você ganhará peso.
- Para perder peso, sua ingestão de calorias deve ser menor que o seu gasto de calorias.

como calcular as calorias necessárias para perder peso

Para entender a sua necessidade diária de calorias, e qual deve ser a sua ingestão para que você perca peso, é preciso estimar o seu gasto diário de calorias. O seu gasto diário total de calorias é constituído de três partes.

1 Taxa de metabolismo em repouso – as calorias necessárias para manter o corpo em repouso. Isso é responsável por 60 – 80% do gasto diário total de calorias na maioria dos adultos sedentários.

2 Efeito térmico da ingestão de alimentos – o aumento do gasto de calorias em relação à taxa de metabolismo em repouso que ocorre quando você come, digere e armazena comida durante o dia. Isso geralmente equivale a 6 – 10% do gasto diário total de calorias.

3 Efeito térmico da atividade – inclui o gasto em calorias, acima da taxa de metabolismo em repouso, decorrente de atividades diárias, como trabalhar, cozinhar, dirigir, limpar, e, se você tiver um emprego sedentário, executar atividades físicas planejadas como corrida, musculação e caminhada. Isso corresponde a 10 – 15% do gasto total de calorias em pessoas sedentárias, mas é o componente mais variável e pode corresponder a 50% em pessoas muito ativas.

Você pode calcular o seu gasto diário total de calorias utilizando equações para estimar sua taxa de metabolismo em repouso, e depois multiplicar esse valor por um fator de atividade apropriado.

Calcule sua taxa de metabolismo em repouso em calorias com uma das seguintes equações. Você precisará saber sua altura em centímetros, seu peso em quilogramas, sua idade em anos e seu sexo (isso deve ser fácil!).

mulheres

[655,1 + (9,56 x peso) + (1,85 x altura) – (4,68 x idade)] x 4,2

homens

[66,47 + (13,75 x peso) + (5 x altura) – (6,76 x idade)] x 4,2

Exemplo

Susan tem 30 anos, 170 cm de altura e pesa 70 kg. A sua taxa de metabolismo em repouso será:

[655,1 + (9,56 x 70) + (1,85 x 170) – (4,68 x 30)] x 4,2
= [655,1 + 669,2 + 314,5 – 140,4] x 4,2
= 1.498 cal

Depois de calcular a sua taxa de metabolismo em repouso, multiplique-a por um fator de atividade apropriado selecionado do quadro abaixo para encontrar o seu gasto diário total de energia.

FATORES DE ATIVIDADE PARA ESTIMAR O GASTO TOTAL DE ENERGIA

nível de atividade	descrição	fator de atividade
sedentário	pouco ou nenhum exercício, trabalho sentado	1,2
ligeiramente ativo	exercício ou esporte leve 1 – 3 dias por semana	1,375
moderadamente ativo	exercício ou esporte moderado 3 – 5 dias por semana	1,55
muito ativo	exercício ou esporte pesado 6 – 7 dias por semana	1,725
extremamente ativo	exercício ou esporte pesado diário ou treino pesado (para maratona, triatlo, etc.)	1,9

Assim, se Susan era relativamente inativa, seu gasto total de calorias seria de 1.498 x 1,2 = 1.798 cal por dia, mas, se ela estivesse treinando para uma maratona, seu gasto total seria de 1.498 x 1,9 = 2.846 cal por dia.

Ajustando a sua ingestão de calorias para perder e manter peso

O valor do gasto total de calorias que você acabou de calcular representa a quantidade de calorias que você precisa ingerir a cada dia em alimentos e bebidas para manter o seu peso estável.

Para perder peso, você precisa:

- reduzir o número de calorias que ingere por meio de alimentos, ou
- manter a sua ingestão de calorias e aumentar os seus níveis de atividade física.

A maneira mais segura e efetiva de reduzir a ingestão de calorias para se perder peso é comer por dia 480 – 960 cal a menos do que você utiliza. Isso produzirá uma perda de peso mínima de 0,5 – 1 quilo por semana.

Existe uma pequena evidência de que uma perda de peso mais acelerada ou uma restrição maior de calorias melhora os efeitos a longo prazo de uma perda de peso. Em nossos testes, nós descobrimos que pessoas que seguiam a Dieta CSIRO do Bem-estar Total perderam uma média de 8 – 9 quilos durante as 12 semanas iniciais.

Para calcular a ingestão diária de calorias recomendada para perder peso, subtraia o seu déficit diário de calorias do seu gasto diário total de calorias como segue.

Exemplo

Susan é relativamente inativa, portanto ela precisa de 1.812 cal a cada dia para manter o seu peso corporal atual. Se ela quiser perder 0,5 quilo por semana, então precisará de um déficit diário de 480 cal por dia. Portanto a sua ingestão diária de calorias recomendada será de:

1.812 – 480 = 1.332 cal por dia

como escolher o nível que se adapta às suas diárias de calorias (se você quiser!)

Existem quatro planos ou 'Níveis' desenvolvidos na Dieta CSIRO do Bem-estar Total para se ajustar a diferentes necessidades diárias de calorias. Por via de regra, os Níveis 1 e 2 são adequados à maioria das mulheres e os Níveis 3 e 4 à maioria dos homens, mas é melhor calcular o seu próprio Nível.

Depois de ter calculado a ingestão diária de calorias recomendada para os seus objetivos de perda de peso, escolha a coluna ou o Nível que esteja mais próximo de sua ingestão recomendada na tabela da pág. 30. Se você achar que está perdendo peso muito rapidamente e passando fome com o Nível que escolheu, tente aumentar um Nível. Note que em todos eles o álcool é opcional. Se preferir não beber, você poderá substituir 1 taça de vinho por alguma guloseima que te agrade equivalente a 108 cal. Confira a tabela nutricional na embalagem de qualquer alimento que te agrade!

Para a Susan, o nível correto a seguir é o Nível 1, o plano padrão da Dieta para o Bem-estar Total. Por via de regra, as mulheres perderão peso com os Níveis 1 e 2, enquanto que os homens perderão peso confortavelmente com os Níveis 3 e 4.

Lembre-se de que qualquer dieta, incluindo a Dieta para o Bem-estar Total, deve ser associada a exercícios moderados, para minimizar a perda de músculos e maximizar a perda de gordura.

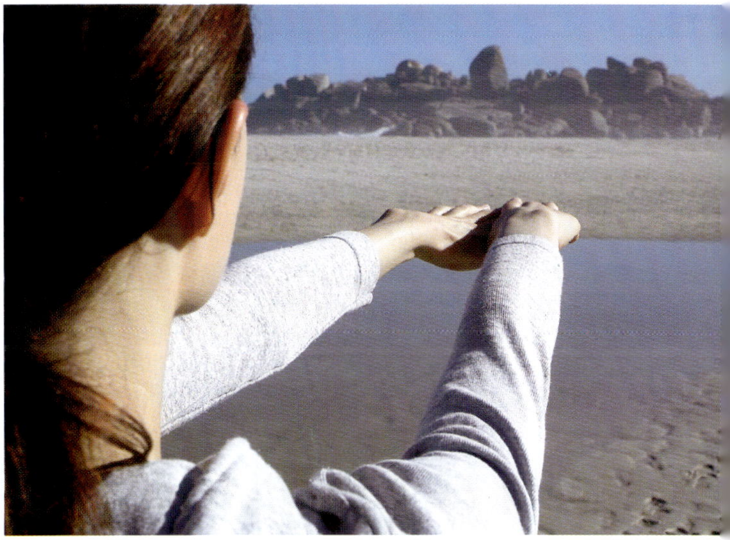

NÍVEIS DE CALORIA PARA PERDA DE PESO BASEADA NA INGESTÃO DIÁRIA DE ENERGIA RECOMENDADA

ingestão diária de energia recomendada (cal)	1.320	1.440	1.680	1.920
nível	1	2	3	4
proteína magra no jantar (g/dia)	200	200	250	300
proteína magra no almoço (g/dia)	100	100	100	100
pão integral (fatias/dia)	2	2	2	2
cereal com alto teor de fibra (g/dia)	40	40	50	50
fruta (pedaços/dia)	2	2	2	3
laticínios desnatados (porções/dia)	2	2	3	3
vegetais da lista livre (xícaras de chá/dia)	2	2	2	2
salada (xícaras de chá/dia)	½	½	½	½
gorduras e óleos (colheres de chá/dia)	3	3	3	4
sopa de baixa caloria (opcional) (ml/dia)	250	250	250	250
vinho (opcional) (taças de 150 ml/semana)*	2	2	2	2
guloseima** (vezes/semana)	0	7	7	7

* Se você preferir não beber, poderá substituir cada taça por alguma guloseima extra com 108 cal

** Equivalente a 108 cal, por exemplo, 20 g de chocolate

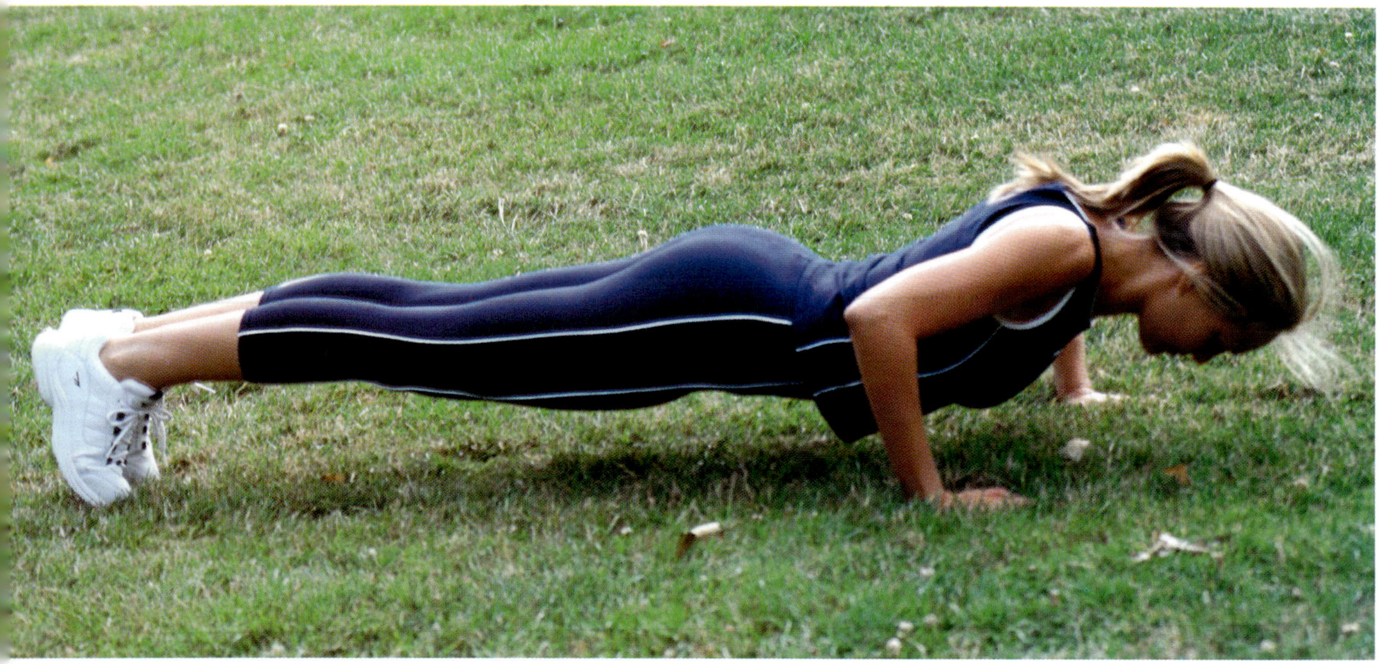

como o exercício ajuda

Muitas pessoas começam um programa de exercícios esperando perder grandes quantidades de peso rapidamente.

Existe uma vasta quantidade de evidências que mostram que o exercício sozinho não é uma maneira muito efetiva de perder peso. Se você está acima do peso ou obeso, reduzir a sua ingestão de calorias por meio de uma modificação da dieta alimentar é um modo muito mais efetivo de perder peso. Mas não utilize isso como uma razão para não praticar nenhum exercício! A longo prazo, existem muitos benefícios a serem adquiridos com um exercício regular, tanto em termos de controle de peso quanto de saúde. Os exercícios formam uma parceria perfeita com a ingestão reduzida de calorias, porque juntos eles proporcionam os seguintes resultados.

- Eles maximizam a perda de gordura e minimizam a perda de músculos magros.
- Eles contribuem para a manutenção de peso a longo prazo e previnem a recuperação de peso ao aumentar o gasto de calorias.

Por isso é importante minimizar a perda de músculos. A sua taxa de metabolismo em repouso é largamente determinada por sua massa muscular magra, porque os músculos exigem uma grande quantidade de calorias apenas para sustentá-los. Quando você perde peso apenas por meio de dieta, o peso sai tanto da gordura quanto dos músculos. Quando você perde músculos, reduz a taxa de metabolismo, o que torna progressivamente mais difícil sustentar a redução de peso e manter um peso corporal constante apenas com a dieta.

No entanto, exercitar-se regularmente enquanto você faz uma dieta maximiza a perda de gordura ao mesmo tempo em que preserva os músculos. Pessoas que se exercitam possuem uma taxa de metabolismo mais alta, assim seus corpos queimam mais calorias por minuto, mesmo enquanto elas dormem. Essas calorias extras usadas por meio de uma taxa metabólica mais alta, combinadas com o gasto de calorias aumentado pelos exercícios, são importantes para um emagrecimento bem-sucedido a longo prazo e para manter um peso corporal estável. Exercício é uma parte essencial de qualquer programa de perda de peso e é também uma ótima maneira de manter o que já foi conquistado. Na verdade, evidências científicas indicam que a combinação de dieta e exercícios é o método mais eficiente para a perda de peso.

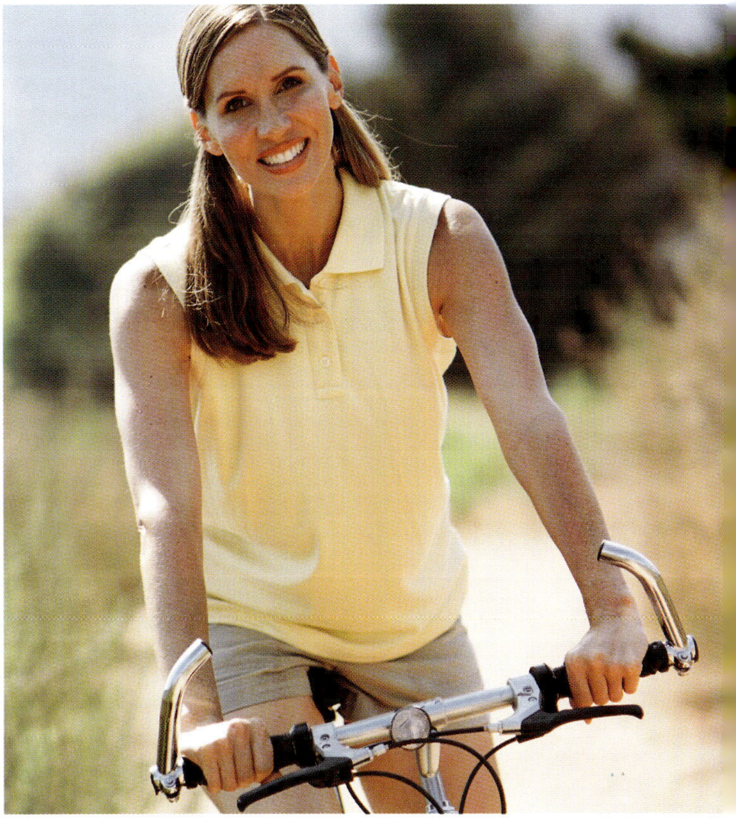

outros benefícios decorrentes das atividades físicas regulares

A atividade física regular moderada traz uma variedade de outros benefícios para a saúde, além da manutenção de peso:

- fortalece o coração, melhora a respiração e aumenta os níveis de condicionamento físico
- melhora a flexibilidade e o equilíbrio
- melhora o humor e a sensação de bem-estar
- aumenta a energia
- reduz o estresse
- reduz a pressão sanguínea
- reduz os níveis de colesterol e de triglicérides no sangue
- reduz o risco de diversas doenças crônicas, incluindo diabetes tipo 2, doenças cardíacas, câncer, osteoporose e artrite

E é divertido.

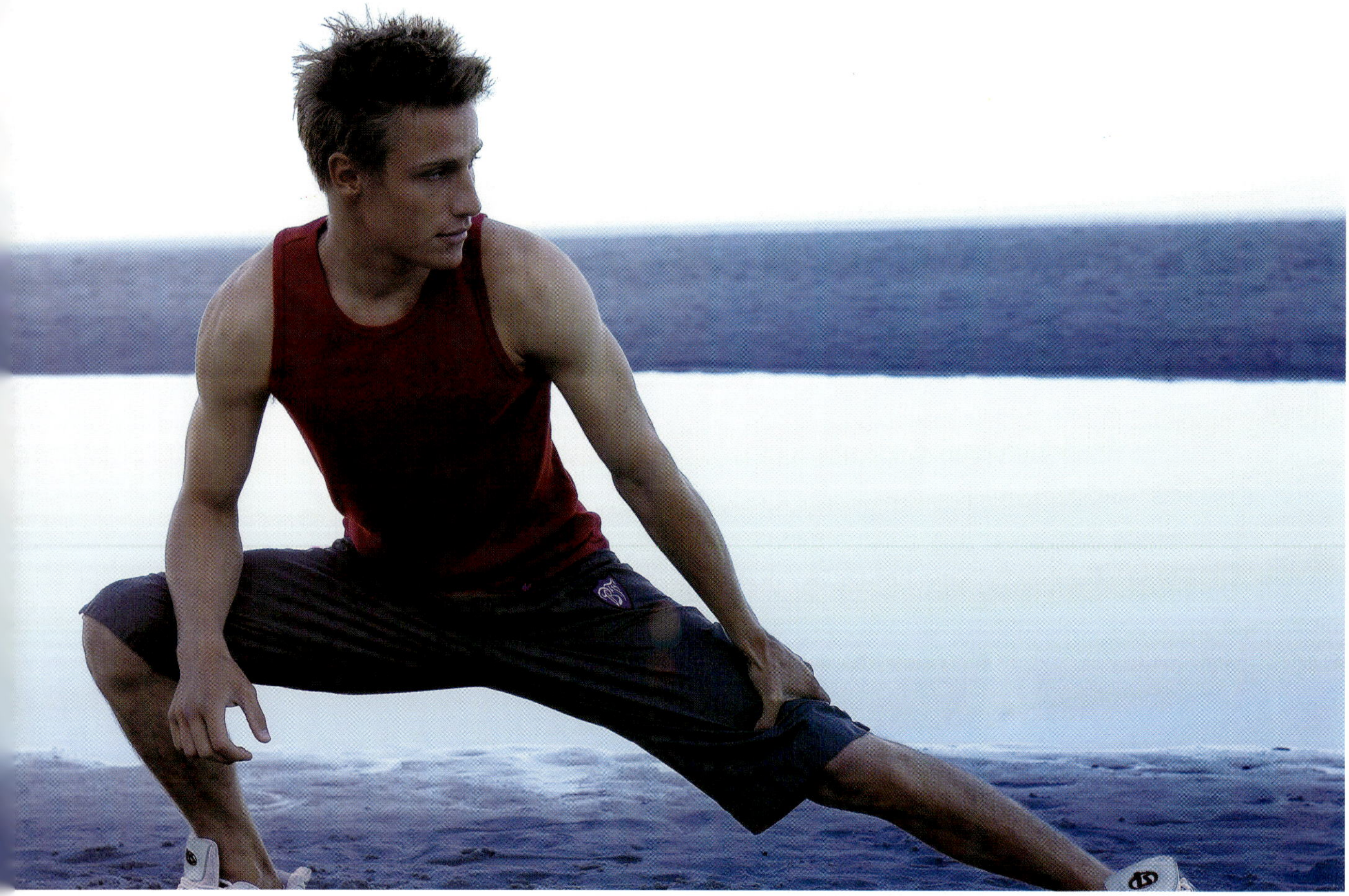

o seu programa de exercícios

Tente fazer pelo menos 30 minutos de atividade física diária de intensidade moderada. Se for possível, você também deve praticar regularmente exercícios aeróbicos vigorosos, algumas vezes por semana. Os benefícios são maiores quando você combina exercícios aeróbicos ou cardiovasculares (caminhada, corrida, ciclismo, natação, remo, dança) com treino de resistência e flexibilidade (ioga, pilates, levantamento de peso, exercícios de resistência). Tente fazer treinamento de resistência pelo menos duas vezes por semana.

Avaliação física inicial

Se você tem mais de 50 anos, se possui alguma doença ou está grávida e quer começar um programa de treinamento vigoroso, primeiro deve passar por um teste de esforço sob supervisão médica. Se você simplesmente quer caminhar, um teste de esforço provavelmente não é necessário. Confirme com o seu clínico geral.

Atividade física diária incidental – tudo conta!

Você pode encontrar meios de aumentar sua atividade física simplesmente pensando mais no modo como você vive a sua vida. Aqui estão algumas ótimas idéias para se tornar mais ativo.

- Não dependa muito do seu carro. Ao contrário, percorra pequenas distâncias a pé ou de bicicleta. Estacione o seu carro mais distante das entradas das lojas, de cinemas ou do trabalho e ande o restante do caminho.
- Saia do ônibus, trem ou metrô duas ou três paradas antes e caminhe o restante.

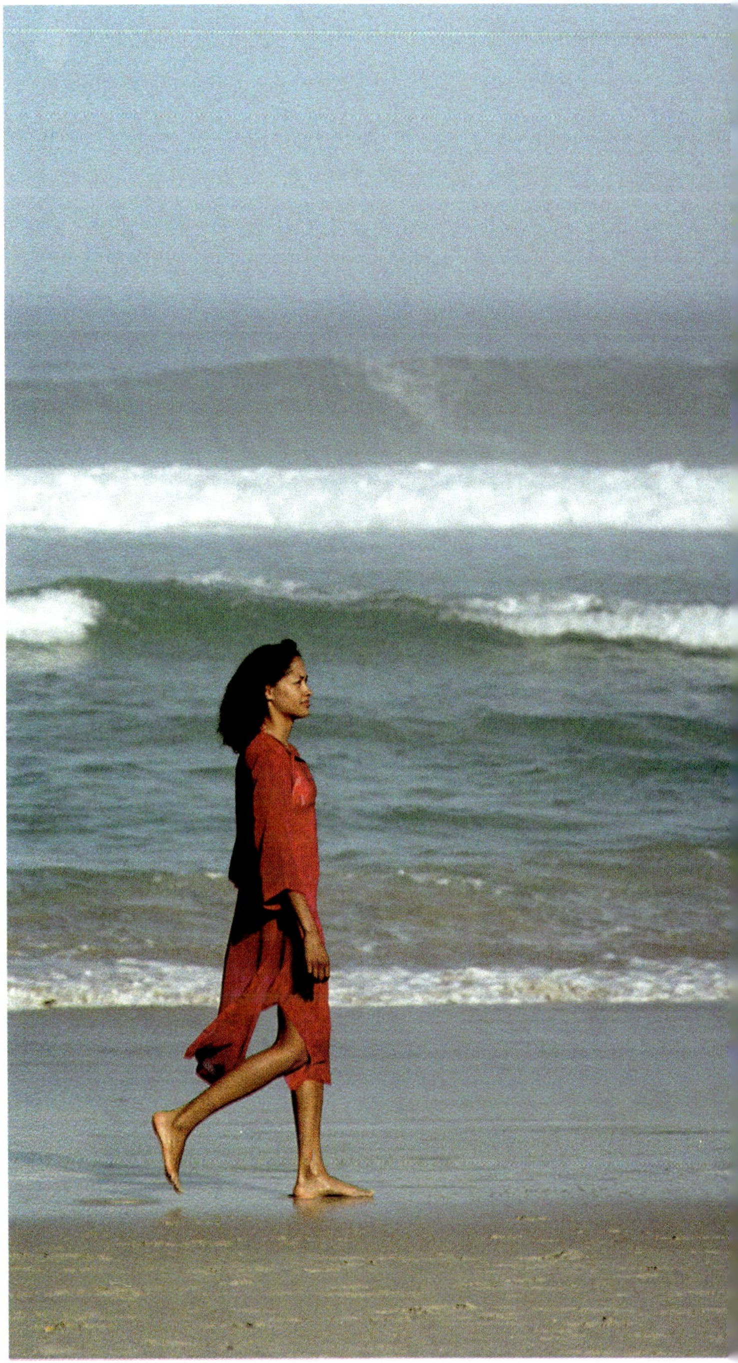

- Utilize as escadas em vez do elevador ou da escada rolante sempre que puder. Mesmo que trabalhe em um prédio alto, você pode descer do elevador uns dois andares antes e seguir o restante pela escada.
- Aproveite qualquer chance de ser mais ativo durante o dia. Faça uma caminhada de 10 – 20 minutos durante a hora do almoço ou substitua os seus coffee breaks por intervalos para exercícios. Ande em uma esteira enquanto você assiste ao telejornal.
- Durante os comercias da televisão, suba e desça as escadas ou corra no mesmo lugar.
- Lembre-se de que para fazer faxina ou para cuidar do jardim você também gasta energia. Limpe um pouco da casa todo dia. Você não só gastará um pouco mais de energia, como a faxina não será encarada como um trabalho tão desagradável.

Mesmo se você só conseguir aumentar sua atividade física em pequenos instantes do dia, isso também conta. Se você se exercitar somente por 5 minutos de uma vez, mas fizer isso 6 vezes ao dia, já terá conseguido acumular seus 30 minutos diários de exercício. Não é a melhor forma de se exercitar, mas certamente é melhor do que não fazer nada.

Mantendo um programa de exercícios

- Chame a sua família, os seus amigos ou colegas de trabalho para começarem a se exercitar com você. Fazer atividades físicas em grupos de dois ou três pode ser mais prazeroso. Comprometer-se com alguém também pode ser uma forma sutil de motivação, e pode contribuir para que você se exercite regularmente.
- Crie uma rotina. Reserve algumas horas do dia para se exercitar e não permita que fatores externos como trabalho, televisão ou compras interfiram. Se o clima estiver ruim, dance a sua música preferida, malhe em casa ou caminhe pelo shopping center mais perto. Depois que você se comprometer a mudar, não deixe que uma desculpa como o tempo ruim te atrapalhe.
- Estabeleça objetivos a curto e a longo prazo: comprometa-se a se exercitar por um certo período de tempo e/ou continue a se exercitar até atingir uma determinada distância ou um número de repetições.
- Mantenha um diário de exercícios de modo que você possa acompanhar o seu progresso.
- Escolha uma variedade de atividades físicas que ajudem você a atingir os seus objetivos, evitem que você fique entediado e mantenham corpo e mente desafiados.
- Vista roupas e sapatos confortáveis que sejam apropriados para a atividade.
- Não se matricule em uma academia ou compre equipamentos caros se você não puder pagar. Muitos tipos de exercício podem ser feitos em casa ou em algum centro comunitário sem gastar dinheiro algum.
- Faça que seja fácil para você se exercitar. Se você entrar para uma academia, certifique-se de que ela fique perto de sua casa. Vá para a academia a pé.

Exercícios aeróbicos para o controle de peso

Programas de exercícios para reduzir a gordura corporal ou ajudar a manter o peso também melhoram a eficiência do sistema cardiovascular. Cada sessão diária estruturada de exercícios deve ser dividida em três fases: aquecimento, exercícios e relaxamento. O aquecimento e o relaxamento são componentes importantes da sessão de exercícios, pois ajudam a prevenir dores e distensões musculares.

1 Aquecimento (5 – 10 minutos)

Aqueça os músculos que você for utilizar em sua sessão de exercícios. Comece com exercícios suaves de alongamento, seguidos de 5 – 10 minutos de atividade de baixa intensidade utilizando o tipo de exercício que você está prestes a praticar. Por exemplo, se irá correr, alongue os músculos da sua perna primeiro, depois corra em um ritmo mais lento do que o habitual por vários minutos.

2 Treinamento (20 – 45 minutos)

Esta é a fase mais importante da sua sessão estruturada de exercícios, na qual você realiza verdadeiros exercícios aeróbicos. É durante esta fase que você obterá os benefícios que o exercício proporciona para o controle do seu peso e para a sua saúde.

3 Relaxamento (5 – 10 minutos)

Cada sessão estruturada de exercícios deve terminar com um período de relaxamento, para ajudar o sistema cardiovascular a voltar ao normal. A melhor forma de se conseguir isso é diminuir gradualmente o ritmo do seu exercício durante os últimos minutos do treino. Isso ajudará o sangue a voltar ao coração, impedindo que ele se acumule nos músculos exercitados. Se você parar de se exercitar abruptamente, o sangue poderá se acumular nas pernas, provocando tontura e enjôo. Complete o relaxamento com alongamentos; isso ajudará a prevenir o enrijecimento muscular e melhorará a flexibilidade.

Treino de resistência e flexibilidade

Um treino de resistência regular pode realmente ajudar a manter a força e a resistência muscular. Ao preservar os músculos, você ajuda o seu corpo a queimar mais calorias, o que facilitará a perda de peso. Um treino de resistência também pode ajudar a remodelar o seu corpo ao aumentar o tônus muscular, e tem efeito benéfico sobre os níveis de açúcar no sangue.

Você não precisa ir à academia para realizar um treino de resistência; tente fazer exercícios simples em casa como flexões de braço, abdominais, exercícios de barra e agachamentos. E é possível usar alimentos enlatados como ótimos halteres improvisados para exercitar a força da parte superior do seu corpo!

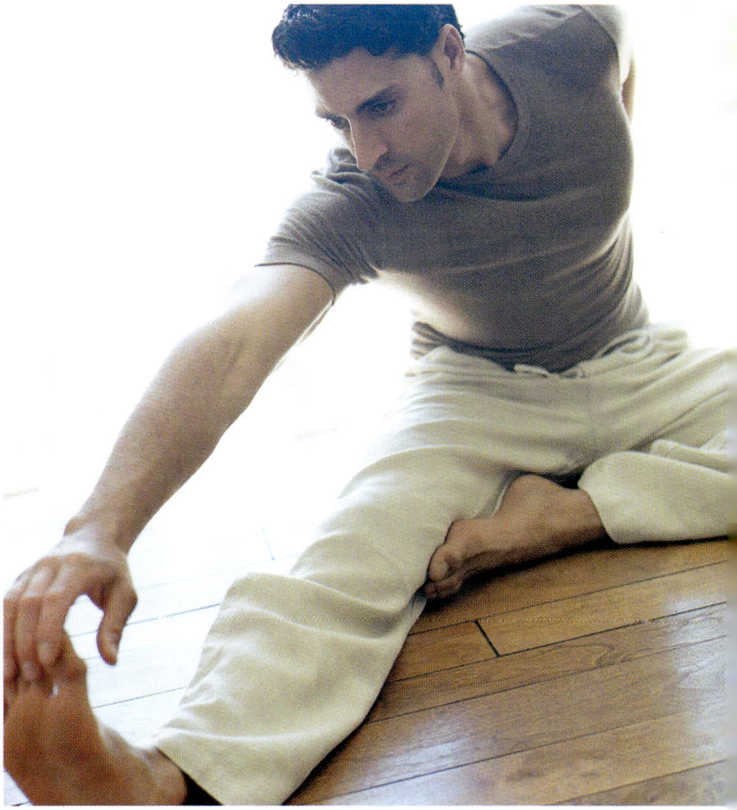

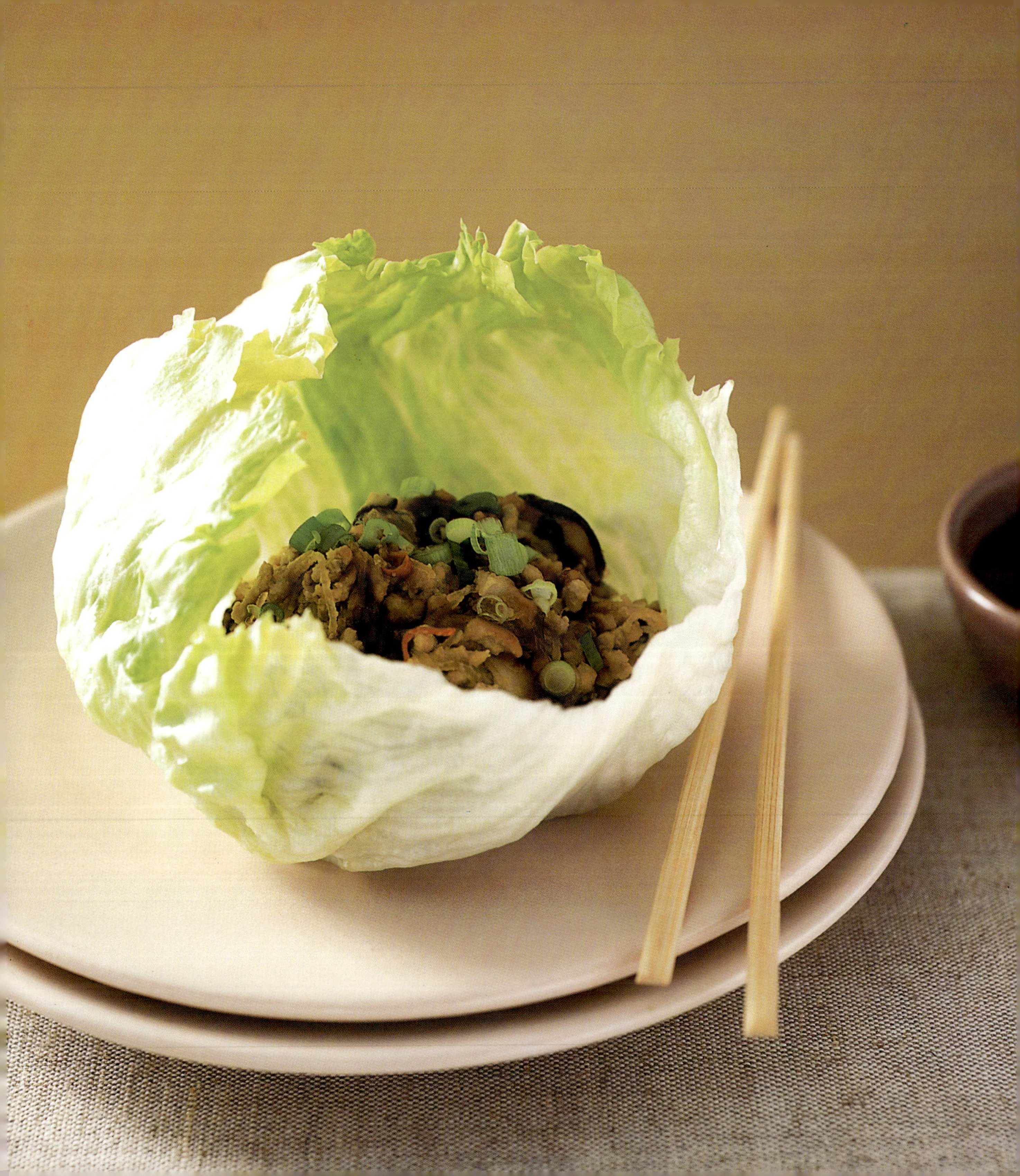

comer para ter saúde e bem-estar por toda a vida

3

A Dieta para o Bem-estar Total não é apenas sobre perder peso. É sobre o bem-estar total. É por isso que ela inclui todos os grupos alimentares, para garantir que você coma a proporção certa de alimentos protéicos, grãos, laticínios, frutas e vegetais a fim de maximizar sua ingestão de micronutrientes para ter saúde e vitalidade por toda a vida. E você também perceberá que este é um plano alimentar sustentável e flexível que pode ser seguido por um longo período, já que se adapta facilmente conforme a sua necessidade de calorias se modifica. Os cardápios diários que nós criamos focam a quantidade de nutrientes e fornecem uma variedade tão grande de opções de alimentos que você provavelmente mudará para sempre a sua opinião sobre alimentação saudável e perda de peso.

Este capítulo fala sobre os alimentos ricos em nutrientes que você comerá todos os dias. Você já deve estar familiarizado com os cinco grupos alimentares. A Dieta para o Bem-estar Total inclui cada um desses grupos alimentares importantes, mas em proporções diferentes. Aqui, nós analisamos cada um deles, e os nutrientes essenciais que eles nos fornecem, e mostramos como nós os utilizamos para criar nossos planos de cardápio. Também incluímos dicas de compras para ajudá-lo a fazer as escolhas certas.

Os cinco grupos alimentares que você comerá são os seguintes:

1. Carne vermelha magra, frango, peixe e alternativas como ovos, legumes, grãos, nozes e sementes
2. Leite e laticínios, incluindo iogurte e queijo
3. Frutas e vegetais
4. Pães e cereais
5. Gorduras e óleos

Quando você se relaciona com os alimentos pensando no que deve comer a cada dia, ao invés de pensar no que não pode comer, você se sente mais positivo sobre a sua dieta e não precisa recorrer a lanches. Nossos voluntários acharam que esse modo de pensar ajudou a mantê-los na linha.

NUTRIENTES NA DIETA PARA O BEM-ESTAR TOTAL

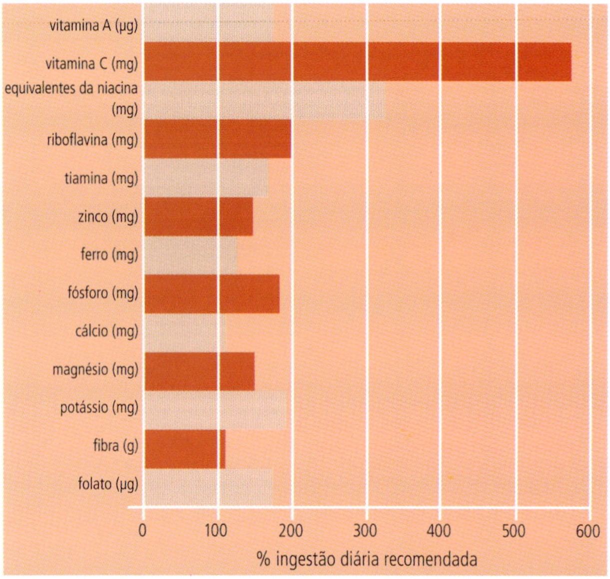

carne vermelha, frango, peixe e alternativas

Os alimentos (carne vermelha, frango, peixe e alternativas, como ovos) deste grupo rico em nutrientes possuem um papel essencial em uma dieta saudável e equilibrada. Eles (assim como os laticínios) nos fornecem as proteínas que são indispensáveis, além de diversos minerais e vitaminas, incluindo ferro e zinco, vitamina B12 e os essenciais ômegas-3.

Proteína – criar, manter e renovar as células

Para crescer e se desenvolver você precisa de proteínas. Este nutriente vital ajuda a criar, manter e renovar os tecidos em seu corpo. Cada célula viva, fluido ou processo em seu corpo contém ou precisa de proteínas. As enzimas e alguns hormônios como a insulina são proteínas vitais. Seus músculos e órgãos são formados por proteínas, também importantes na fabricação de anticorpos, que ajudam no combate a infecções e doenças.

Os blocos construtores das proteínas são os aminoácidos. O seu corpo sintetiza alguns deles. Outros, chamados de 'aminoácidos essenciais', você precisa obter dos alimentos.

Existem inúmeros alimentos ricos em proteínas para se escolher. Alguns têm origem animal (carne vermelha, frango, peixe, ovos e laticínios) e são o que chamamos de 'proteínas completas', porque suprem todos os aminoácidos essenciais.

Com exceção dos derivados de soja (incluindo o tofu), que também são proteínas completas, os produtos vegetais são chamados de 'incompletos', porque não suprem todos os aminoácidos essenciais. Entretanto, alimentos como legumes (feijão, ervilha, lentilha e grão-de-bico), nozes e sementes, além dos grãos integrais, podem oferecer todos os aminoácidos essenciais de que você necessita, desde que ingeridos em grande variedade todos os dias.

Se grande parte da sua ingestão diária de proteínas vem de fontes vegetais, lembre-se de que elas contêm uma proporção de proteína menor que os alimentos de origem animal. Grãos e legumes também possuem carboidratos, e as nozes são ricas em gorduras (embora saudáveis), o que você precisa considerar à luz do que é permitido diariamente na Dieta para o Bem-estar Total.

Fontes de proteína incluem os seguintes alimentos.

Fontes animais

- Carne vermelha magra, incluindo carne de boi, de vitela ou de cordeiro
- Carne branca magra, incluindo porco e frango sem pele

- Peixe e frutos do mar
- Laticínios com baixo teor de gordura, incluindo queijo cottage, iogurte e leite desnatado
- Ovos

Fontes vegetais

- Legumes, incluindo feijão, ervilha, lentilha e grão-de-bico
- Tofu e outros derivados da soja
- Nozes e sementes
- Grãos integrais

Como já explicamos, a Dieta para o Bem-estar Total prevê alto teor de proteína. Ao segui-la, você comerá cerca de 300 g de alimentos protéicos magros de origem animal por dia, o que o ajudará a se sentir saciado por mais tempo, a controlar sua gordura no sangue e, mais importante, fornecerá muitos nutrientes essenciais. Na verdade, a Orientação para a Dieta dos Australianos recomenda comer carne vermelha magra três ou quatro vezes por semana, porque ela contém grandes quantidades de micronutrientes.

Os voluntários que participaram dos testes obtiveram a maior parte de seu suprimento protéico de carne vermelha/peixe/frango e laticínios. Nós ainda não sabemos se fontes vegetais de proteína são tão eficientes quanto as fontes animais, mas, se você for vegetariano e quiser tentar um padrão alto de proteína, nós podemos dar sugestões para modificar a dieta. Se laticínios e ovos fizerem parte de sua alimentação, você não deverá ter dificuldade para alcançar a ingestão de proteína que nós indicamos. Sugerimos substituir 100 g de tofu ou 130 g de feijão ou lentilha cozida por 100 g de carne vermelha magra, frango ou peixe. No entanto, atingir os índices de ingestão de proteína que nós recomendamos por meio de uma dieta vegan (N. do T.: Dieta que exclui qualquer alimento de origem animal.) sem exagerar nos carboidratos e na gordura pode ser um desafio. Recomendamos procurar um nutricionista de confiança.

Nossos corpos podem ter boa saúde por meio de uma grande variedade de alimentos, tanto animais quanto vegetais. Muitas pessoas comem uma dieta baseada em plantas por uma questão de necessidade, mas outras escolhem por uma série de outras razões. Estudos populacionais mostraram que os vegetarianos possuem um risco menor de obesidade, doenças coronárias, pressão arterial alta, diabetes tipo 2 e algumas formas de câncer – mas não está claro se isso é devido à dieta deles ou ao seu estilo de vida. No entanto, se você for vegetariano, é preciso planejar sua dieta cuidadosamente para garantir que todos os nutrientes essenciais estejam incluídos.

TIPOS DE DIETA VEGETARIANA

tipo vegetariano	produtos animais evitados	produtos animais permitidos
lacto-	carne vermelha, peixe, aves, ovos	leite, laticínios
lacto-ovo-	carne vermelha, peixe, aves	ovos, produtos com ovos, leite, laticínios
pesco-	carne vermelha, aves	peixe, ovos, produtos com ovos, leite, laticínios
vegan	todos	nenhum

Apenas um dia para os vegetarianos

Café-da-manhã

¾ de xícara (chá) de cereais com alto teor de fibras com 250 ml de leite desnatado

1 banana fatiada

Café-da-manhã = 1 unidade de cereal, 1 unidade de laticínios, 1 unidade de frutas

Almoço

Sanduíche de ovos e salada – 2 fatias de pão integral com duas colheres (chá) de margarina light, 2 ovos e ½ xícara (chá) de salada de folhas

1 maçã

Almoço = 2 unidades de pão, 1 unidade de proteína, 1 unidade de gordura, 1 unidade de frutas, ½ unidade de hortaliças

Jantar

200 g de tofu com 2 xícaras (chá) de vegetais refogados, cozidos com 2 colheres (chá) de óleo e temperados com ingredientes da lista livre da pág. 23

200 g de iogurte desnatado

Jantar = 2 unidades de proteína, 2 unidades de gordura, 1 unidade de hortaliças, 1 unidade de laticínios

Ferro – fonte de energia

O ferro é um mineral essencial à sua dieta. Você precisa dele para formar a hemoglobina, que auxilia no transporte de oxigênio para cada parte do seu corpo. A deficiência de ferro, a deficiência alimentar mais comum no mundo, provoca fadiga, falta de energia e de resistência. É um problema comum entre as mulheres na idade de reprodução. As mulheres precisam de muito mais ferro do que os homens (cerca de duas vezes mais) por causa da perda de sangue pela menstruação e das demandas de um bebê em formação durante a gravidez. Além disso, muitas mulheres na Austrália não obtêm as quantidades diárias recomendadas de ferro por diversas razões – elas não comem muita carne vermelha, pulam refeições e fazem dietas muito restritivas, que eliminam grupos alimentares inteiros. Os vegetarianos também podem ter risco de deficiência de ferro. Entretanto, legumes, verduras, produtos enriquecidos com ferro (como cereais), levedura de cerveja e frutas secas são fontes vegetais importantes de ferro, especialmente quando combinados com alimentos ricos em vitamina C.

Existem dois tipos de ferro – ferro heme (de origem animal) e ferro não-heme, de fontes vegetais. O seu corpo absorve o ferro heme muito mais prontamente do que o ferro não-heme. Assim, apesar de alguns alimentos vegetais possuírem quantidades significativas de ferro, o seu corpo absorve apenas 2 – 5% dele. Por outro lado, seu corpo absorverá 15 – 25% do ferro de origem animal.

A boa notícia é que alguns alimentos (carne vermelha e alimentos ricos em vitamina C) promovem a absorção de ferro de alimentos vegetais quando você os come ou bebe ao mesmo tempo. Um copo de suco de laranja com o seu cereal matinal pode ajudá-lo a absorver melhor o ferro do cereal.

Também é importante ter em mente que a cafeína do café ou do chocolate, o tanino do chá, os fitatos dos farelos, grãos integrais e fibras, e os oxalatos (em folhas verdes) inibem a absorção do ferro dos grãos, porque eles se ligam ao ferro de modo que o corpo não consegue absorvê-lo apropriadamente.

E caso queira saber, Popeye estava errado sobre o espinafre. Apesar de o espinafre possuir muito ferro, é ferro não-heme (mal absorvido) e está carregado de fibras naturais e fitatos que se unem à maior parte do ferro, de modo que o corpo não consegue absorvê-lo quando você o come sozinho.

Boas fontes de ferro incluem os seguintes alimentos:

Ferro heme

- Carne vermelha magra, frango, peixe e frutos do mar são boas fontes de ferro heme. As melhores são carne vermelha magra, fígado, rim e coração, que possuem cerca de duas vezes mais ferro que o frango e três vezes mais que o peixe. As ostras também são uma boa fonte.

Ferro não-heme

- Legumes (feijão, lentilha, grão-de-bico)
- Ovos (a gema)
- Grãos cereais, pães integrais, cereais matinais enriquecidos com ferro
- Vegetais com folhas verde-escuras, incluindo couve, brócolis
- Frutas secas
- Nozes e sementes

Zinco – a vida não seria a mesma sem ele

O zinco exerce um papel crucial nos processos de crescimento e de divisão celular, em que ele é necessário para a síntese de DNA e proteína (importante na construção e no reparo de músculos e tecidos, sendo por isso elemento de ajuda na cicatrização de cortes e feridas). Por ser um componente de muitas enzimas, você precisa dele para o metabolismo dos carboidratos e proteínas. O zinco também nos ajuda a lutar contra infecções, – já reparou quantos medicamentos para gripe e resfriado trazem zinco? O zinco é vital para os sentidos do paladar, olfato e visão. Os homens precisam mais do que as mulheres, pois o sêmen apresenta 100 vezes mais zinco do que é encontrado no sangue.

Como no caso do ferro, a quantidade adequada de zinco em uma dieta não depende somente da sua ingestão total, mas de quanto você realmente consegue absorver. Fontes animais de zinco aumentam a absorção. No entanto, o ácido fítico, encontrado em fontes vegetais como grãos integrais, legumes e alguns outros vegetais, é um inibidor.

As melhores fontes de zinco são os seguintes alimentos:

Fontes animais

- Carne vermelha magra
- Carne branca magra
- Peixe e frutos do mar (as ostras são de longe as mais ricas – 10 vezes mais que a carne vermelha magra, que é a segunda maior fonte)
- Laticínios
- Ovos

Fontes vegetais

- Legumes
- Nozes (particularmente a castanha de caju e o amendoim) e sementes (as sementes de abóbora são uma das fontes alimentares com maior concentração de zinco, o que as tornam úteis para os vegetarianos)
- Grãos integrais (a casca externa dos grãos cereais integrais contém zinco, mas ele se perde quando esses produtos são refinados)

Ômega-3 – uma das "boas" gorduras da vida

Os ácidos graxos ômega-3 são essenciais ao crescimento e ao desenvolvimento saudável, exercendo um papel vital em cada célula, tecido e órgão. Por exemplo, no coração, as células ficam mais reguladas e batem no ritmo quando você possui ômegas-3 suficientes. Eles são úteis no tratamento de artrite reumatóide e podem proteger o corpo contra doenças cardíacas. Testes em pessoas com doenças cardíacas mostram que ácidos graxos ômega-3 de cadeias longas do óleo do peixe podem reduzir riscos de morte súbita por ataque cardíaco em cerca de 45%. Existem dois tipos de ômega-3:

- Ácidos graxos ômega-3 de cadeia curta (ácido alfa linolênico ou ALA) são provenientes de fontes vegetais, como vegetais de folhas verdes, óleos de canola, de linhaça, de soja e de semente de mostarda.
- Ácidos graxos ômega-3 de cadeia longa (ácido eicosapentaenóico ou EPA e ácido docosahexaenóico ou DHA) são encontrados em peixes e frutos do mar, especialmente peixe oleosos, como sardinha, truta oceânica, salmão do Atlântico, salmão defumado, salmão em conserva, atum fresco, tainha, anchova e lula.

Como seu corpo não produz ômegas-3, você depende dos alimentos que come para obtê-los. Os ácidos graxos ômega-3 derivados do peixe são muito mais potentes do que aqueles de fontes vegetais, por isso recomendamos comer peixe duas vezes por semana. Peixes oleosos darão uma incrementada no seu suprimento de ômegas-3. Os peixes brancos têm quantidades muito menores de ômegas-3, mas eles ajudarão a reduzir a quantidade total de gordura na sua dieta.

Vitamina B12

Nós precisamos de vitamina B12 para ter células do sangue saudáveis e fortes e para a manutenção e reparo do DNA. A deficiência pode levar a uma forma de anemia chamada anemia perniciosa, capaz de causar danos ao sistema nervoso. Geralmente decorrente de uma inabilidade para absorver B12, ela também pode ser causada por uma deficiência alimentar.

Nós não precisamos de muita vitamina B12 – apenas 2 µg por dia. Entretanto, essa importante vitamina não é encontrada em muitos alimentos. A carne vermelha magra é uma boa fonte – um filé magro de 100 g contém 2,4 µg. Outras fontes são os laticínios. Como não há fontes vegetais de B12, é necessário que os vegans considerem a utilização de suplementos.

Como escolher seus alimentos protéicos

Na Dieta para o Bem-estar Total você comerá 2 unidades (200 g de peso cru) de carne vermelha magra (boi, cordeiro ou vitela) no jantar 4 vezes por semana. Nós recomendamos 2 unidades de peixe, no jantar 2 vezes por semana, e 2 unidades de frango sem gordura e sem pele ou outro alimento protéico para o jantar 1 noite por semana. Para o almoço, você comerá 1 unidade de 100 g (peso cru) de qualquer fonte de proteína magra (frango, porco, presunto, carne de boi, cordeiro, peru, frutos do mar ou peixe fresco ou em conserva) todos os dias. Você pode substituir esta unidade de 100 g de proteína magra por 2 ovos ou 1 unidade extra do grupo de laticínios a qualquer hora.

• Carne vermelha magra

Escolha cortes magros de carne vermelha (carne de boi, vitela, e cordeiro) sempre que possível. Confira a diferença do conteúdo de gordura entre algumas carnes nesta tabela.

CONTEÚDO DE CARNES MAGRAS E COM GORDURA

carne	magra (g de gordura/100 g de carne)	com gordura (g de gordura/100 g de carne)
alcatra	5	10
carne de boi moída	7	10
perna de cordeiro assada	6	12
perna de porco assada ou costelas de porco	4	27

Ao remover a gordura visível das carnes, você reduz a ingestão de gorduras saturadas, o que é benéfico para o seu coração. Alguns cortes de carne têm naturalmente muito pouca gordura. Na hora de comprar, procure por cortes com teor de no máximo 10% de gordura. Variedades de lingüiças e embutidos com teor reduzido de gordura também são boas escolhas. Cortes mais baratos de carne são tão nutritivos quanto os cortes mais caros, mas eles ficam mais macios e saborosos quando preparados em pratos que são cozidos lentamente, como ensopados e assados. Mais uma vez, lembre-se de primeiro retirar a gordura, ou pedir ao seu açougueiro para fazer isso para você.

• Frango e porco

A carne de frango contém quantidades de proteína semelhantes à carne vermelha, e quando a pele é removida ela fica com teor baixo de gordura – 2,5 g por 100 g de carne de peito sem pele e 10 g por 100 g com pele. O mesmo se aplica à carne de peru, mas a carne de pato é consideravelmente mais rica em gordura. Carne magra de porco também tem pouca gordura (veja tabela na pág. 42).

• Peixe e frutos do mar

Peixes e frutos do mar contêm quantidades de proteína semelhantes às da carne magra e são freqüentementes pobres em gordura (1 – 3 g por 100 g). A carne de peixe tende a ser mais rica em gorduras poliinsaturadas do que a carne da maioria dos animais terrestres. Mas peixes ricos em gordura são uma excelente fonte de ômega-3 de cadeias longas, por isso não se preocupe em relação ao conteúdo de gordura dos peixes.

Algumas pessoas se preocupam com os níveis de mercúrio no peixe, mas nunca houve um caso documentado na Austrália de envenenamento por mercúrio em peixe. As quantidades recomendadas na Dieta para o Bem-estar Total estão de acordo com as orientações para o consumo seguro.

CONTEÚDO DE GORDURA DOS PEIXES E DOS FRUTOS DO MAR

categoria de peixe ou de frutos do mar	exemplos	gordura	colesterol	ômega-3
moluscos	mexilhão, ostra, lula	baixa	baixo	moderado
crustáceos	camarões, caranguejos, lagosta	baixa	alto	moderado
peixe branco	pescada, perca-gigante, xaréu, linguado	baixa	baixo	moderado
peixe oleoso	sardinhas (em conserva de óleo), truta oceânica, salmão atlântico, atum, arenque, cavala	alta	moderado	alto

• Ovos

Os ovos são excelente fonte de proteína, vitamina e minerais, com baixo teor de gordura. Ovos marrons são muito populares, mas na verdade a cor da casca não afeta o sabor ou o valor nutritivo do ovo. A gema, entretanto, é afetada pela alimentação da galinha, por isso galinhas criadas com milho ou alfafa produzem gemas de um laranja mais intenso. O colesterol e a gordura total dos ovos permanecem os mesmos.

A quantidade de colesterol dos ovos tem sido freqüentemente tida como uma razão para evitá-los, embora os ovos só contribuam em média com cerca de um quarto do colesterol em nossa dieta. Você precisa saber o seguinte sobre ovos e colesterol.

- É seguro para a maioria das pessoas com níveis normais de colesterol não restringir a sua ingestão de ovos. Na Dieta para o Bem-estar Total, você pode utilizar 2 ovos para substituir 100 g de alimentos protéicos no almoço.

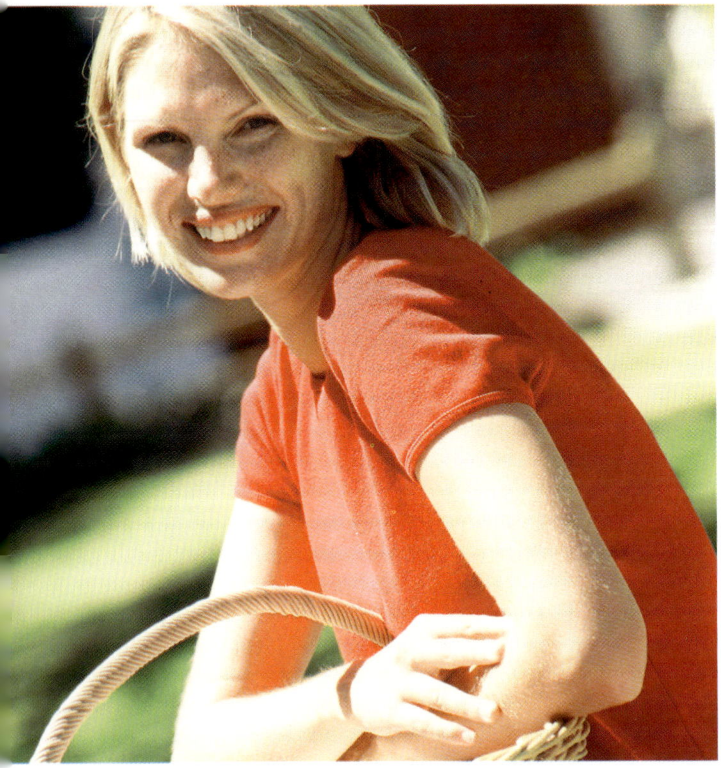

- Pessoas com colesterol sanguíneo muito alto devem limitar seu consumo de ovos para até 4 por semana. A Dieta para o Bem-estar Total é pobre em gordura saturada, o que reduzirá o seu colesterol sanguíneo, assim como proporcionará a perda de peso.
- A gordura e o colesterol em um ovo estão confinados na gema. Um ovo médio contém 190 mg de colesterol.

leite e laticínios, incluindo iogurte e queijo

Laticínios com baixo teor de gordura não apenas fornecem proteína completa, mas também são uma fonte de cálcio para o seu corpo. Eles também oferecem inúmeros minerais e vitaminas essenciais, incluindo a vitamina A e a riboflavina (vitamina B2). Ao longo dos anos, a ingestão diária de 2 – 3 unidades de alimentos laticínios com baixo teor de gordura é uma simples e duradoura medida para a saúde dos ossos. Uma a cada duas mulheres australianas com mais de 60 anos e um a cada três homens com mais de 60 anos ainda experimentam uma fratura decorrente da osteoporose. Em 2001, quase 2 milhões de australianos tiveram osteoporose, e há a expectativa de que esse número chegue a mais de 3 milhões em 2021!

Por quê? Bem, nós freqüentemente ouvimos dos nossos voluntários que os laticínios são os primeiros a serem cortados a fim de reduzir a ingestão de gordura quando as pessoas começam uma dieta para a perda de peso. Evitar alimentos como manteiga, creme de leite e queijo pode certamente reduzir significantemente a sua ingestão de calorias. Entretanto, evitar completamente laticínios não é somente desnecessário, mas é imprudente.

Os laticínios podem fazer parte de qualquer dieta para perda de peso, já que existem muitos produtos com teor reduzido de gordura (e até mesmo sem gordura). Pesquisas feitas nos Estados Unidos na década de 80 revelaram que as pessoas que ingeriam mais cálcio e laticínios tinham menor peso e menos gordura corporal. Isso não significa que todos os laticínios necessariamente promovam o emagrecimento, mas sugere que esses alimentos protéicos são satisfatórios.

Lembre-se que apenas comer gordura não o coloca acima do peso. Nas páginas 56 – 57 nós mostramos por que nem todas as gorduras são ruins.

Um estudo sobre o cálcio

O cálcio é o principal componente mineral dos seus ossos,

dentes e unhas. Ele também possui muitas outras funções importantes, essenciais à nossa vida – a contração muscular e a regulação dos batimentos cardíacos, por exemplo. Se a sua dieta não supriu cálcio suficiente para esses processos, seu corpo irá imediatamente recorrer ao suprimento reserva – o seu esqueleto, que contém cerca de um quilograma de cálcio! É por isso que os ossos são facilmente quebráveis para liberar cálcio na corrente sanguínea e garantir que o músculo do seu coração continue batendo. Mas eles terminam por perder sua densidade se esse processo continuar por muito tempo.

Os seguintes alimentos são boas fontes de cálcio:

Fontes animais

- Leite
- Iogurte
- Queijo
- Sorvete e sobremesas lácteas
- Salmão e sardinhas em conserva (incluindo as pequenas espinhas comestíveis)
- Camarões

Fontes Vegetais

- Pães e cereais integrais
- Legumes
- Tofu
- Bebidas à base de soja (fortificadas)
- Sementes de gergelim
- Nozes (amêndoas, castanhas-do-pará e avelãs)
- Figos secos
- Espinafre e brócolis

Como no caso do ferro, nem todo o cálcio de um alimento é absorvido – parte dele passa direto pelo seu sistema digestivo. Dependendo do alimento, a proporção do cálcio que seu corpo consegue absorver varia. Os laticínios contêm componentes adicionais que aumentam a absorção de cálcio. Por exemplo, nós podemos absorver mais cálcio de um copo de 200 ml de leite (100 cal) do que de uma porção de 110 g de amêndoas (640 cal), ainda que ambos possuam cerca de 280 g de cálcio.

Uma unidade de laticínios contém aproximadamente 300 mg de cálcio e equivale a:

- 1 pote de 200 g de iogurte
- 250 ml de leite
- 100 g de salmão em conserva (com espinhas), ou
- 35 g de queijo duro

A ingestão diária de cálcio recomendada para adultos depende de inúmeros fatores incluindo sua idade, se é homem ou mulher, se está grávida, amamentando ou na menopausa. A ingestão diária de cálcio recomendada na tabela seguinte do Conselho para a Saúde Nacional e Pesquisa Médica é estabelecida para cobrir as necessidades da maioria das pessoas.

INGESTÃO DE CÁLCIO RECOMENDADA POR DIA

categoria	ingestão diária recomendada (mg)
mulher adulta, 19 – 54	800
mulher adulta, grávida	1.100
mulher adulta, amamentando	1.200
mulher adulta, depois da menopausa	1.000
bebês, 0 – 1 ano	300–550
crianças, 1 – 7 anos	700–800
meninas, 8 – 11	900
meninas, 12 – 15	1.000
meninas, 16 18	800
meninos, 8 – 11	800
meninos, 12 – 15	1.200
meninos, 16 – 18	1.000
homens, 19 – 64+	800

Ossos e osteoporose

Nós tendemos a pensar no osso como algo estático – como uma estrutura sólida para dar sustentação ao nosso corpo. Na verdade, o osso é um tecido altamente ativo constituído de uma estrutura interna semelhante a um favo de mel com uma cobertura externa dura. Da mesma forma que a pele continuamente desprende e produz novas camadas, os ossos também passam por um processo contínuo de quebra e regeneração. Na infância, nós ganhamos massa óssea e ficamos mais altos porque o processo de regeneração é maior que o de quebra. Entre 25 e 40 anos, os dois processos estão em equilíbrio. Depois dos 40 anos, entretanto, a quebra ultrapassa ligeiramente a regeneração e nós gradualmente perdemos ossos. A estrutura torna-se mais porosa e a camada externa afina, reduzindo a força geral do osso. Ossos mais fracos são mais suscetíveis a fraturas. A perda dos ossos acontece igualmente em homens e mulheres, mas ela evolui em um ritmo acelerado durante os cinco anos após a menopausa, por causa de uma redução no estrógeno.

Embora esse processo de envelhecimento não possa ser prevenido, muito pode ser feito para maximizar o quanto de ossos nós teremos em nossos últimos anos. Se nós começarmos com mais ossos, é lógico que sobrará mais quando chegarmos à idade da perda óssea. A maior contribuição para a nossa massa óssea são os nossos genes. Se os nossos pais possuem uma boa massa óssea, é provável que também tenhamos. Entretanto, uma dieta diária adequada de cálcio e exercícios regulares com peso são vitais para atingir uma densidade máxima dos ossos aos 25 anos, e para minimizar a perda posteriormente. Outros fatores relacionados ao estilo de vida também influenciam a saúde óssea, como o cigarro e a ingestão excessiva de álcool, cafeína ou sal. Para cada grama de cálcio que nós ingerimos, a massa óssea cresce em 1,4%, mas alguém que há 10 anos vem fumando um maço de cigarros por dia reduz a densidade óssea em 2,3 – 3,3%. Estudos mostram que alimentos altamente protéicos podem estar associados à melhoria da saúde óssea. Como os laticínios são fontes excelentes tanto de cálcio quanto de proteína, tornam-se indispensáveis para a manutenção da saúde dos nossos ossos.

A Dieta para o Bem-estar Total foi desenvolvida de modo que você atinja as suas necessidades diárias de ingestão de cálcio – leite desnatado com cereais pela manhã, um pote de iogurte como lanche entre as refeições, sanduíche de peixe em conserva ou de queijo com baixo teor de gordura no almoço.

Os vegetarianos absorvem e retêm mais cálcio do que os não vegetarianos. Vegetais verdes, como espinafre e brócolis, e alguns legumes e produtos de soja são boas fontes de cálcio.

Como escolher seus laticínios

No plano básico da Dieta para o Bem-estar Total, você terá pelo menos 2 unidades de laticínios por dia. Uma unidade equivale a: 250 ml de leite desnatado, 200 g de iogurte desnatado ou dietético (natural ou com sabor), 200 g de sobremesa láctea com baixo teor de gordura, 25 g de queijo cheddar ou outro queijo com gordura, ou 50 g de queijo com teor reduzido de gordura (menos do que 10% de gordura).

frutas e vegetais

As frutas e os vegetais trazem uma variedade de sabores, texturas, cores e formas às suas refeições e lanches. Mas não é só isso, eles são volumosos e satisfazem o apetite sem acrescentar muitas calorias. É um grupo responsável por uma contribuição extremamente valiosa para a sua dieta, porque são pobres em gorduras, ricos em fibras, fontes importantes de folato e carregados de nutrientes que incluem a vitamina C e uma série de antioxidantes protetores, como os coloridos carotenóides.

Apesar de todos sabermos que as frutas e os vegetais são bons para nossa saúde, temos muito pouca informação científica sobre o porquê disso. O que nós sabemos é que os cientistas descobriram que entre as pessoas que comem mais frutas e vegetais, há uma menor incidência de câncer e de doenças cardíacas.

Vitamina C

A vitamina C ou ácido ascórbico é vital para a formação do colágeno (que ajuda a tornar a sua pele macia e firme), ossos, dentes e gengivas saudáveis. Ela também ajuda o seu corpo a combater infecções e, como já mencionamos, auxilia na absorção de ferro proveniente dos alimentos. Historicamente, a vitamina C (do suco de limão, de frutas cítricas e de vegetais frescos quando possível) foi importante na prevenção do escorbuto – a maldição das longas viagens marítimas.

Como nós excretamos a vitamina C na urina, precisamos comer frutas e vegetais todos os dias para manter os nossos níveis altos. Entretanto, existe uma evidência científica muito pequena quanto à eficácia de tomar megadoses dessa vitamina para curar um resfriado, simplesmente porque o corpo descarta as quantias não necessárias.

AS FONTES MAIS RICAS EM VITAMINA C

alimento	conteúdo de vitamina C (mg/100 g)
goiaba	243
groselha-preta	150 – 230
pimentão	60 – 170
Morango	40 – 90
Kiwi	74
Mamão	60
Limão	40 – 60
Laranja	40 – 60
couve – crua	40 – 70
couve – cozida	10 – 40
couve-de-bruxelas	30 – 90
couve-flor – cozido	15 – 40
brócolis – cozido	15 – 40
Tomate	10 – 30
Fígado	8 – 13
Rim	8 – 13
Batata	4 – 14
Leite de vaca	4

Folato (ácido fólico)

Você precisa de folato (que trabalha em conjunto com a vitamina B12) para produzir e manter as células vermelhas do sangue, para o metabolismo das proteínas e para a formação do seu DNA. Também é importante no caminho que controla o ativar e desativar coordenado dos genes – vital durante os períodos de rápido crescimento e divisão celular, como na infância e na gravidez. Pesquisas mostram que ele deve ser útil na prevenção de defeitos do tubo neural como a espinha bífida e a anencefalia em recém-nascidos. Ele também parece reduzir o risco de doenças cardíacas (porque diminui os níveis de homocisteína, o que se entende como um fator de risco) e de câncer.

A ingestão diária de folato recomendada para adultos é de 200 µg; mulheres grávidas e que amamentam necessitam cerca de o dobro desse valor, aproximadamente 400 µg.

Boas fontes de folato incluem os seguintes alimentos:

- Vegetais, especialmente os de folhas verdes
- Frutas, incluindo bananas, frutas silvestres (morangos, amoras, groselhas), damascos, melões e laranjas
- Legumes, incluindo grãos-de-bico, ervilhas, lentilhas e feijões secos
- Nozes e sementes, incluindo amendoins, amêndoas e sementes de girassol
- Alimentos integrais, incluindo gérmen de trigo, farelo integral, pães e cereais matinais enriquecidos
- Carne de órgãos, como fígado e rim

Antioxidantes – para proteger as suas células

Os antioxidantes, incluindo as vitaminas A, C e E, e os carotenóides amarelo-laranja ajudam a combater os efeitos degenerativos dos 'radicais livres de oxigênio' (substâncias de curto tempo de vida, muito reativas e prejudiciais) que se formam naturalmente durante o metabolismo dos alimentos, e por fatores externos como os raios X, radiação ultravioleta e poluição. O desenvolvimento de diversas doenças, incluindo o câncer e doenças cardíacas, tem sido atribuído aos radicais livres, salientando a necessidade de considerar os nossos níveis de antioxidantes como uma parte essencial da medicina preventiva.

Pesquisas indicam que os antioxidantes inibem o câncer e doenças cardíacas, parecem bloquear a formação no estômago de substâncias químicas que produzem o câncer, e talvez reduzam o risco do câncer de cólon. Na verdade, é estimado que o risco de câncer e de doenças cardíacas é menor em pessoas que consomem 5 – 7 porções de frutas e vegetais ricos em antioxidantes diariamente. Estudos também sugerem que dietas com muitos alimentos ricos em antioxidantes promovem uma proteção significante contra estados degenerativos como a doença de Alzheimer.

Entretanto, como nós ainda não sabemos exatamente quais antioxidantes funcionam, como funcionam, e em que combinações funcionam, é aconselhável comer uma grande variedade de frutas e vegetais todos os dias.

Existem diversas substâncias que estão naturalmente presentes nos alimentos, como vitaminas e componentes fenólicos, que possuem propriedades antioxidantes.

• Fenólicos de plantas

O termo 'fenólicos de plantas' inclui uma grande variedade de substâncias presentes na natureza. O chá, o café, amoras pretas e vermelhas são ricos em fenóis simples e complexos (ou polifenóis). A cor da maior parte das flores e frutas é produzida pelos polifenóis. Essas substâncias possuem propriedades antioxidantes importantes – isto é, elas podem varrer os radicais livres que aparecem naturalmente antes que eles prejudiquem gorduras, proteínas ou o DNA. Os polifenóis também fazem com que as artérias se comportem normalmente, permitindo que elas produzam substâncias químicas mais relaxantes.

• Carotenóides

Os carotenóides são pigmentos encontrados em uma variedade de frutas e vegetais vermelhos, laranjas e amarelos assim como em alguns vegetais com folhas verde-escuras (como espinafre, couve e couve-de-bruxelas). O mais conhecido deles é o betacaroteno. Como muitos carotenóides, o betacaroteno é um antioxidante poderoso (por exemplo, dá às algas uma proteção contra a radiação ultravioleta prejudicial do sol e é extraído delas para fins comerciais). Ele também é um precursor da vitamina A e do ácido retinóico, que podem fazer com que as células cancerosas se comportem mais como células normais. O carotenóide licopeno (responsável pela coloração vermelha dos tomates) é um antioxidante muito poderoso e tem sido associado à redução do câncer de próstata.

• Isotiocianatos

Os vegetais crucíferos – brócolis, couve-flor, couve, couve-de-bruxelhas, repolho –, especialmente os isotiocianatos contêm substâncias que têm sido associadas a uma ação protetora contra câncer como os de pulmão, estômago, intestino, bexiga e próstata.

Como escolher frutas e vegetais

Na Dieta para o Bem-estar Total você comerá uma enorme variedade de frutas e vegetais todos os dias.

Saboreie 2 pedaços (2 unidades) de frutas por dia – fruta fresca, congelada ou em conserva sem açúcar. Uma unidade equivale a 150 g ou a 150 ml de suco sem açúcar. Existem inúmeras frutas para se escolher e para agradar a todos os gostos, portanto os seus lanches não precisam nunca ficar enfadonhos. Tente maçã, damasco, banana, amora preta, cereja, figo, uva, goiaba, kiwi, tangerina, manga, nectarina, maracujá, mamão, pêssego, pêra, abacaxi, ameixa, laranja, framboesa, melão, morango ou melancia.

Com exceção da batata, da batata-doce e do inhame, os vegetais contêm muito pouco carboidrato e você pode considerá-los como 'alimentos liberados'. O mesmo vale para ervas e especiarias um modo excelente de dar sabor e variedade a suas refeições. A dieta recomenda que se coma 2 ½ xícaras (chá) de vegetais por dia, o que equivale a 5 porções padrão. Essas 2 ½ xícaras são apenas uma quantidade aproximada – alguns vegetais poderão ser medidos facilmente dessa maneira, como as ervilhas, enquanto que outros, como a alface, serão mais difíceis. Se você gosta de ser meticuloso, pode pesá-los: 1 xícara equivale a cerca de 150 g. Entretanto, não há necessidade de ser obsessivo com as quantidades dos vegetais – provavelmente não será um grande problema se você

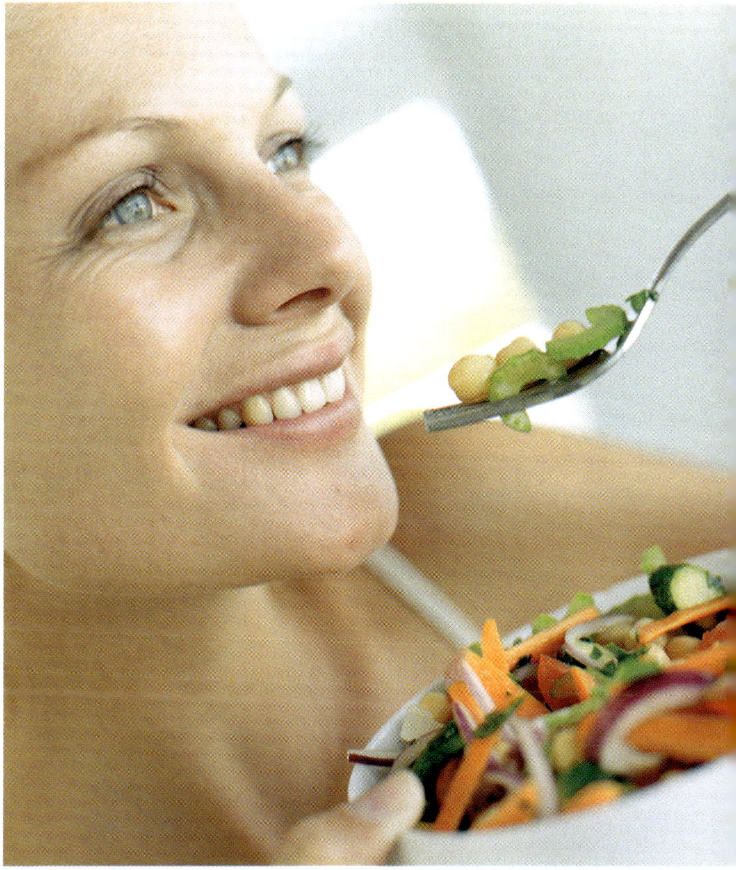

comer um pouco além, já que eles contribuem com poucas calorias extras, mas trazem um monte de nutrientes.

Os seguintes vegetais são permitidos na Dieta para o Bem-estar Total: alcachofra, aspargo, broto de feijão, beterraba, repolho, brócolis, couve-de-bruxelas, pimentão, cenoura, couve-flor, aipo, pimenta vermelha, cebolinha, chuchu, milho, pepino, funcho (erva-doce), vagem, alface e folhas como rúcula e agrião, abóbora, cogumelo, cebola, chirivia, ervilha, moranga, rabanete, acelga, espinafre, nabo, tomate e abobrinha.

Freqüentemente nos perguntam se é melhor ou não comprar produtos orgânicos. Apesar de as frutas e os vegetais orgânicos provavelmente não serem mais nutritivos do que as variedades cultivadas convencionalmente, eles podem ser mais saborosos. Algumas batatas e vegetais orgânicos com folhas também parecem ter um conteúdo maior de vitamina C, que deve ser causado pelo fato de a produção orgânica ser geralmente menor e, portanto, mais densa do que a convencional, que possui uma quantidade maior de água. O fator crucial é que comer mais frutas e vegetais, sejam orgânicos, convencionais, frescos, congelados ou em conservas, aumenta a sua ingestão de substâncias protetoras e é importante para uma boa saúde.

pães e cereais

A Dieta para o Bem-estar Total tem um teor de carboidratos mais baixo do que o de outras dietas, mas não é muito pobre em carboidratos – contém quantidades que fornecem 40% de sua necessidade diária de calorias.

Os carboidratos (açúcares e amido) são encontrados principalmente em alimentos como grãos, cereais e produtos manufaturados a partir deles, como massas, cereais matinais ou pães; em vegetais e frutas; e em legumes como

Cozimento e nutrientes

Como algumas vitaminas são solúveis em água e sensíveis ao calor e ao ar, você precisa tomar cuidado ao manipular frutas e vegetais quando estiver preparando suas refeições. Escolha alimentos frescos que não estejam danificados, corte-os em pedaços grandes e utilize a menor quantidade de água possível para cozinhar a fim de reter os nutrientes. Esqueça as crenças antigas que falavam para usar bicarbonato de sódio na hora de cozinhar vegetais verdes; não faça isso, pois aumentará a perda de vitamina C. Evite utensílios de cobre também – o cobre ajuda a destruir a vitamina C. Quando fizer saladas ou cozinhar vegetais e frutas, sirva e coma as refeições e os lanches o mais rápido possível depois de prontos, para garantir que você receberá todos os benefícios dos nutrientes que fornecem. Os vegetais perdem 50% dos nutrientes quando fervidos, mas apenas 15% ou menos quando cozidos no vapor.

Cortar, rasgar e bater no liquidificador pode expor muitas substâncias químicas das plantas ao oxigênio do ar, o que diminui drasticamente os níveis de antioxidantes. No entanto, muitos produtores de sucos estão conscientes desse problema e fortificam seus produtos (adicionando vitamina C, por exemplo). Por isso, sucos comprados podem ser uma fonte de vitamina C tão boa quanto os sucos que você prepara em casa.

feijão, ervilha e lentilha. Esses são alimentos energéticos poderosos que o mantêm andando.

Quando você come carboidratos, os açúcares e amidos são quebrados no estômago e no intestino pequeno em glicose que é absorvida e depois distribuída para o corpo a fim de fornecer energia para os seus músculos, além de ser o combustível preferido do seu cérebro. Uma vez que o seu corpo pode produzir glicose a partir de alguns aminoácidos provenientes de alimentos protéicos a fim de satisfazer necessidades imediatas, uma dieta insuficiente em carboidratos leva a um esvaziamento das reservas de glicose do corpo e termina por empobrecer a resistência física e mental. Além de dar energia e suprir vitaminas e minerais vitais, os carboidratos geralmente são boas fontes de fibras para manter o sistema digestivo saudável e regulado.

Apesar de todos os mitos, os alimentos com carboidratos não necessariamente engordam. Apesar de muitas dietas para perda de peso restringirem completamente os carboidratos, isso não é necessário. Nenhum tipo de alimento engorda por si – é a quantidade total de alimentos ingeridos que conta. A questão pode ser que alimentos de carboidratos muito refinados geralmente são saborosos, assim várias pessoas tendem a comer muito deles. (O mesmo pode ser dito sobre as gorduras.) Por outro lado, comer carboidratos integrais está associado a um risco reduzido de obesidade – portanto nem todos os carboidratos são iguais, e é importante entender essa diferença!

Na verdade, alimentos ricos em carboidratos menos refinados, como pães e cereais integrais, são imprescindíveis em uma dieta equilibrada para redução e manutenção de peso. Além do mais, as pessoas com dietas ricas em produtos integrais têm uma tendência muito menor a sofrer doenças coronárias, câncer e diabetes tipo 2. Parte dessa proteção decorre provavelmente do peso corporal reduzido, uma vez que as pessoas que consomem mais alimentos integrais estão menos acima do peso do que a maioria da população comum, ou do alto conteúdo de fibras dietéticas dos grãos integrais. Entretanto, isso pode ser provocado por outros componentes predominantes nos grãos integrais, como proteínas e amido; por micronutrientes essenciais importantes, como as vitaminas do grupo B; e por antioxidantes, que são mais abundantes nos alimentos integrais.

Para extrair o melhor da Dieta para o Bem-estar Total, é importante considerar a contribuição dos pães e cereais integrais. Os grãos foram um alimento de primeira necessidade por milênios, e segundo a maior parte dos registros históricos eles foram consumidos em uma forma relativamente não-refinada. Alguns cereais, como a aveia do mingau e o centeio das torradas, ainda são largamente consumidos como alimentos integrais, mas outros cereais, como o trigo e o arroz, são apreciados em produtos processados. Quando os grãos são moídos para separar a porção comestível da casca da semente, que não é digerível (o farelo), o resultado é uma farinha rica em amido, mas que contém relativamente poucos dos nutrientes encontrados no farelo e no gérmen. A Dieta para o Bem-estar Total inclui quantidades controladas dos carboidratos menos refinados, como pães e cereais integrais, nos cardápios e receitas que nós desenvolvemos.

Os seguintes alimentos são boas fontes de carboidratos:

- Pães integrais e pão de frutas
- Cereais matinais com alto teor de fibras

- Cereais integrais, incluindo cevada, aveia, centeio, couscous
- Legumes, incluindo feijão, ervilha e lentilha
- Frutas, como maçãs, bananas, laranjas, caqui e mamão e frutas secas
- Laticínios, incluindo leite, sorvete sem gordura e iogurte desnatado (não o queijo)

Como se manter regulado com fibras dietéticas

É importante garantir uma ingestão adequada das fibras dietéticas, que na alimentação australiana vem principalmente de alimentos cereais integrais e de produtos cereais ricos em fibras. Algumas fibras também são provenientes de legumes, vegetais e frutas. Comer uma variedade de alimentos que contêm fibras parece ser o hábito que traz os maiores benefícios.

As fibras promovem uma melhora na saúde e no funcionamento gastrintestinal. Elas consistem quase que inteiramente de carboidratos não digeríveis que, por serem resistentes às enzimas humanas, atravessam o intestino delgado e chegam ao intestino grosso. Essa baixa digestibilidade ajuda a explicar os efeitos mais conhecidos das fibras dietéticas – favorecimento da regularização, alívio da constipação e proteção contra doenças do divertículo e o câncer colo-retal. A constipação ocorre quando há um volume úmido insuficiente para que aja a contração muscular intestinal apropriada; isso leva a uma esforço que pode ocasionar hérnias dolorosas na parede do cólon (divertículo). As fibras promovem a retenção de volume e de água, o que facilita a contração muscular.

Obviamente que os alimentos são a fonte preferida de fibras (especialmente produtos integrais, legumes, frutas e vegetais), uma vez que eles fornecem outros nutrientes. Entretanto, pessoas com intolerâncias alimentares podem tomar suplementos (por exemplo, o psyllium) capazes de contribuir para manter uma ingestão adequada de fibras.

A ingestão diária de fibras dietéticas recomendada é de 30 g. A quantidade de fibras para um bom funcionamento dos intestinos parece variar de acordo com cada indivíduo, mas uma ingestão diária mínima de 20 g é necessária.

Uma ingestão adequada de fibras dietéticas torna-se ainda mais importante quando você segue uma dieta para perder peso. Nossos voluntários relataram que a ingestão diária habitual de fibras dietéticas deles era insuficiente para manter a regularidade sempre que eles começavam uma dieta. É importante ajustar a sua ingestão de alimentos para garantir a manutenção do conforto e do funcionamento normal. Apesar de a Dieta para o Bem-estar Total garantir uma ingestão adequada de fibras (30 g por dia) por meio de produtos integrais, frutas e vegetais, você pode aumentar a sua ingestão ao consumir alimentos específicos ricos em fibras se for necessário. Um bom cereal com alto teor de farelo é imprescindível caso o seu intestino pare enquanto você estiver perdendo peso. Alimentos ricos em fibras podem ser ineficientes para pessoas que sofrem de irritação intestinal, para as quais certos produtos, como os probióticos, podem ser apropriados. Os probióticos são alimentos que possuem culturas vivas de bactérias, como alguns iogurtes.

Há evidências de que uma dieta rica em fibras reduz o risco do câncer intestinal. As pessoas que seguem uma dieta com alto teor de fibras geralmente possuem um bolo fecal mais pesado e um trânsito intestinal mais rápido, o que diminui o contato dos intestinos com substâncias químicas cancerígenas. Entretanto, um benefício provavelmente ainda mais importante é a capacidade que as bactérias do intestino grosso têm de quebrar esses açúcares em gás, água e ácidos graxos de cadeia curta que nós podemos utilizar como alimentos. Esses ácidos graxos de cadeia curta incluem o ácido butírico, que é utilizado como alimento pelas células dos intestinos e que, em tubos de ensaios, é capaz de impedir o crescimento de células cancerosas intestinais e de fazer com que elas se comportem como células normais. Esse processo também pode liberar minerais aprisionados, como o cálcio, e tornar o conteúdo do intestino mais ácido, dois efeitos capazes de tornar substâncias químicas cancerígenas menos ativas.

Carboidratos de baixo IG – como manter os seus níveis sanguíneos de glicose em equilíbrio

Todos os alimentos com carboidratos causam algum efeito sobre os níveis de glicose no seu sangue. Mas agora nós sabemos que o efeito sobe-e-desce varia significativamente de acordo com o tipo de carboidrato que você come. Pense no índice glicêmico (IG) simplesmente como um modo de medir esse efeito. Pesquisas têm mostrado que carboidratos de digestão lenta ou de baixo IG produzem uma flutuação menor e assim ajudam a manter a sua glicose sanguínea em equilíbrio. Uma das razões para que os cereais integrais contribuam para melhorar a saúde é que o amido deles é digerido mais lentamente.

Por outro lado, os alimentos com alto IG produzem uma elevação e uma queda marcantes nos níveis sanguíneos de glicose depois do consumo. Alimentos processados e altamente refinados tendem a ser digeridos rapidamente pelo estômago e pelo pequeno intestino. O amido é quebrado em glicose, que é absorvida e entra na corrente sanguínea. Os níveis sanguíneos de glicose começam a aumentar em 30 minutos após a refeição, disparando um aumento na secreção de insulina pelo pâncreas, o que leva a uma queda da glicose que é absorvida pelos tecidos do corpo. Esse aumento na glicose sanguínea após uma refeição é chamado de resposta glicêmica e é mais pronunciado quando glicose pura é ingerida, já que ela é absorvida muito rapidamente. A demanda por insulina também é alta após o consumo de amido refinado.

Glicose sanguínea e insulina plasmática cronicamente elevadas são características da obesidade e podem levar ao desenvolvimento da diabetes tipo 2. A longo prazo, a glicose sanguínea elevada torna-se um risco à saúde, e há boas evidências de que uma pequena perda de peso corporal pode normalizar os níveis de glicose no sangue. Os alimentos que provocam essa glicose sanguínea elevada são definidos como de alto IG. Tais alimentos devem ser evitados o máximo possível e substituídos por alimentos com baixo IG. Ou devem, pelo menos, ser consumidos em quantidades menores.

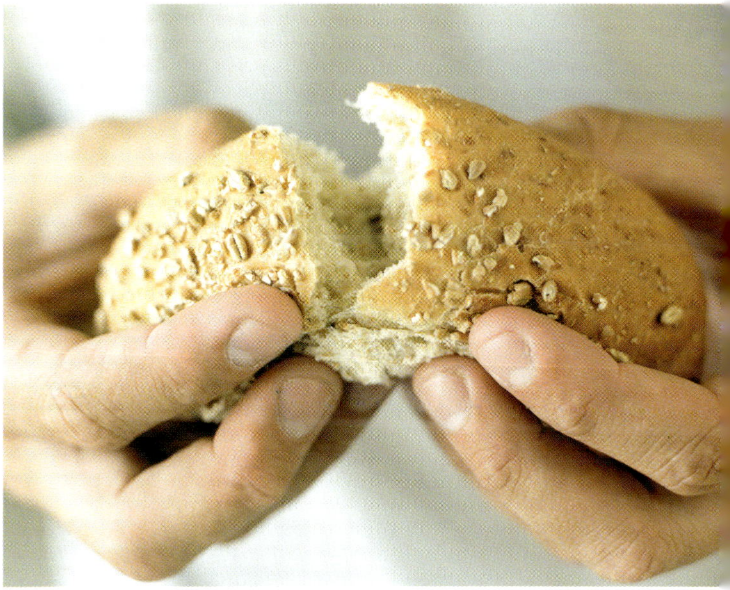

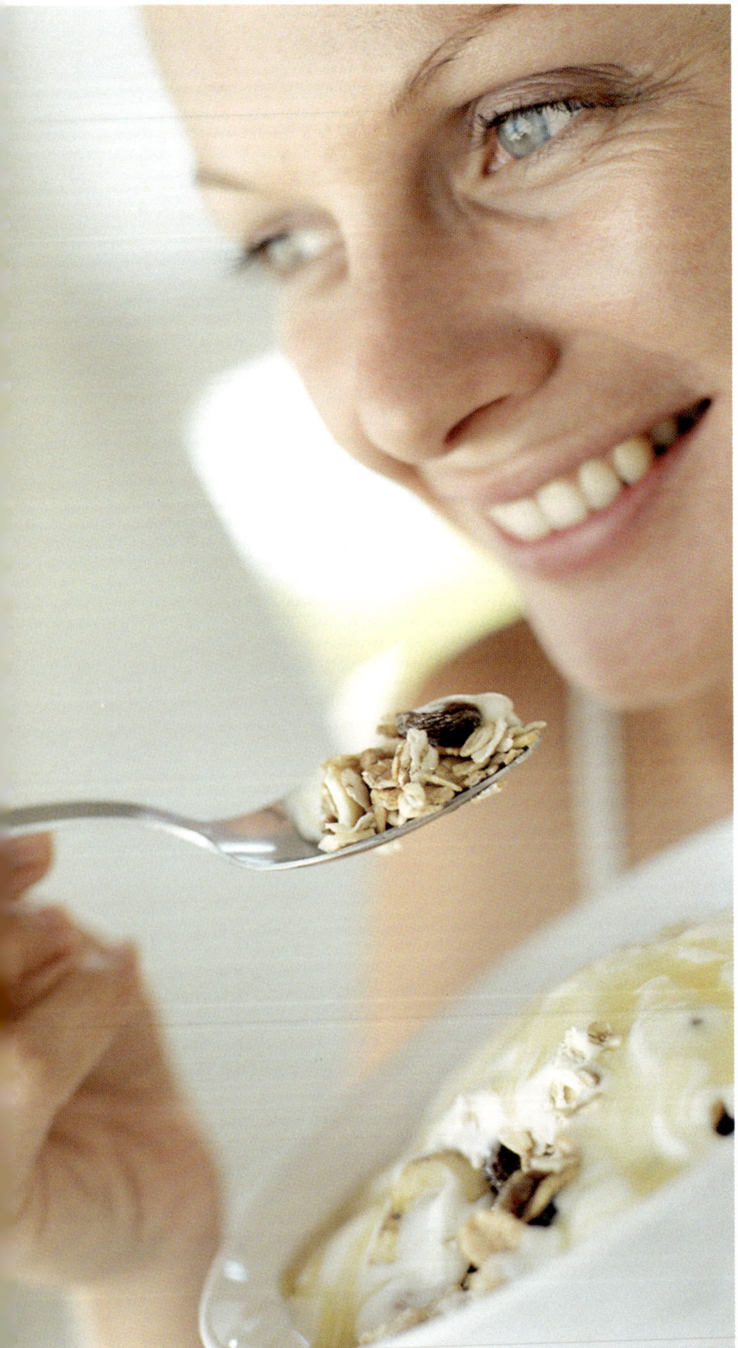

O que é IG?

O IG de um alimento é obtido ao se medir a glicose sanguínea de uma pessoa após ela ter consumido uma quantidade de alimento de teste contendo 50 g de carboidrato disponível e comparando esse resultado à resposta de glicose sanguínea para 50 g de glicose pura. O IG é simplesmente um valor expresso como uma porcentagem, e os alimentos são classificados como de baixo, médio e alto IG. Tem se tornado bem evidente que muitos alimentos processados têm um alto IG, enquanto que alimentos menos processados (incluindo alguns tipos de arroz e batatas) possuem um IG similar ao da glicose. No entanto, em termos gerais, quanto menos refinado é um alimento, menor o seu IG.

Alimentos com um baixo IG incluem os legumes e muitos cereais integrais. A fibra dietética intacta e outros componentes desses alimentos dificultam o acesso de enzimas ao amido, o que significa que ele leva mais tempo para ser digerido. Alguns alimentos, como os legumes, contêm componentes naturais que inibem a ação da enzima que quebra o amido. Em alguns casos, a própria natureza física do amido também provoca um efeito. Por exemplo, um amido específico do milho resiste à digestão por causa de sua composição, e o milho conseqüentemente tem um baixo IG.

Carga glicêmica – como combinar qualidade e quantidade de carboidratos

Falar do IG dos alimentos pode induzir ao erro, porque, por exemplo, apesar de você precisar comer duas ou três fatias de pão branco para ingerir 50 g de carboidrato, uma fatia de 35 g de pão é considerada uma porção. Para resolver esse problema, o conceito de carga glicêmica (CG) foi desenvolvido. CG é o IG do alimento multiplicado pela quantidade de carboidrato em uma porção. Assim a CG leva em consideração tanto o tipo como a quantidade de carboidrato. Isso significa que comer muito de um alimento com baixo IG (como as massas) pode resultar em uma CG mais elevada e comer um pouco de alimentos com alto IG (como as cenouras) pode resultar em uma baixa CG. As pessoas que comem alimentos com baixa CG têm um risco menor de obesidade e de doenças sérias. As fontes de carboidratos recomendadas na Dieta para o Bem-estar Total possuem geralmente um IG baixo, e, como a quantidade total de carboidrato na dieta é controlada, a dieta é baixa em CG.

Grãos integrais e amido resistente

O conceito de amido resistente é uma extensão natural do IG e da CG. A digestão mais lenta do amido de alimentos com baixo IG no intestino delgado significa que, conforme uma refeição se move, uma fração significante de amido escapa para o intestino grosso. Essa fração é chamada de amido resistente, já que ela resiste à digestão do intestino delgado. O amido resistente ocorre por uma diversidade de razões: por exemplo, amidos crus são mais resistentes à digestão pelas enzimas humanas porque os grânulos estão firmemente agrupados; e a fibra dietética nos cereais integrais restringe o acesso das enzimas.

Em alguns aspectos, o amido resistente se assemelha à fibra dietética. Entretanto, ele difere pelo fato de que todos os seus benefícios são mediados por seus produtos metabólicos feitos por bactérias. O cólon humano é o lar de uma população de bactérias que excede o número de células do corpo. Essas bactérias são amplamente benignas e digerem o amido resistente (e algumas fibras), obtendo assim a energia que abastece o crescimento de mais bactérias e produz ácidos graxos de cadeias curtas, úteis para nós. Ácidos graxos de cadeia curta são ácidos fracos e assim ajudam a manter bactérias potencialmente nocivas sob controle. Esses ácidos são absorvidos e fornecem energia para as células das paredes do cólon, ajudando a manter a sua integridade. Sua absorção é acompanhada pela absorção da água, do sódio e do potássio, que colaboram na prevenção e controle da diarréia e também devem contribuir para a redução do risco de câncer de cólon.

Como escolher os seus pães e cereais

Pães integrais e cereais ricos em fibras estão em destaque nas receitas e nos cardápios da Dieta CSIRO. Em um dia típico da dieta, você come duas fatias de 35 g (2 unidades) de pão integral. Pode-se substituir uma unidade a cada dia por uma das seguintes opções:

- ⅓ de xícara (chá) de feijões assados, ou de lentilhas cozidas, feijão-mulatinho ou outro tipo de feijão (a melhor opção)
- 1 fatia de 35 g de pão de frutas (outra boa escolha)
- 2 biscoitos dietéticos de baixa caloria
- 1 batata média (cerca de 150 g)
- ⅓ de xícara de arroz ou macarrão tipo noodles cozido
- ½ xícara de massa cozida

Você também pode comer 1 unidade por dia de cereal rico em fibras. Isso equivale a:

- 1 barra de cereal sem chocolate e sem açúcar, mais 1 iogurte desnatado
- 40 g de qualquer cereal matinal rico em fibras
- 1 torrada integral de 35 g

Gorduras e óleos

A gordura nos mantém aquecidos, protege os nossos órgãos internos, armazena calorias para um dia chuvoso, forma a base das membranas celulares e também atua como uma molécula sinalizadora. Ela é uma fonte muito concentrada de energia, com mais do que o dobro de calorias por grama do que possuem as proteínas e os carboidratos. É por isso que nós apenas precisamos de uma pequena quantidade de gordura por dia – aproximadamente o equivalente a 3 colheres (chá).

As pessoas freqüentemente nos perguntam: 'A gordura engorda?'. O que engorda é comer mais do que o seu corpo queima. Comer demais qualquer tipo de alimento provoca um ganho de peso. Entretanto, a gordura possui mais calorias por grama do que os outros tipos. Mas nós raramente comemos a gordura sozinha. Qualquer alimento rico em calorias que seja fácil de comer em grandes quantidades – como os refrigerantes, bolos, massas, doces e biscoitos – será prejudicial para o controle de peso se for ingerido em excesso, seja seu conteúdo de gordura alto ou não.

A Dieta para o Bem-estar Total tem um baixo teor de gordura. Nesta dieta, somente 25% do valor calórico total diário é proveniente de gorduras. É por isso que nós especificamos carnes vermelhas magras, frango sem pele e laticínios com baixo teor de gordura nos cardápios e nas receitas. E não é só isso, as gorduras que nós recomendamos para serem comidas no pão ou usadas no preparo de molhos de saladas são o que nós chamamos de 'gorduras boas'.

Então o que são as gorduras boas? As gorduras podem ser dividas em dois grandes grupos: as saturadas (ruins) e as insaturadas (boas). É possível diferenciá-las. As gorduras saturadas são sólidas na temperatura ambiente. São as gorduras na carne ou na pele do frango, na manteiga, no queijo, no óleo de palma e de coco. Comer muitos alimentos com essas gorduras pode aumentar o seu colesterol sanguíneo. Realmente nós não precisamos comer gordura saturada, uma vez que o corpo pode produzir toda a que necessita, mas é bem difícil não comer alguma, uma vez que todas as gorduras são, na verdade, uma mistura de gorduras saturadas e insaturadas.

A gordura insaturada é líquida na temperatura ambiente. Ela é importante para tornar as nossas membranas celulares fluidas a fim de que funcionem corretamente. O corpo pode produzir muito facilmente a gordura insaturada mais abundante, o ácido oleico, mas você também pode obtê-lo através dos óleos de oliva e de canola, que são monoinsaturados. As gorduras poliinsaturadas incluem o ácido linoleico (em óleo de girassol, por exemplo), os óleos de peixe e óleos de sementes, enquanto que as gorduras monoinsaturadas são encontradas em abacates e amêndoas e nos óleos deles derivados.

Os ácidos graxos essenciais – ômega-3 e ômega-6

Nós já demos uma olhada em algumas gorduras boas com a história do ômega-3 e dos benefícios de se comer peixe (págs. 41 – 42). Nós também precisamos de um mínimo de 1 – 2 g por dia de um ácido graxo ômega-6 chamado de ácido linoleico, para o funcionamento correto das células da pele. O ácido linoleico também diminui o colesterol, e há evidências de que consumir mais dele, cerca de 20 g por dia, pode ajudar a prevenir doenças cardíacas. Boas fontes são o óleo de girassol, o óleo de amendoim, nozes e sementes.

Ácidos graxos trans

Os ácidos graxos trans são ácidos graxos insaturados que

se comportam como ácidos saturados, elevando o colesterol sanguíneo e aumentando o risco de doenças cardíacas. Eles são encontrados em baixas quantidades nos laticínios e na carne bovina e nos alimentos que passaram por processo industrial de hidrogenização, como as margarinas. Na Austrália, a maioria dos produtores já removeu os ácidos graxos trans de muitos alimentos (N. do T.: Aqui no Brasil, só recentemente apareceu no mercado margarina sem gordura trans.)

Como a Dieta para o Bem-estar Total é pobre em gorduras, você comerá no máximo cerca de 3 colheres (chá) de margarina – ou 6 colheres (chá) de margarina light – por dia, assim a sua ingestão de ácidos graxos trans será insignificante.

Colesterol

O colesterol é um tipo de gordura, mas não é fonte de energia. O corpo produz todo o colesterol que precisa para fazer as membranas celulares, os hormônios sexuais e a bílis. O colesterol dietético pode aumentar o colesterol sanguíneo de algumas pessoas, mas para a maioria dos indivíduos o efeito é mínimo. Mais freqüentemente, o colesterol sanguíneo alto é resultado de uma dieta rica em gorduras saturadas. Entretanto, se o seu colesterol é muito alto e você tem doenças cardíacas ou um risco alto de desenvolver alguma, é melhor limitar os alimentos ricos em colesterol. As principais fontes de colesterol são os ovos e as carnes de órgãos, mas ele também ocorre em níveis baixos em todos os produtos animais, como carne, leite, queijo e manteiga.

Fitoesteróis – para reduzir o colesterol sanguíneo

Os fitoesteróis são os equivalentes vegetais do colesterol, mas eles são bons para você. Grandes quantidades de fitoesteróis, ou substâncias similares chamadas de estanóis, retiram o colesterol dos pacotes de absorção que chegam à parede do intestino prontos para serem levados para dentro do corpo. Com menos colesterol em cada pacote, menos colesterol é absorvido, o que em 80% das pessoas leva a uma diminuição do colesterol sanguíneo. As células do intestino identificam a diferença entre o colesterol e o esterol, e absorvem o esterol em uma quantidade limitada (5% ou menos).

As dietas que incluem muitos alimentos vegetais são mais ricas em esteróis, mas para obter um efeito significativo sobre os níveis sanguíneos de colesterol, os esteróis precisam ser ingeridos em quantidades maiores. Na Austrália, eles foram acrescentados a algumas margarinas e em breve deverão estar disponíveis em iogurtes e leite. Você precisa comer cerca de 20 g – 25 g por dia de margarina enriquecida com esteróis para experimentar uma redução de 10% do colesterol sanguíneo. Comer mais do que isso geralmente não produz um efeito maior. As versões dietéticas dessas margarinas enriquecidas são as melhores para as dietas de controle de peso. (N. do T.: No Brasil, não é usual a adição de esteróis.)

Como escolher suas gorduras e óleos

Na Dieta para o Bem-estar Total nós permitimos 3 colheres de chá (3 unidades) de gorduras/óleos adicionais por dia. Isso inclui qualquer óleo líquido como o óleo de canola, de oliva ou de girassol. 3 unidades de óleo equivalem a:

- 3 colheres (chá) de margarina livre de gordura trans – 2 colheres (chá) de margarina light = 1 colher (chá) de óleo
- 3 colheres (chá) de pasta de curry em óleo de canola
- 60 g de abacate
- 20 g de nozes ou sementes

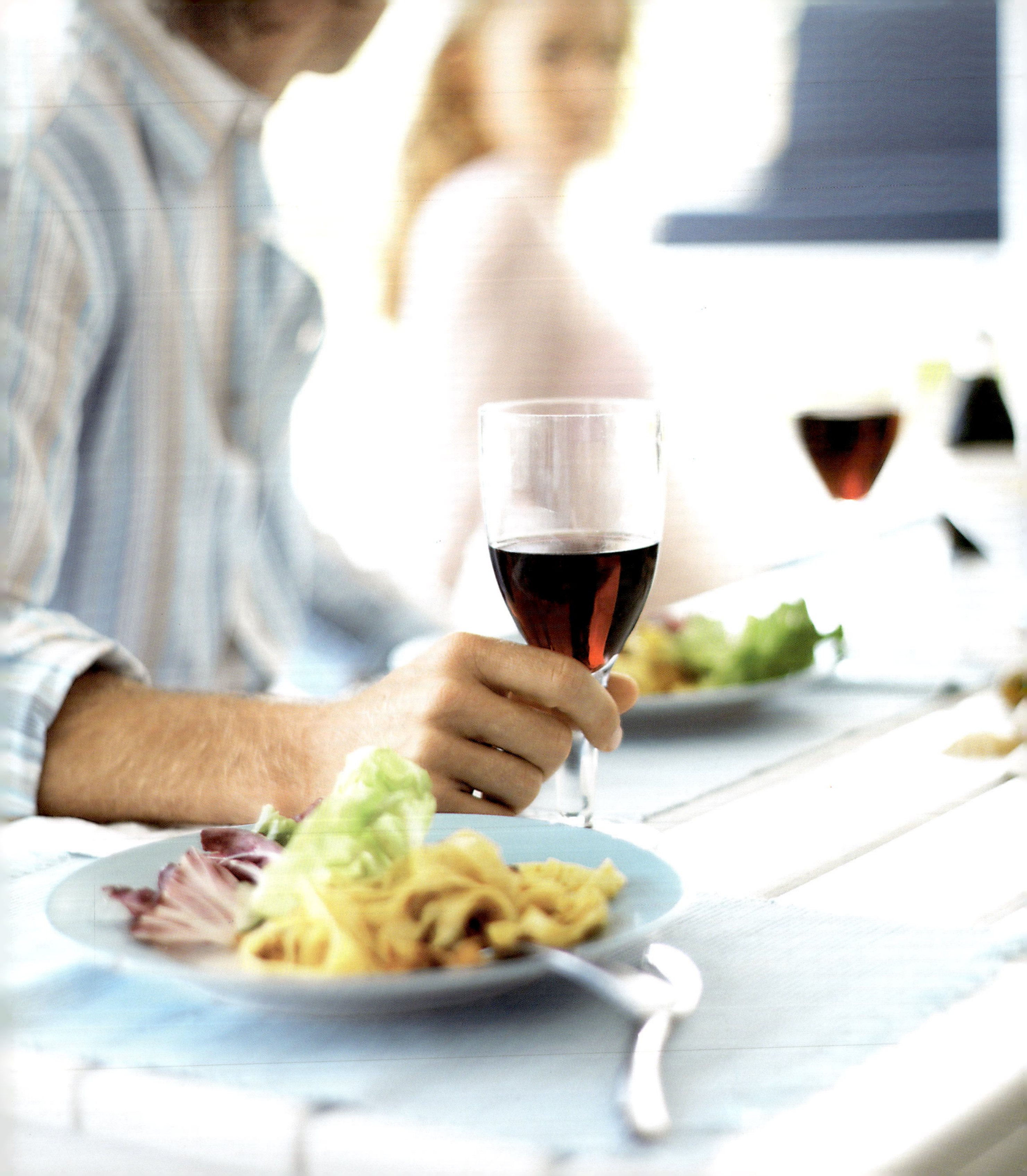

álcool

4

O álcool é um dos prazeres simples da vida e em moderação pode fazer parte de um estilo de vida saudável e equilibrado, se você assim desejar. Na Dieta para o Bem-estar Total você pode desfrutar 3 drinques padrão por semana se quiser. Duas taças de vinho (300 ml) equivalem a três drinques padrão de qualquer bebida alcoólica (veja 'O que é um drinque padrão?' na pág. 61). Isso está de acordo com a ingestão segura recomendada pelo *Australian Dietary Guidelines* – Orientação para a Dieta dos Australianos.

Beber moderadamente pode promover a saúde, mas conseqüências nocivas da ingestão excessiva de álcool são devastadoras. O álcool também desacelera o metabolismo das gorduras – um fato importante a se considerar quando você precisa perder peso e excesso de gordura na barriga.

Não é necessário dizer que a habilidade do seu corpo de queimar (metabolizar) gordura é vital para a perda de peso. Se a queima de gordura é impedida, os depósitos de gordura não vão embora, mas tendem a se acumular. Como nós explicamos no Capítulo 2, a sua necessidade diária de calorias é suprida pelo que você come e bebe (a proteína, o carboidrato e a gordura nos alimentos) e pelos seus estoques de energia no corpo – essenciais quando você precisa perder aquela gordurinha na barriga. É útil entender que o seu corpo quebra os alimentos e bebidas em uma determinada ordem. Como o seu corpo não possui nenhum lugar para armazenar o álcool que não é utilizado, ele vai usá-lo primeiro para produzir calorias. A proteína é quebrada logo depois, seguida do carboidrato, e finalmente a gordura. Assim, o álcool impede que a gordura seja utilizada pelo corpo.

Existem mais duas boas razões para manter um baixo consumo de álcool quando você quiser perder peso. Em primeiro lugar, o álcool é uma fonte significativa de calorias. Um grama de álcool fornece 6,5 cal. Isso soma um total de 100 cal em uma taça padrão de 150 ml de vinho, 132 cal em uma lata de 375 ml de cerveja ou até mais em drinques preparados com sucos de frutas e refrigerantes – e tudo sem satisfazer realmente o seu apetite nem adicionar qualquer micronutriente essencial à sua dieta. (Veja na tabela da pág. 61 a quantidade de calorias de alguns drinques populares.) Além disso, como o álcool estimula os caminhos bioquímicos relacionados com o controle de apetite, é muito fácil terminar comendo em excesso. Nós não estamos dizendo que para perder peso você precise se tornar um abstêmio, mas limitar o consumo de álcool traz benefícios para a perda e manutenção de peso.

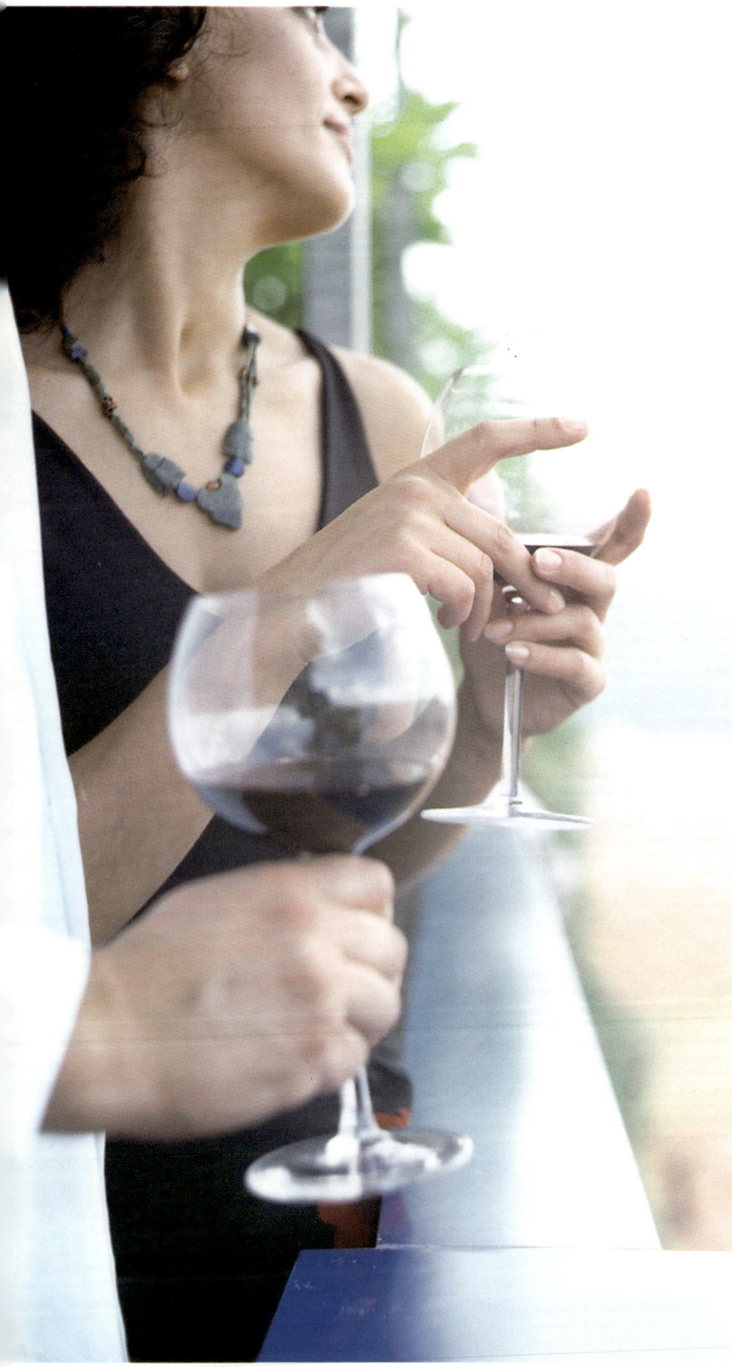

Benefícios para saúde resultantes de um consumo moderado de álcool

Tem sido constatado que beber moderadamente traz alguns benefícios à saúde – portanto não é necessário ser radical e se tornar um abstêmio! De fato, beber dois drinques padrão por dia traz benefícios para a saúde de muitas pessoas.

Uma ingestão de álcool de dois drinques padrão por dia tem sido associada à redução do risco de doenças coronárias. Parece que isso ocorre porque o álcool aumenta o nível de colesterol HDL (colesterol 'bom'), que ajuda a levar o colesterol das artérias para o fígado para ser excretado. Ele também parece reduzir a formação de coágulos sanguíneos.

Alguns estudos têm mostrado que os bebedores de vinho têm uma proteção maior contra a morte decorrente de doenças cardíacas do que os bebedores moderados de cerveja e destilados. Mas isso pode acontecer porque aqueles que preferem vinho fumam menos e possuem uma dieta rica em frutas e vegetais, óleo de oliva e peixe. Além disso, é possível que essa proteção adicional seja proveniente em parte de algum outro componente do vinho, como os componentes fenólicos, que possuem propriedades antioxidantes (veja pág. 48).

O álcool também possui um efeito benéfico na sensibilidade à insulina, promovendo uma utilização mais eficiente da glicose pelo corpo e reduzindo o risco da diabetes tipo 2. O consumo moderado de álcool também parece proteger contra a demência. É provável que os benefícios da ingestão de álcool na proteção contra doenças vasculares e neurológicas dependam largamente dos genes individuais.

Ainda não se chegou a um consenso sobre se o consumo

baixo ou moderado de álcool fornece alguma proteção real contra o risco de câncer. Alguns estudos têm mostrado que nos lugares onde a ingestão de álcool é maior do que 12 g por dia (cerca de uma taça de vinho), o risco de câncer é aumentado. A maior evidência disso aparece nos estudos sobre câncer de mama. Os estudos CSIRO mostraram que enquanto o álcool nos vinhos danifica claramente o DNA e deixa as células sensíveis aos radicais livres nocivos, os polifenóis vegetais catequina e ácido gálico (os componentes não alcoólicos dos vinhos) protegem o DNA contra a ação prejudicial dos radicais livres.

O que é um drinque padrão?

Na Austrália, um drinque padrão contém 10 g de álcool, o que é equivalente a 12,5 ml de álcool puro. Bebidas alcoólicas diversas variam enormemente em conteúdo alcoólico, por isso, de acordo com a lei, o rótulo na garrafa ou na lata deve indicar quantos drinques padrão aquele recipiente contém. A tabela abaixo será útil, mas você precisa checar cada rótulo cuidadosamente.

DRINQUES PADRÃO E QUANTIDADE DE CALORIAS DE BEBIDAS ALCOÓLICAS

bebida	tipo	quantidade	calorias	drinques padrão
vinho	branco, seco	taça de 150 ml	100	1,5
	branco, meio doce	taça de 150 ml	100	1,5
	branco, espumante	taça de 150 ml	97	1,5
	tinto, não espumante	taça de 150 ml	102	2,0
	tinto, espumante	taça de 150 ml	98	2,0
cerveja	clara	lata de 375 ml	132	1,5
	álcool reduzido (1,15 – 3,5% de álcool)	lata de 375 ml	94	0,8
	preta	lata de 375 ml	205	2,0
destilados	não-doce	60 ml	123	2,0
vinho do Porto	padrão	60 ml	90	0,8
licor	cremosos, sabor café	60 ml	208	1,0
	outros (mais do que 30% de álcool)	60 ml	260	2,0

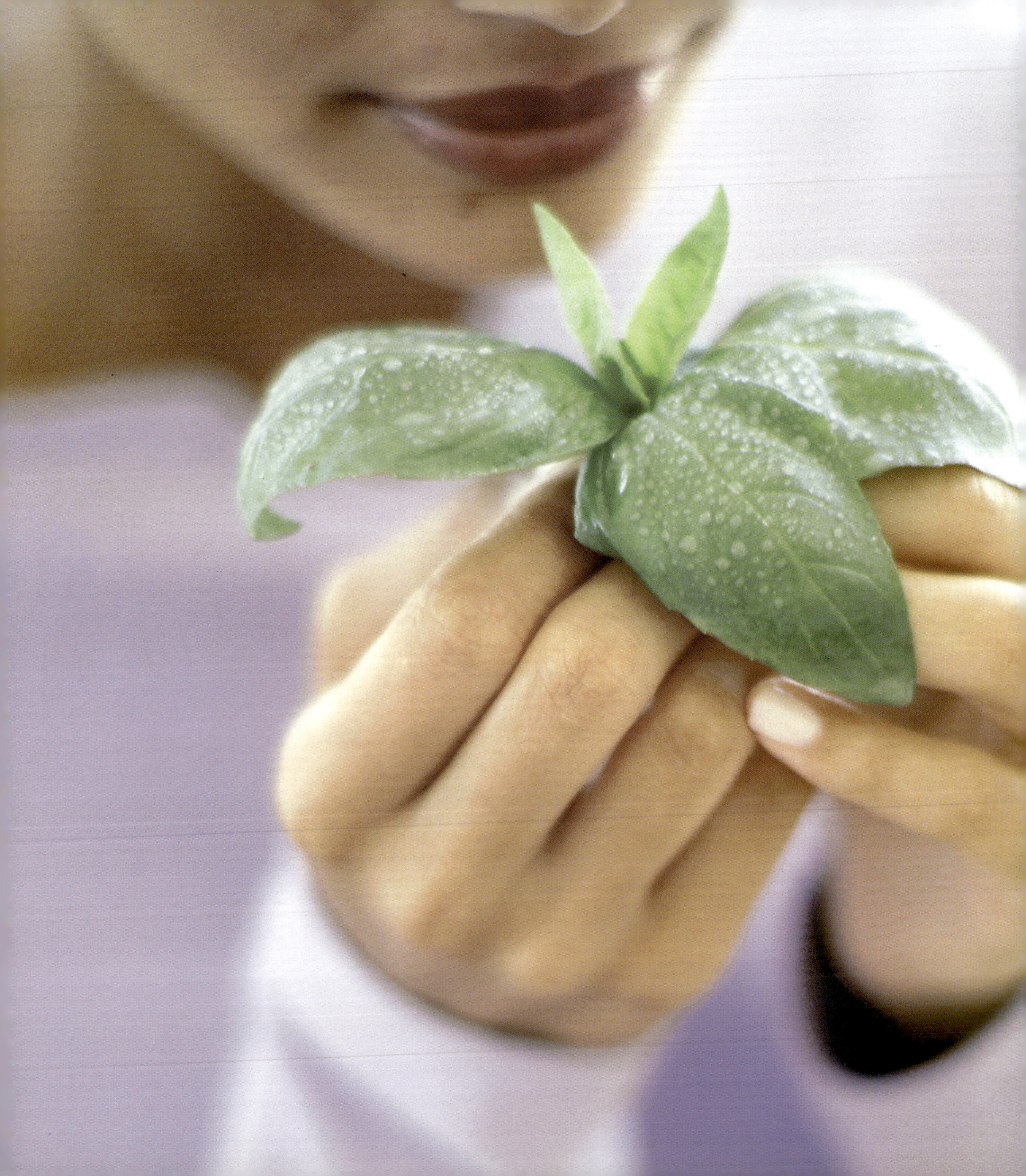

parte dois

planos de cardápio da Dieta para o Bem-estar Total

semana um

As páginas seguintes contêm planos de cardápio para 12 semanas. Estes cardápios são baseados no Nível 1 da dieta e foram calculados para incluir a ingestão diária recomendada de cada grupo alimentar, levando em consideração os ingredientes das receitas – por exemplo, cada dia inclui 2 ½ xícaras (chá) de salada ou de vegetais cozidos. (Veja as págs. 22 – 23 para mais detalhes sobre o Nível 1, e para as quantidades de alimentos necessárias nos Níveis 2 – 4 veja a tabela na pág. 30.)

Dito isso, os planos de cardápio são apenas um guia e você poderá substituir os alimentos que estão nos planos pelos seus alimentos favoritos – desde que pertençam ao mesmo grupo alimentar e sejam utilizados na mesma quantidade, por exemplo, 1 xícara (chá) de salada em vez de 1 xícara (chá) de verduras cozidas no vapor. Os cardápios podem ser tão flexíveis quanto a sua criatividade.

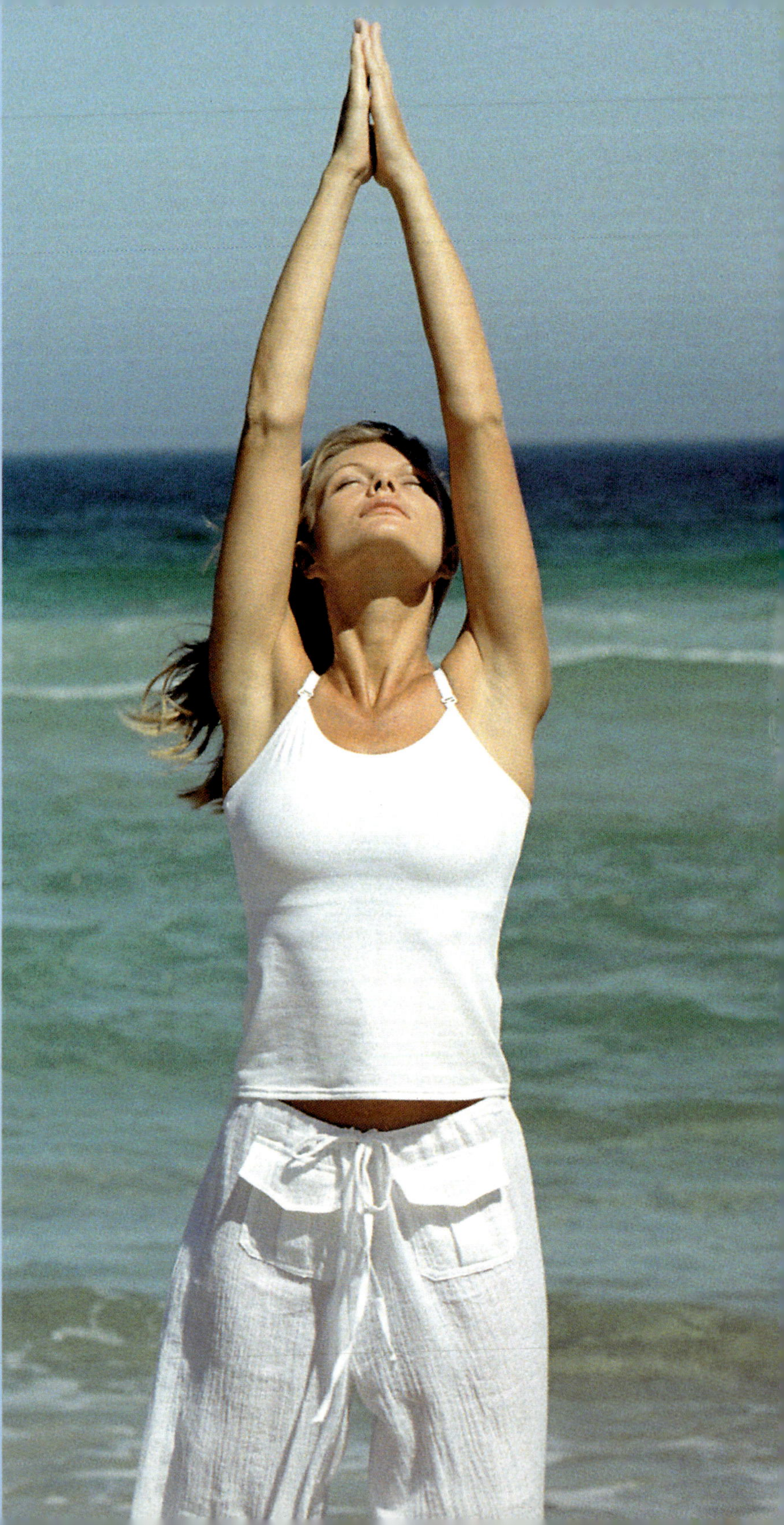

	café-da-manhã	almoço	jantar
dia 1	¾ de xícara (chá) de cereal matinal rico em fibras (passas, castanha. flocos de aveia, farelo de trigo e maçã seca) com 250 ml de leite desnatado e 1 banana fatiada	Sanduíche de salmão e salada (2 fatias de pão integral com 100 g de salmão em conserva e ½ xícara [chá] de salada de folhas) 1 café com leite light ou 1 capuccino light	200 g de carne bovina: Ensopado Provençal de Carne (veja pág. 156) 1 xícara (chá) de vagens cozidas no vapor 150 g de fruta em conserva sem a calda com 200 g de sobremesa láctea light
dia 2	1 torrada integral sem açúcar e ½ xícara (chá) de cereal matinal rico em fibras (passas, castanha, flocos de aveia, farelo de trigo e maçã seca) com 250 ml de leite desnatado e 2 colheres (sopa) de passas brancas	Sopa de Tomate e Pimentão Vermelho Assado (veja pág. 92) Sanduíche tostado de presunto e tomate (2 fatias de pão integral com 100 g de presunto e fatias de tomate) 1 pedaço de fruta fresca	200 g de frango: Refogado de Frango com Brócolis e Pimentão (veja página 141) ½ xícara (chá) de brócolis cozido no vapor 200 g de iogurte desnatado
dia 3	2 fatias de torrada integral com 2 colheres (chá) de margarina light 200 g de iogurte desnatado	100 g de frango cozido sem pele 1 ½ xícara (chá) de salada com molho sem óleo 2 torradas integrais sem açúcar 1 pedaço de fruta fresca	200 g de peixe: Peixe-espada Grelhado com Vegetais Mediterrâneos e Azeitonas Tostadas (veja pág. 132) Salada de Frutas Frescas (veja pág. 182) com 1 pote de iogurte desnatado com sabor de fruta
dia 4	¾ de xícara (chá) de cereal matinal rico em fibras com 250 ml de leite desnatado e 150 g de frutas em conserva sem a calda	Sanduíche de Salmão (1 fatia de pão integral integral [70 g] com 100 g de salmão em conserva e cebola picada) Salada Grega (veja pág. 101)	200 g de cordeiro: Carrê de Cordeiro Assado com Vegetais Baby (veja pág. 169) 1 pedaço de fruta fresca
dia 5	40 g de aveia instantânea com 125 ml de leite desnatado e 100 g de iogurte desnatado	Sanduíche de carne bovina em conserva e salada (2 fatias de pão integral com 100 g de carne bovina em conserva, picles e ½ xícara [chá] de salada de folhas) ½ xícara (chá) de salada com molho sem óleo 1 pedaço de fruta fresca	200 g: Salmão Grelhado com Relish de Salsa, Aspargos e Abóbora (veja pág. 128) 1 pedaço de fruta fresca 200 g de iogurte desnatado
dia 6	2 fatias de torrada integral com passas e 2 colheres (chá) de margarina light 1 pedaço de fruta fresca 1 café com leite light ou 1 capuccino light	Sanduíche de frango e salada (2 fatias de pão integral com 100 g de frango cozido, 30 g de abacate e ½ xícara [chá] de salada de folhas) ½ xícara (chá) de salada com molho sem óleo 200 g de sobremesa láctea light (flan ou pudim light)	200 g de carne bovina: Filé Grelhado com Cogumelos e Cebola Caramelada (veja pág. 157) 1 pedaço de fruta fresca
dia 7	Ovos Mexidos (veja pág. 112), com tomate, cogumelos e 2 fatias de bacon magro, fritos em 1 colher (chá) de óleo 2 fatias de torrada integral com 2 colheres (chá) de margarina light 1 café com leite light ou 1 capuccino light 1 copo pequeno de suco de laranja		200 g de cordeiro: Kebabs de Cordeiro com Coentro e pimenta (veja pág. 166) 2 xícaras (chá) de salada ⅓ de xícara (chá) de arroz cozido Abacaxi Assado (veja pág. 184) com 200 g de iogurte desnatado

• veja as listas de compras semanais nas páginas 203 – 7

semana dois

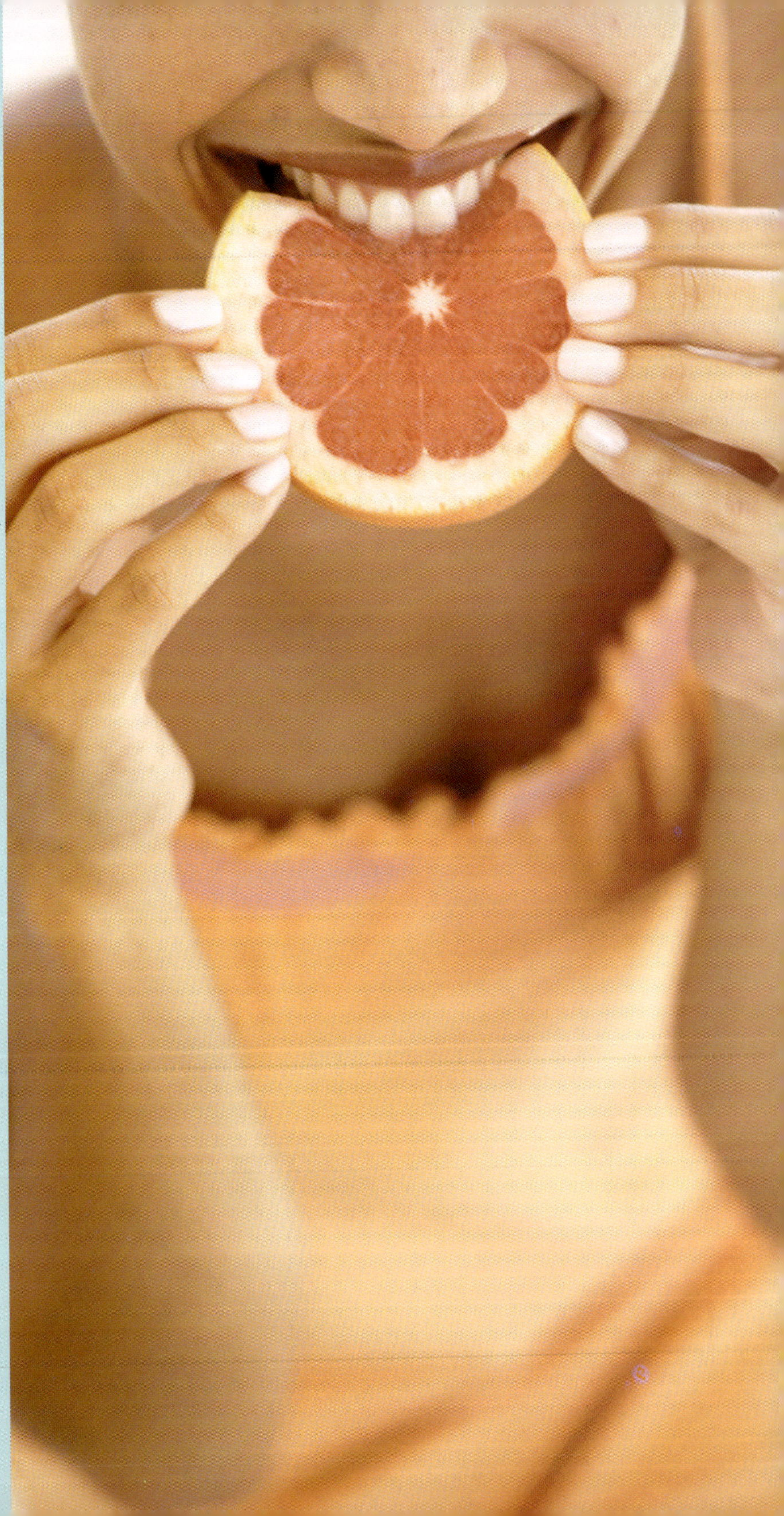

	café-da-manhã	almoço	jantar
dia 1	1 pedaço de fruta fresca 200 g de iogurte desnatado	Sanduíche de presunto e queijo (2 fatias de pão integral com 2 colheres [chá] de margarina light, 100 g de presunto e 50 g de queijo light) 1 ½ xícara (chá) de salada com molho sem óleo	200 g de carne bovina: Refogado de Carne, Cogumelo Shiitake e Ervilha-Torta (veja pág. 152) ⅓ de xícara (chá) de arroz cozido 1 pedaço de fruta fresca
dia 2	¾ de xícara de cereal matinal rico em fibras com 250 ml de leite desnatado e 1 banana fatiada	Sanduíche de peru e salada (2 fatias de pão integral com 100 g de peru, 1 colher [chá] de geléia de frutas vermelhas e ½ xícara [chá] de salada de folhas) 1 pedaço de fruta fresca	200 g de frango: Guisado de Frango, Tomate e Alecrim (veja pág. 146) 1 xícara (chá) de salada com molho sem óleo 150 g de fruta em conserva sem a calda
dia 3	2 fatias de torrada integral com 2 colheres (chá) de margarina light e 50 g de queijo light	Sanduíche de ovo e salada (2 fatias de pão integral com 2 ovos cozidos, fatias de cebolinha verde e ½ xícara [chá] de salada de folhas) 1 pedaço de fruta fresca	Sopa Light de Vegetais (veja pág. 94) 200 g de peixe: Filés de Peixe Cajun (veja pág. 131) 1 xícara (chá) de cenoura e brócolis cozidos no vapor 150 g de fruta em conserva sem a calda
dia 4	1 torrada integral sem açúcar e ½ xícara (chá) de cereal matinal rico em fibras com 250 ml de leite desnatado e 1 banana fatiada	Atum com Salada de Feijão Cannellini (feijão-branco) e Manjericão (veja pág. 101)	200 g de carne bovina: Carne Assada com Beterraba, Abóbora e Cenoura (veja pág. 158) 1 xícara (chá) de ervilha torta e abobrinhas cozidas no vapor 1 pedaço de fruta fresca 200 g de iogurte desnatado
dia 5	2 porções de Torrada Francesa (veja pág. 116) 1 copo pequeno de suco de laranja	Sopa de Carne e Vegetais (veja "beautiful borscht" na pág. 94) 1 fatia de pão integral 50 g de queijo light	200 g de peixe: Caranho Assado com Manjericão, Alcaparras e Tomate (veja pág. 134) 1 xícara (chá) de salada com molho sem óleo Ruibarbo Cozido (veja pág. 184) com 200 g de sobremesa láctea light (flan ou pudim light)
dia 6	¾ de xícara (chá) de cereal matinal rico em fibras com 125 ml de leite desnatado e 200 g de iogurte desnatado 1 pedaço de fruta fresca	Sopa de Abóbora e Coentro (veja pág. 92) com 50 g de bacon cozido e picado 1 fatia de pão integral com 50 g de presunto e ½ xícara (chá) de salada de folhas	200 g de cordeiro: Curry Indiano de Cordeiro e Espinafre (veja página 166) ⅓ de xícara (chá) de arroz cozido 150 g de fruta em conserva sem a calda
dia 7	1 ovo (poché, cozido ou mexido) com ½ tomate e cogumelos fritos em 1 colher (chá) de óleo 1 fatia de torrada integral	Sanduíche de salmão defumado (2 fatias de pão integral com 50 g de cream cheese light e 25 g de salmão defumado) 1 xícara (chá) de salada com molho sem óleo 1 pedaço de fruta fresca	200 g de vitela: Carrê de Vitela com Sementes de Mostarda e Vegetais Assados (veja pág. 159) 150 g de fruta em conserva sem a calda com 200 g de sobremesa láctea light (ex.: sorvete sem gordura)

• veja as listas de compras semanais nas páginas 203 – 7

semana três

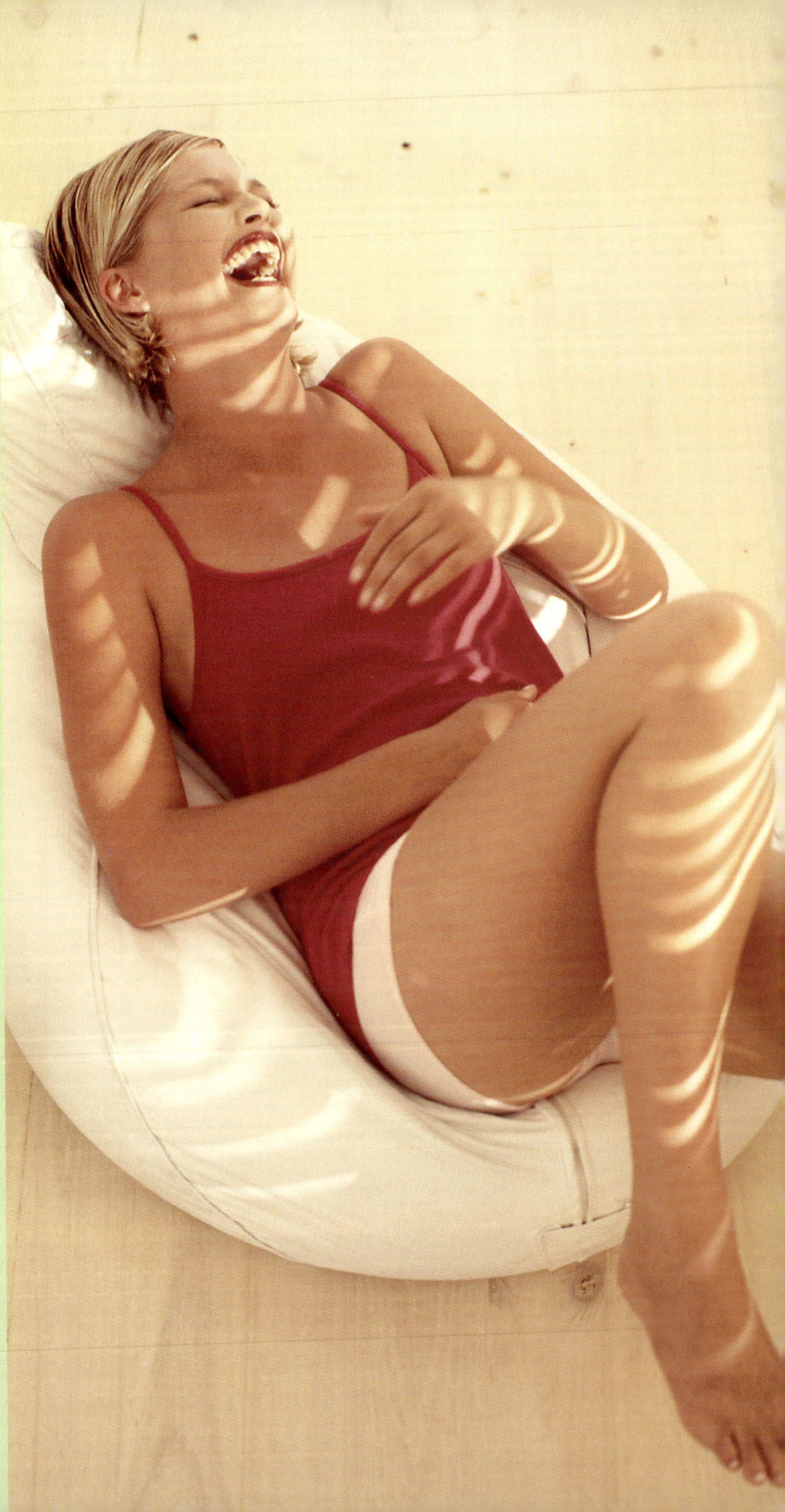

2 fatias de torrada integral com 2 colheres (chá) de margarina light e 50 g de queijo light 1 café com leite light ou 1 capuccino light	Sopa Light de Vegetais (veja pág. 94) sanduíche aberto de rosbife (1 fatia de pão integral com 1 colher [chá] de margarina light, 100 g de rosbife frio e ½ xícara [chá] de salada de folhas) 1 pedaço de fruta fresca	200 g de peixe: Filés de Peixe-Espada com Salada Morna de Abobrinha e Azeitona (veja pág. 128) Ruibarbo Cozido (veja pág. 184) com 100 g de sobremesa láctea light (flan ou pudim light)
¾ de xícara (chá) de cereal matinal rico em fibras (passas, castanha, flocos de aveia, e farelo de trigo e maçã seca) com 250 ml de leite desnatado e 1 banana fatiada	Batata Assada com Presunto, Alecrim e Cheddar (veja pág. 116)	200 g de carne bovina: Almôndegas em Molho de Tomate e Manjericão (veja pág. 154) 1 ½ xícara (chá) de salada com molho sem óleo 1 pedaço de fruta fresca
1 barra de cereal e ½ xícara (chá) de cereal matinal rico em fibras com 125 ml de leite desnatado e 1 banana fatiada 1 torrada integral com passas com 1 colher (chá) de margarina light	Salada de Salmão com Molho de Estragão e Alcaparras (veja pág. 102) 1 fatia de pão integral 1 pedaço de fruta fresca	Sopa Light de Vegetais (veja pág. 94) 200 g de frango: Frango com Mostarda Dijon e Vinho Branco (veja pág. 142) 1 xícara (chá) de vagens cozidas 200 g de iogurte desnatado
40 g de aveia instantânea cozida com 250 ml de leite desnatado 150 g de fruta em conserva sem a calda	Sanduíche de presunto e salada (2 fatias de pão integral com 100 g de presunto, 20 g de abacate e ½ xícara [chá] de salada de folhas)	200 g de cordeiro: Ensopado Italiano de Cordeiro (veja pág. 167) 1 xícara (chá) de couve-flor e brócolis cozidos no vapor Maçã Cozida (veja pág. 184) com 200 g de sobremesa láctea light (flan ou pudim light)
¾ de xícara (chá) de cereal matinal rico em fibras com 250 ml de leite desnatado	4 biscoitos dietéticos de baixa caloria com 100 g de atum em conserva, 1 xícara (chá) de folhas de rúcula e 25 g de queijo 1 pedaço de fruta fresca 200 g de iogurte desnatado	200 g de cordeiro: Costeletas Borrifadas com Óleo de Oliva e Grelhadas (veja pág. 201), com cobertura de Pesto de Pimentão Vermelho (veja pág. 122) 1 xícara (4 caules) de aspargos cozidos no vapor Maçã Cozida (veja pág. 184)
2 fatias de torrada integral com passas com 2 colheres (chá) de margarina light Smoothie de Frutas (veja pág. 182)	Beautiful Borscht (veja pág. 94) 1 fatia de pão integral com 100 g de presunto magro 1 pedaço de fruta fresca	Omelete de 2 Ovos (veja pág. 112) 1 ½ xícara (chá) de salada com molho sem óleo 200 g de sobremesa láctea light (sorvete light)
1 ovo (poché ou cozido) com ½ tomate e cogumelos fritos em 1 colher (chá) de óleo 1 fatia de torrada integral com 1 colher (chá) de margarina light 1 copo pequeno de suco de laranja	Sanduíche de frango e salada (2 fatias de pão integral com 50 g de frango cozido, chutney e ½ xícara [chá] de salada de folhas) 1 pedaço de fruta fresca 200 g de iogurte light	200 g de cordeiro: Costeletas de Cordeiro Condimentadas com Ratatouille (veja pág. 163) 200 g de sobremesa láctea light (sorvete sem nenhuma gordura)

• veja as listas de compras semanais nas páginas 203 – 7

semana quatro

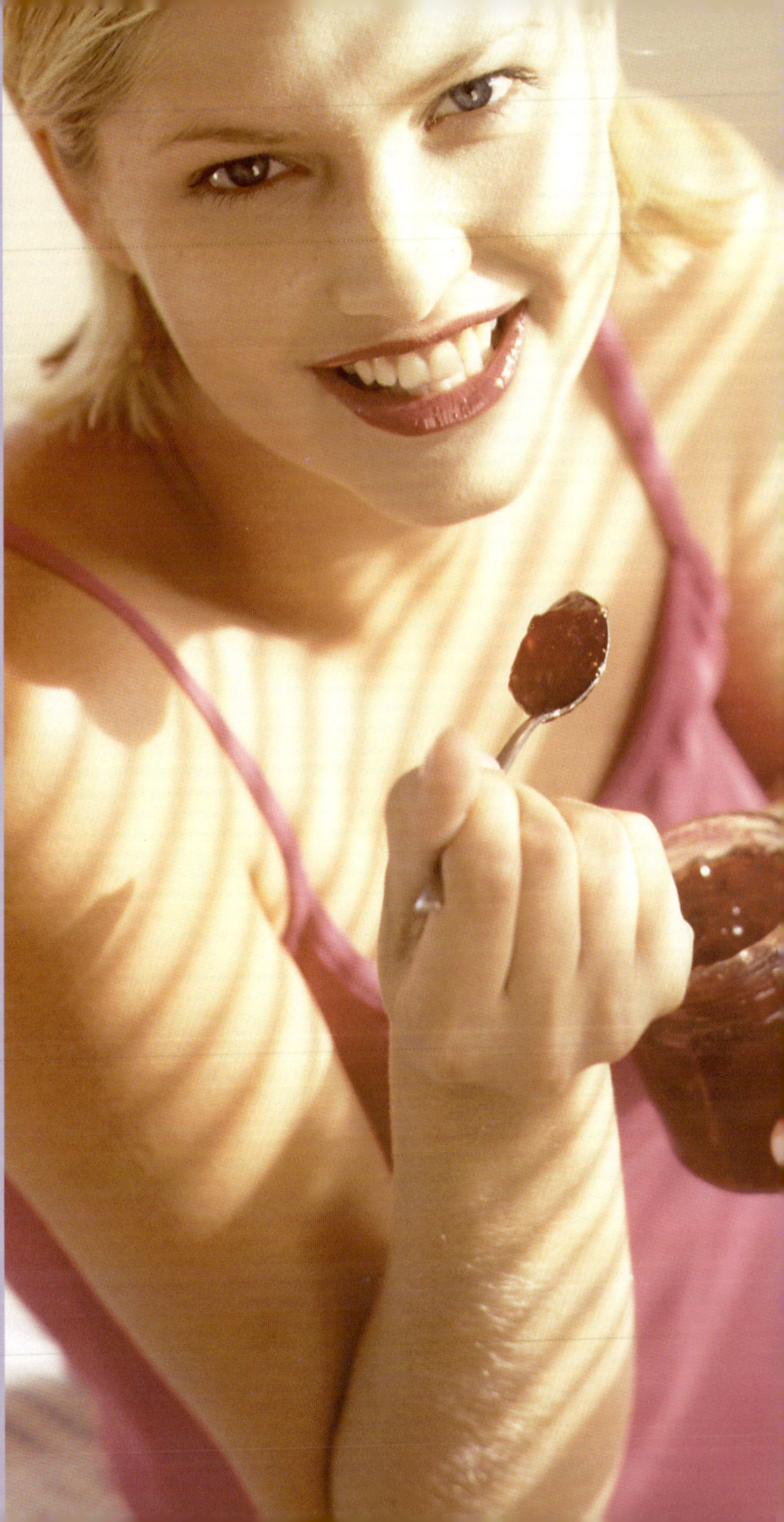

	café-da-manhã	almoço	jantar
dia 1	2 fatias de torrada integral com 2 colheres (chá) de margarina light 1 café com leite light ou 1 capuccino light	Salada de Rosbife e Beterraba (veja pág. 107) 2 biscoitos dietéticos de baixa caloria 1 pedaço de fruta fresca	200 g de carne bovina: Filé Grelhado com Cogumelos e Cebola Caramelada (veja pág. 157) Pêra Poché com Queijo Gorgonzola (veja pág. 182)
dia 2	1 xícara (chá) de cereal matinal rico em fibras com 250 ml de leite desnatado 1 pedaço de fruta fresca	Sanduíche de pastrami e salada (2 fatias de pão integral com 2 colheres [chá] de margarina light, 100 g de pastrami, fatias de pepino e tomate) 1 pedaço de fruta fresca	200 g de frango: Frango Iogurte Assado, com Salada de Tomate, Hortelã e Pepino (veja pág. 145) 1 xícara de cubos assados de abóbora 200 g de iogurte desnatado
dia 3	40 g de aveia instantânea cozida com 250 ml de leite desnatado, com 2 colheres de sopa de passas ou de maçã seca	Sopa de Abóbora e Coentro (veja pág. 92) Sanduíche de presunto e salada (1 pãozinho francês integral [70 g] com 100 g de presunto, mostarda, fatias de tomate e ½ xícara [chá] de salada de folhas)	200 g de peixe: Filé de Caranho Marroquino (veja pág. 134) 1 xícara (chá) de cenoura e vagens cozidas no vapor 1 pedaço de fruta fresca 200 g de iogurte desnatado
dia 4	Salada de Frutas Frescas (veja pág. 182) com 200 g de iogurte desnatado 1 fatia de torrada integral com 1 colher (chá) de margarina light	2 torradas integrais sem açúcar com 2 colheres (chá) de cream cheese light, 100 g de salmão defumado, alcaparras e ½ xícara (chá) de salada de folhas 1 café com leite light ou 1 capuccino light	200 g de cordeiro: Costeletas de Cordeiro no Alecrim e Limão com Funcho e Cebola Vermelha Assada (veja pág. 162) 1 xícara (chá) de salada com molho sem óleo 1 pedaço de fruta fresca
dia 5	2 porções de Salada de Frutas Frescas (veja pág. 182) com 200 g de iogurte desnatado	Hambúrguer (veja pág. 156) ½ xícara (chá) de salada com molho sem óleo	200 g de peixe: Paella de Frutos do Mar (veja pág. 136) 1 xícara (chá) de vagens e brócolis cozidos no vapor 1 pedaço de fruta fresca com 200 g de iogurte
dia 6	Torrada com queijo grelhado e tomate (2 fatias de pão integral com 25 g de queijo cheddar, fatias de tomate e pimenta esmigalhada) 1 pedaço de fruta fresca	1 porção de almoço de Salada Thai de Carne (veja página 108) 200 g de iogurte desnatado	200 g de cordeiro: Filés de Cordeiros Condimentados com Broccolini (espécie de brócolis) (veja pág. 164) ⅓ de xícara (chá) de arroz cozido Salada de Frutas Frescas (veja pág. 182)
dia 7	Ovos Mexidos (veja pág. 112), com tomates e cogumelos fritos em 1 colher (chá) de óleo 1 fatia de torrada integral com 1 colher (chá) de margarina light	Sanduíche de queijo e salada (1 pãozinho francês integral [70 g] com 50 g de queijo light, mostarda, fatias de tomate, beterraba e cebola vermelha, e ½ xícara [chá] de salada de folhas) 1 pedaço de fruta fresca	200 g de carne bovina: Carne Assada com Beterraba, Abóbora e Cenoura (veja pág. 158) 1 pedaço de fruta fresca 200 g de sobremesa láctea light (flan ou pudim light)

• veja as listas de compras semanais nas páginas 203 – 7

semana cinco

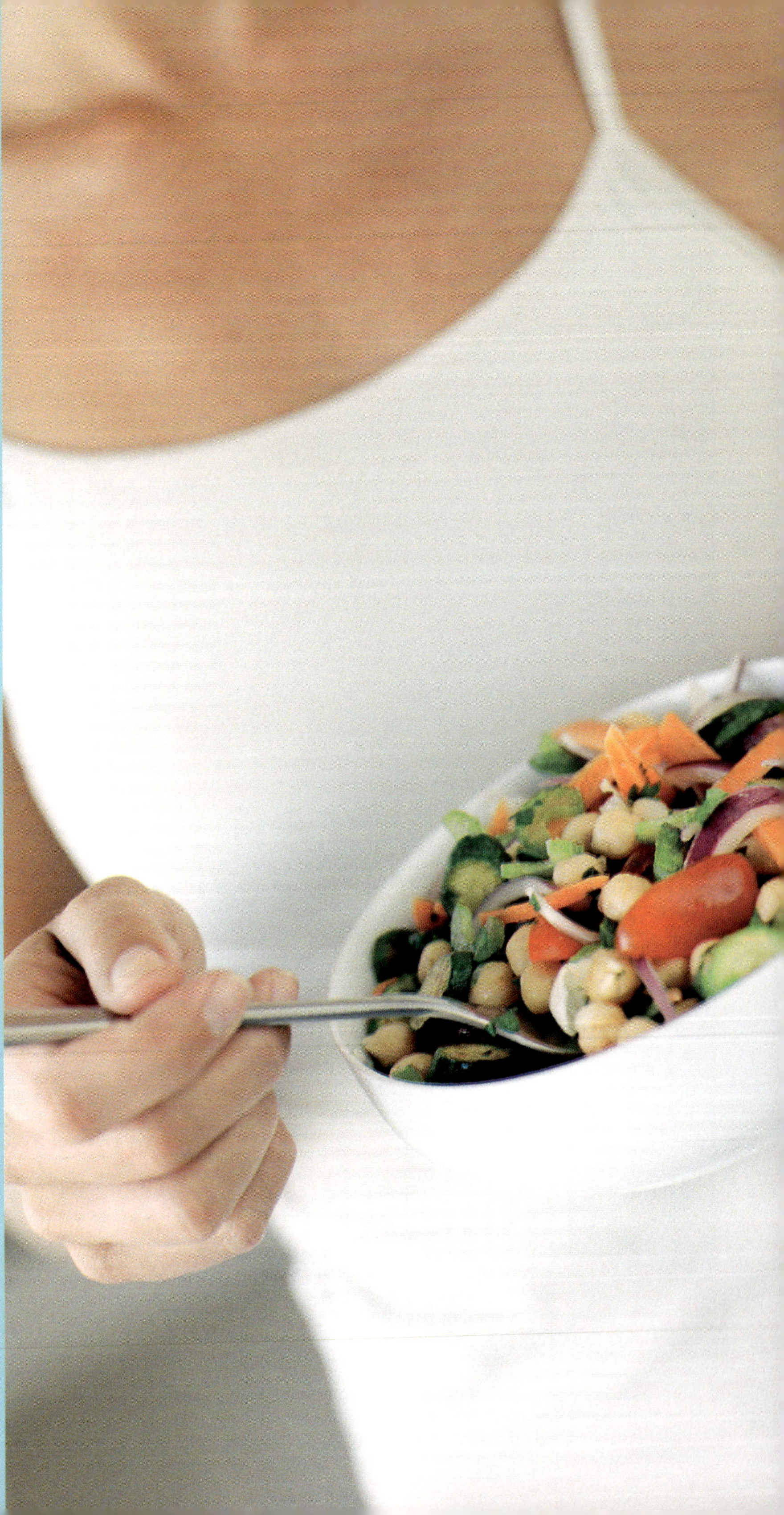

	café-da-manhã	almoço	jantar
dia 1	1 xícara (chá) de cereal matinal rico em fibras com 250 ml de leite desnatado 1 pedaço de fruta fresca	Wrap de rosbife (1 pão pita integral achatado com 2 colheres [chá] de margarina light, 100 g de rosbife malpassado, raiz-forte, ½ xícara [chá] de folhas de rúcula, fatias de pepino e tomate)	200 g de carne bovina: Almôndegas em Molho de Tomate e Manjericão (veja pág. 154) ½ xícara (chá) de vagens cozidas no vapor 150 g de fruta em conserva sem a calda com 200 g de sobremesa láctea light
dia 2	3 bisnaguinhas integrais com 1 colher (chá) de margarina light e geléia dietética 1 café com leite light ou 1 capuccino light 1 pedaço de fruta fresca	Sanduíche de pastrami (2 fatias de pão integral com 2 colheres [chá] de margarina light, 100 g de pastrami, 50 g de cheddar light, fatias de cebola e ½ xícara [chá] de salada de folhas)	200 g de peixe: filés de peixe branco em Marinada para Frutos do Mar (veja pág. 124), grelhados ou na churrasqueira (veja pág. 201) 2 xícaras (chá) de salada com molho sem óleo 1 pedaço de fruta fresca
dia 3	40 g de aveia instantânea cozida com 250 ml de leite desnatado 1 pedaço de fruta fresca	1 fatia de torrada integral com ½ xícara (chá) de feijões assados 1 ½ xícara (chá) de salada com 40 g de abacate e molho sem óleo 1 pedaço de fruta fresca	200 g de cordeiro: Kebabs de Cordeiro com Coentro e pimenta (veja pág. 166) 1 xícara (chá) de cenouras e brócolis cozidos no vapor 200 g de iogurte desnatado
dia 4	1 xícara (chá) de cereal matinal rico em fibras com 125 ml de leite desnatado e 200 g de iogurte desnatado 1 pedaço de fruta fresca	Sopa de Tomate e Pimentão Vermelho Assado (veja pág. 92) Sanduíche de salmão e salada (1 pãozinho françês integral [70 g] com 100 g de salmão em conserva, cebola picada e ½ xícara [chá] de salada de folhas)	200 g de frango: Frango ao Gengibre Refogado com Gergelim (veja pág. 140) 1 pedaço de fruta fresca
dia 5	1 xícara (chá) de cereal matinal rico em fibras com 250 ml de leite desnatado 1 pedaço de fruta fresca	Sanduíche de peru (1 pãozinho francês integral [70 g] com 2 colheres (chá) de margarina light, 100 g de peru e molho de mostarda Dijon Salada Grega (veja pág. 101)	200 g de peixe: filés de peixe branco em Marinada de Pimenta Vermelha e Limão (veja pág. 123), grelhados ou na churrasqueira (veja pág. 201) 1 ½ xícara (chá) de salada com molho sem óleo 1 pedaço de fruta fresca
dia 6	2 fatias de torrada integral com passas com 2 colheres (chá) de margarina light 1 café com leite light ou 1 capuccino light	1 fatia de torrada integral com 100 g de sardinhas e fatias de tomate 1 ½ xícara (chá) de salada com molho sem óleo 1 pedaço de fruta fresca	200 g de cordeiro: 1 porção de jantar de Salada Morna de Cordeiro Marroquino com Tomates Assados (veja pág. 108) Salada de Frutas Frescas (veja pág. 182) com 200 g de iogurte desnatado
dia 7	1 ovo (poché, cozido ou mexido) com ½ tomate frito em 1 colher (chá) de margarina light 1 fatia de torrada integral com 1 colher (chá) de margarina light	Sanduíche de atum e salada (2 fatias de pão integral com 50 g de atum em conserva, 50 g de ricota light, fatias de pepino e ½ xícara [chá] de salada de folhas) 1 pedaço de fruta fresca	200 g de carne bovina: Ensopado Provençal de Carne (veja pág. 156) 1 xícara (chá) de vagens e cenouras cozidas no vapor Ruibarbo Cozido (veja pág. 184) com 200 g de sobremesa láctea light

• veja as listas de compras semanais nas páginas 203 – 7

semana seis

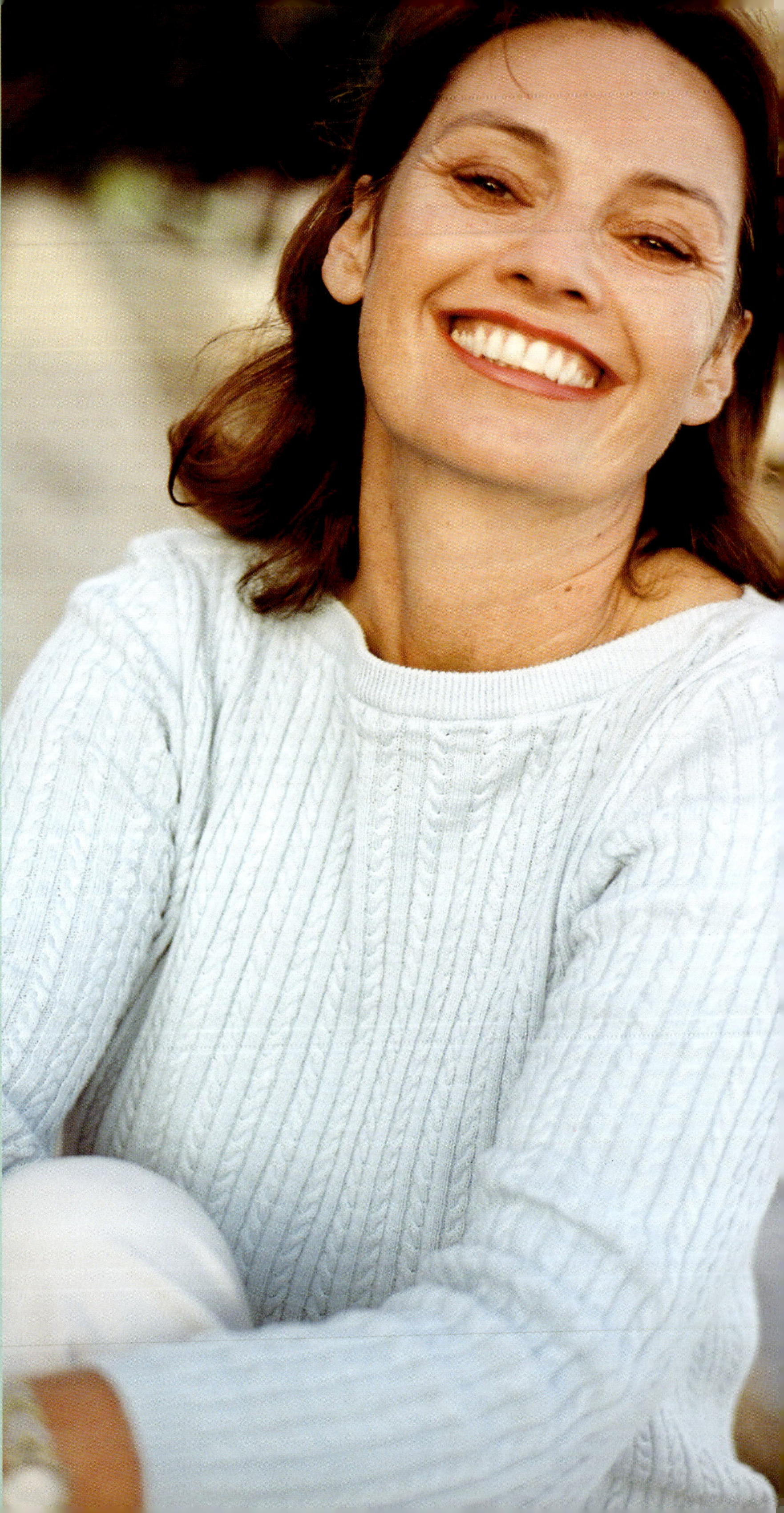

	café-da-manhã	almoço	jantar
dia 1	1 xícara (chá) de cereal matinal rico em fibras com 250 ml de leite desnatado 1 pedaço de fruta fresca	Sanduíche aberto de rosbife (2 fatias de pão de centeio com 100 g de rosbife malpassado, raiz-forte, fatias de pimentão e ½ xícara [chá] de salada de folhas) 1 pedaço de fruta fresca	200 g de peixe: filés fritos de peixe branco (veja pág. 201) com Molho Gremolata de Azeitona (veja pág. 120) 2 xícaras (chá) de cenoura e brócolis cozidos no vapor 200 g de sobremesa láctea light
dia 2	1 fatia de torrada integral com 1 colher (chá) de margarina light Fruta cozida (veja pág. 184) com 200 g de iogurte desnatado	Sanduíche tostado de presunto e queijo (2 fatias de pão integral com 100 g de presunto, 50 g de queijo light, fatias de tomate e de pepino em conserva) ½ xícara (chá) de salada com molho sem óleo	200 g de carne bovina: Torta de Carne e Batata (veja pág. 154) ½ xícara (chá) de ervilhas cozidas 1 pedaço de fruta fresca
dia 3	1 xícara (chá) de cereal matinal rico em fibras com 250 ml de leite desnatado e 2 colheres (sopa) de frutas secas	Salada de salmão (100 g de salmão em conserva, 1 ½ xícara [chá] de salada de vegetais picados, 25 g de queijo light, 40 g de abacate e 1 colher [sopa] de maionese sem óleo) 2 torradas integrais sem açúcar	200 g de frango: Frango Tandoori com Espinafre no Alho (veja pág. 142) 1 pedaço de fruta fresca
dia 4	1 fatia de torrada integral com ½ xícara (chá) de feijões assados 1 pedaço de fruta fresca	Sopa Light de Vegetais (veja pág. 94) Sanduíche de frango, salada e pesto (1 pãozinho francês integral [60 g] com 100 g de frango cozido, 2 colheres [chá] de pesto, 50 g de queijo light e ½ xícara [chá] de salada de folhas)	200 g de cordeiro: Kebabs de Cordeiro à moda Grega com Tzatziki (veja pág. 164) 1 xícara (chá) de espinafre, cozido no vapor Salada de Frutas Frescas (veja pág. 182) com 200 g de sobremesa láctea light (flan ou pudim light)
dia 5	1 xícara (chá) de cereal matinal rico em fibras com 250 ml de leite desnatado 1 pedaço de fruta fresca	Sanduíche Aberto de Alcatra (veja pág. 152) com abacate ½ xícara (chá) de salada com molho sem óleo 1 pedaço de fruta fresca	200 g de peixe: filés de salmão grelhados ou na churrasqueira (veja pág. 201) com Molho de Missô e Gergelim (veja pág. 121) 1 ½ xícara (chá) de acelga e brócolis cozidos no vapor 200 g de iogurte desnatado
dia 6	Smoothie de Banana (veja pág. 182) 1 pão pita com 1 colher (chá) de margarina light e geléia dietética	Minestrone com Almôndegas (veja pág. 97) 1 xícara (chá) de salada com molho sem óleo 1 fatia de torrada integral com 1 colher (chá) de margarina light	200 g de carne bovina: Salada Thai de Carne (veja pág. 108) Fruta Assada (veja pág. 184) com Custard Assado (veja pág. 184)
dia 7	Ovos Mexidos (veja pág. 112), com tomate, cogumelos e 50 g de espinafre refogado em 1 colher (chá) de óleo 1 fatia de torrada de centeio com 1 colher (chá) de margarina light	2 fatias de pão integral com 50 g de ricota light, fatias de pepino e ½ xícara [chá] de salada de folhas) 1 pedaço de fruta fresca 100 g de iogurte desnatado	200 g de cordeiro: Perna de Cordeiro Assada com Alecrim e Alho (veja pág. 171) 1 ½ xícara (chá) de vagens e cenouras cozidas no vapor 1 pedaço de fruta fresca 100 g de sorvete light

• veja as listas de compras semanais nas páginas 203 – 7

semana sete

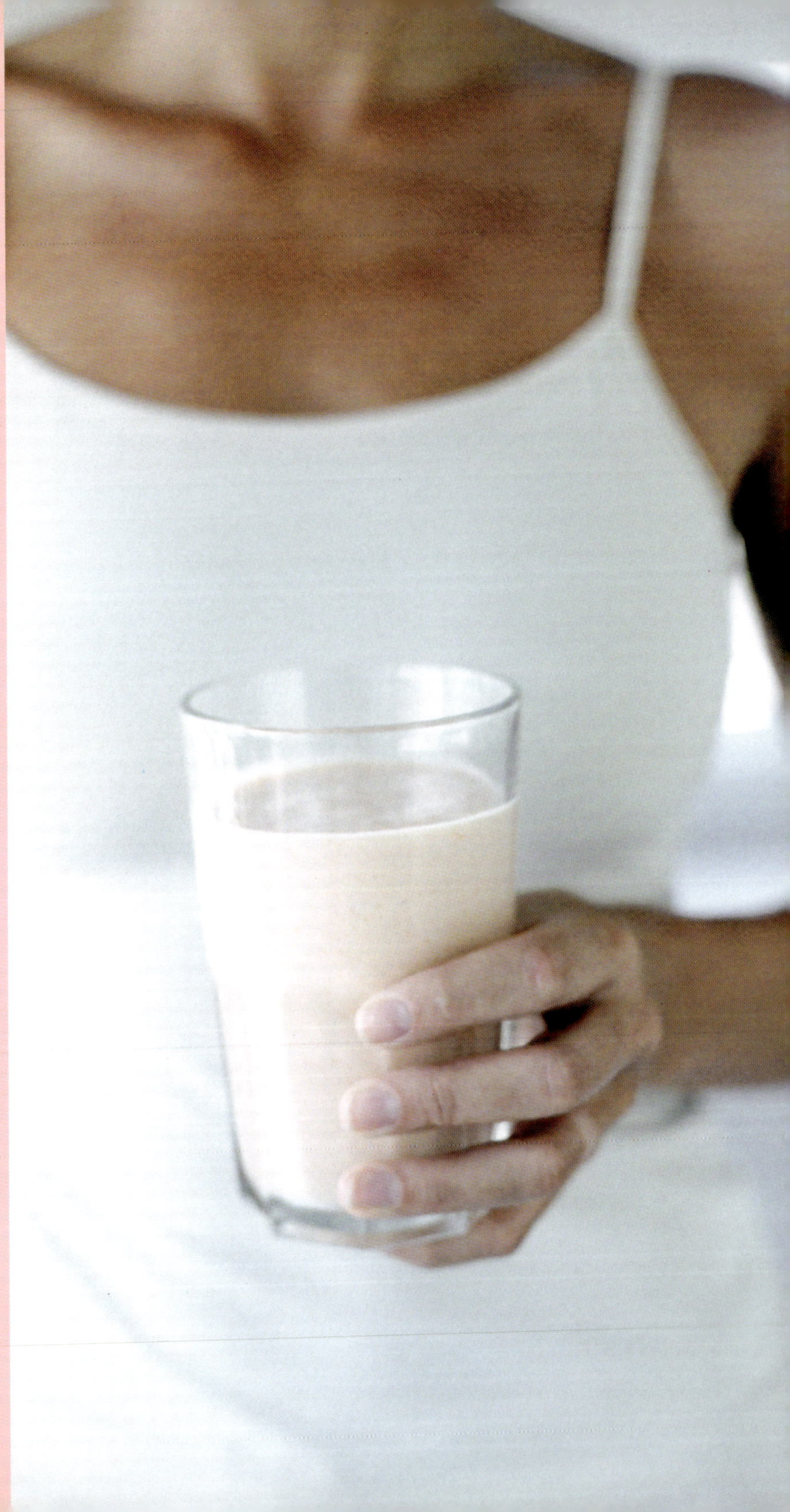

	café-da-manhã	almoço	jantar
dia 1	1 xícara (chá) de cereal matinal rico em fibras (com passas, castanha, flocos de aveia, farelo de trigo e maçã seca) com 250 ml de leite desnatado 1 pedaço de fruta fresca	Salada de salmão (100 g de salmão em conserva com 1 ½ xícara [chá] de tabule feito com molho para salada sem óleo) 2 biscoitos dietéticos de baixa caloria com 2 colheres (chá) de margarina light 200 g de iogurte light	200 g de carne bovina: Rolos de Vitela em Molho de Tomate e Vinho Tinto (veja pág. 158) 1 batata cozida Salada de Frutas Frescas (veja pág. 182)
dia 2	40 g de musli (não torrado) com 200 g de iogurte desnatado e 150 g de fruta em conserva sem a calda	Hambúrguer (veja pág. 156) ½ xícara (chá) de salada com molho sem óleo 1 pedaço de fruta fresca	200 g de peixe: filés de atum marinados em Shoyu e Gengibre (veja pág. 123) e fritos (veja pág. 201) 1 ½ xícara de ervilhas tortas e brócolis com 1 colher (sopa) de amêndoas em flocos, refogados em 1 colher (chá) de óleo 200 g de sobremesa láctea light
dia 3	1 xícara (chá) de cereal matinal rico em fibras com 250 ml de leite desnatado 1 pedaço de fruta fresca	Wrap de Pastrami (1 pão árabe ou sírio integral achatado com 100 g de pastrami, picles, fatias de tomate e ½ xícara [chá] de folhas de espinafre baby)	200 g de cordeiro: costeletas de cordeiro com Tempero para Cordeiro (veja pág. 125), grelhadas ou na churrasqueira (veja pág. 201) Vegetais Mediterrâneos Assados com Ricota (veja pág. 179) 1 pedaço de fruta fresca
dia 4	25 g de queijo cheddar grelhado e fatias de tomates com pão integral 1 pedaço de fruta fresca	Sanduíche aberto de presunto e salada (1 fatia de pão integral com 100 g de presunto, mostarda, 40 g de abacate, fatias de tomate e ½ xícara [chá] de salada de folhas)	200 g de frango: Frango ao Gengibre Refogado com Acelga e Gergelim (pág. 140) 1 xícara (chá) de cenoura e brócolis cozidos no vapor Salada de Frutas Frescas (veja pág. 182) com 200 g de iogurte desnatado
dia 5	1 fatia de torrada integral com 50 g de sardinhas e suco de limão 1 pedaço de fruta fresca	Sopa Light de Vegetais (veja pág. 94) com 50 g de presunto picado 2 biscoitos dietéticos de baixa caloria com 1 colher (chá) de margarina light 200 g de iogurte desnatado	200 g de peixe: Paella de Frutos do Mar (veja pág. 136) 1 xícara (chá) de vagens cozidas no vapor 1 pedaço de fruta fresca 250 ml de leite desnatado com chocolate e adoçante à base de aspartame
dia 6	2 fatias de pão integral com 2 colheres (chá) de margarina light e geléia dietética 1 pedaço de fruta fresca 1 café com leite light ou 1 capuccino light	1 porção de almoço de Salada Morna de Frango (veja pág. 104) sem abacate 200 g de iogurte desnatado	200 g de carne bovina: filés de alcatra temperados com Limão e Pimenta (veja pág. 125), grelhados ou na churrasqueira (veja pág. 201) 1 ½ xícara (chá) de abobrinha e cenoura cozidas no vapor 1 batata cozida 1 pedaço de fruta fresca
dia 7	Sanduíche de ovos e bacon (2 fatias de pão integral com 1 ovo poché, 50 g de bacon magro grelhado e ½ xícara [chá] de rúcula) 1 café com leite light ou 1 capuccino light	Sopa de Abóbora e Coentro (veja pág. 92) 2 biscoitos dietéticos de baixa caloria com 2 colheres (chá) de margarina light 150 g de fruta em conserva sem a calda com 200 g de iogurte desnatado	200 g de cordeiro: espetinhos de cubos de filé de cordeiro em Marinada à Moda Grega (veja pág. 124) preparados na churrasqueira (veja pág. 201) 1 xícara (chá) de salada com molho sem óleo 1 pedaço de fruta

• veja as listas de compras semanais nas páginas 203 – 7

semana oito

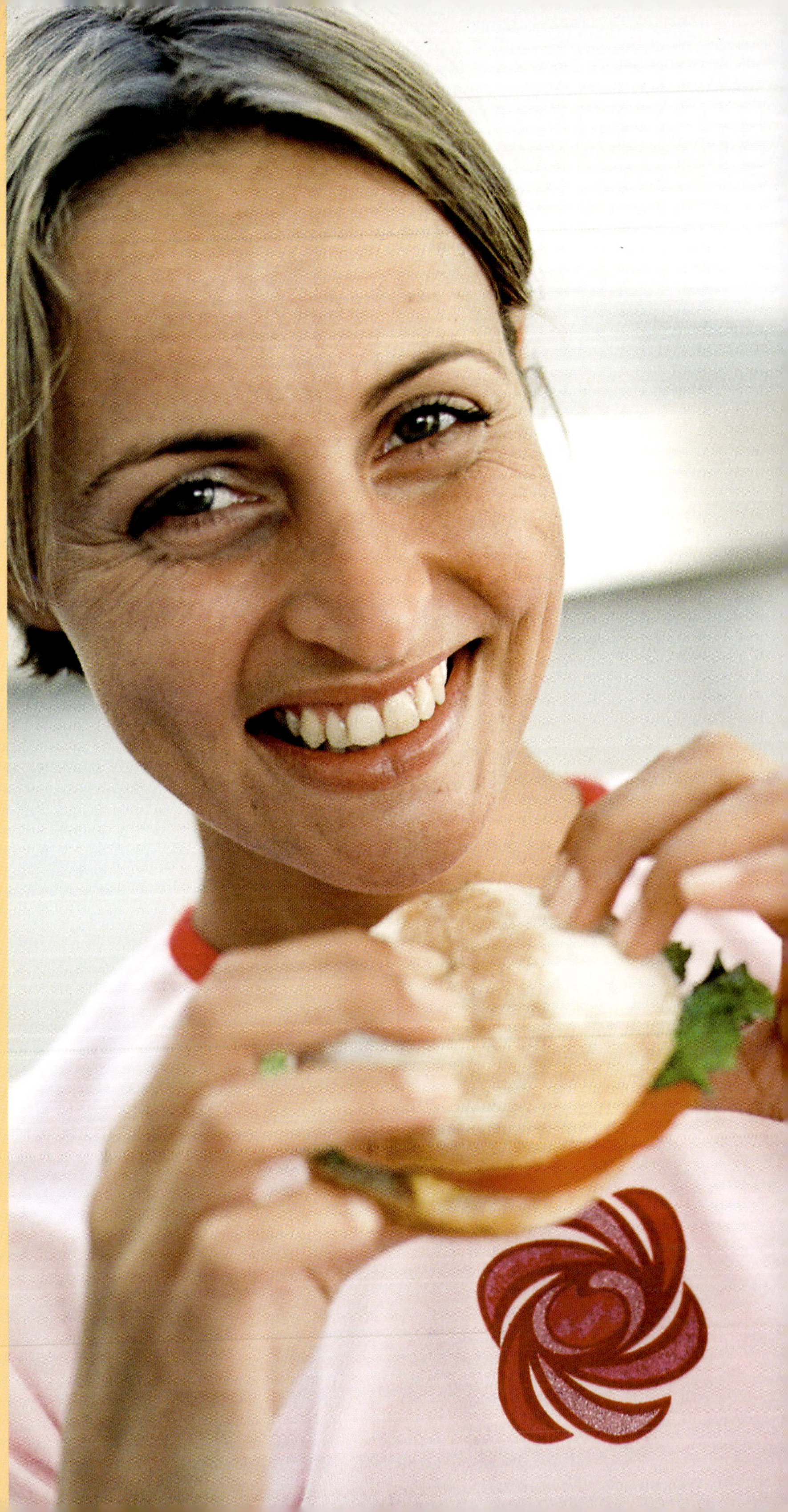

	café-da-manhã	almoço	jantar
dia 1	40 g de aveia instantânea com 125 ml de leite desnatado Maçã Cozida (veja pág. 184)	Sanduíche de frango e salada (2 fatias de pão integral com 2 colheres [chá] de margarina light, 100 g de frango cozido sem pele, chutney e ½ xícara [chá] de salada de folhas) 1 pedaço de fruta fresca	200 g de carne bovina: Almôndegas em Molho de Tomate e Manjericão (veja pág. 154) 1 xícara (chá) de feijão, cenoura e brócolis cozidos no vapor 250 ml de leite desnatado com chocolate e adoçante
dia 2	1 fatia de torrada integral com passas com 1 colher (chá) de margarina light 1 pedaço de fruta fresca 1 café com leite light ou 1 capuccino light	Enrolado de atum e salada (1 pão pita integral pequeno com 100 g de atum em conserva, fatias de cebola e de pimentão, ½ xícara [chá] de salada de folhas e molho para salada sem óleo) 1 pedaço de fruta fresca	200 g de frango: Guisado de Frango, Tomate e Alecrim (veja pág. 146) 1 xícara (chá) de vagens cozidas no vapor 200 g de sobremesa láctea light
dia 3	¾ de xícara (chá) de cereal matinal rico em fibras com 250 ml de leite desnatado e 1 banana fatiada 100 g de iogurte desnatado	2 fatias de pão integral com 2 ovos cozidos 1 xícara (chá) de salada com molho sem óleo 1 café com leite light ou 1 capuccino light	200 g de peixe: Salmão Grelhado com Relish de Salsa, Aspargos e Abóbora (veja pág. 128) 150 g de fruta em conserva sem a calda
dia 4	2 fatias de pão integral com ⅓ de xícara (chá) de feijões assados 1 pedaço de fruta fresca	Sanduíche aberto de presunto e salada (1 fatia de pão integral com 100 g de presunto, mostarda, 25 g de queijo e ½ xícara [chá] de salada de folhas) 1 pedaço de fruta fresca	Sopa Light de Vegetais (veja pág. 94) 200 g de cordeiro: Filés de Cordeiro Condimentados com Broccolini (veja pág. 164) 200 g de iogurte desnatado
dia 5	40 g de aveia instantânea com 250 ml de leite desnatado 1 fatia de torrada integral com 1 colher (chá) de margarina light	Sanduíche aberto de carne bovina em conserva e salada (1 fatia de pão integral com 100 g de carne bovina em conserva, chutney, cenoura ralada e ½ xícara [chá] de salada de folhas) Smoothie de Banana (veja pág. 182)	200 g de peixe: filés de peixe branco, grelhados ou na churrasqueira (veja pág. 201) com 1 colher de sopa de Relish de Salsa (veja pág. 120) 2 xícaras (chá) de couve-flor e brócolis cozidos no vapor Ruibarbo Cozido (veja pág. 184)
dia 6	1 barra de cereal sem chocolate e ½ xícara (chá) de qualquer cereal matinal rico em fibra com 250 ml de leite desnatado 150 g de fruta em conserva em suco natural	1 fatia de pão integral com 100 g de salmão em conserva e 40 g de abacate 1 ½ xícara (chá) de salada com molho sem óleo	200 g de carne bovina: Refogado de Carne, Cogumelo Shiitake e Ervilha Torta (veja pág. 152) ⅓ de xícara (chá) de arroz cozido Salada de Frutas Frescas (veja pág. 182) com 200 g de iogurte desnatado
dia 7	Salada de Frutas Frescas (veja pág. 182) 2 ovos (poché, cozidos ou mexidos) com ½ tomate e cogumelos fritos em 1 colher (chá) de óleo 2 fatias de torrada integral com 1 colher (chá) de margarina light 1 copo pequeno de suco de laranja 1 café com leite light ou 1 capuccino light		Sopa de Abóbora e Coentro (veja pág. 92) 200 g de cordeiro: Carrê de Cordeiro Assado com Vegetais Baby (veja pág. 169) 200 g de sobremesa láctea light

• veja as listas de compras semanais nas páginas 203 – 7

semana nove

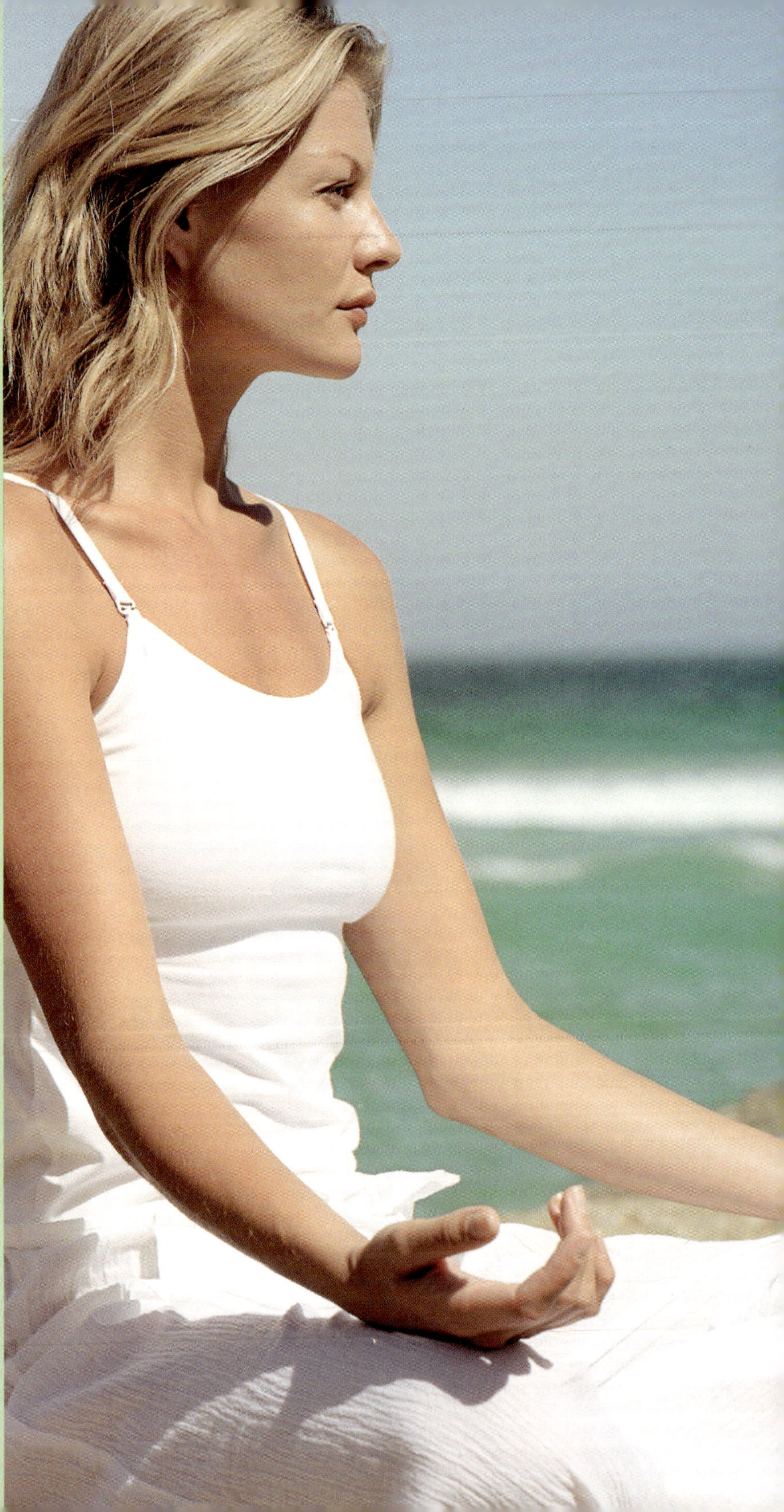

	café-da-manhã	almoço	jantar
dia 1	1 xícara (chá) de cereal matinal rico em fibras com 250 ml de leite desnatado 1 pedaço de fruta fresca	Wrap de salmão defumado e salada (1 pão árabe/sírio integral achatado com 100 g de salmão defumado, brotos de alfafa, fatias de tomate, 40 g de abacate e ½ xícara [chá] de folhas de rúcula)	200 g de carne bovina: Rolos de Vitela em Molho de Tomate e Vinho Tinto (veja pág. 158) 1 xícara (chá) de abobrinha e cenoura cozidas no vapor 150 g de fruta em conserva sem a calda com 200 g de sobremesa láctea light
dia 2	3 bisnaginhas integrais com 1 colher (chá) de margarina light e geléia dietética 1 pedaço de fruta fresca 1 café com leite light ou 1 capuccino light	Sanduíche de pastrami e salada (2 fatias de pão integral com 50 g de pastrami, 50 g de queijo cheddar light, fatias de cebola vermelha e ½ xícara [chá] de salada de folhas)	200 g de peixe: Caranho Assado com Manjericão, Alcaparras e Tomate (veja pág. 134) 1 ½ xícara (chá) de salada com molho sem óleo Salada de Frutas Frescas (veja pág. 182) com 200 g de iogurte light
dia 3	1 xícara (chá) de cereal matinal rico em fibras com 250 ml de leite desnatado 1 pedaço de fruta fresca	1 fatia de torrada integral com ½ xícara (chá) de feijões assados Salada de presunto (100 g de presunto e 1 xícara [chá] de salada de folhas misturadas com vinagre balsâmico e 1 colher [chá] de óleo de oliva)	200 g de cordeiro: Costeletas de Cordeiro Condimentadas com Ratatouille (veja pág. 163) 1 pedaço de fruta fresca 200 g de iogurte desnatado
dia 4	1 xícara (chá) de cereal matinal rico em fibras com 250 ml de leite desnatado 1 pedaço de fruta fresca	Sanduíche de salmão e salada (1 pãozinho francês integral [70 g] com 100 g de salmão em conserva, cebola picada e ½ xícara [chá] de salada de folhas) 1 pedaço de fruta fresca 200 g de iogurte desnatado	200 g de frango: peito de frango em marinada Chinesa de Cinco Especiarias (veja pág. 123), grelhado ou na churrasqueira (veja pág. 201) 2 xícaras (chá) de salada com ½ colher (sopa) de castanha de caju e molho de salada sem óleo
dia 5	1 xícara (chá) de cereal matinal rico em fibras com 250 ml de leite desnatado 1 pedaço de fruta fresca	Sanduíche de peru (1 fatia de pão integral [70 g] com 100 g de peru, 1 colher [chá] de mostarda Dijon e ½ xícara [ch á] de salada de folhas) Salada Grega (veja pág. 101)	200 g de peixe: Atum Crestado com Verduras Asiáticas e Shoyu (veja pág. 131) 1 pedaço de fruta fresca
dia 6	2 fatias de torrada integral com passas com 2 colheres (chá) de margarina light 1 café com leite light ou 1 capuccino light	1 fatia de torrada integral com 100 g de sardinhas 1 ½ xícara (chá) de salada com molho sem óleo 1 pedaço de fruta fresca	200 g de cordeiro: 1 porção de jantar de Salada Morna de Cordeiro Marroquino com Tomates Assados (veja pág. 108) Salada de Frutas Frescas (veja pág. 182) com 200 g de iogurte desnatado
dia 7	2 ovos (poché, cozidos ou mexidos) com ½ tomate frito em 1 colher (chá) de óleo 1 fatia de torrada integral com 1 colher (chá) de margarina light	Sanduíche de queijo e salada (2 fatias de pão integral com 25 g de ricota light, fatias de pepino e ½ xícara [chá] de salada de folhas) 1 pedaço de fruta fresca	200 g de carne bovina: steaks de miolo de alcatra grelhados ou na churrasqueira (veja pág. 201) Pimentões Recheados (veja pág. 179) 150 g de fruta em conserva sem a calda com 200 g de iogurte desnatado

• veja as listas de compras semanais nas páginas 203 – 7

semana dez

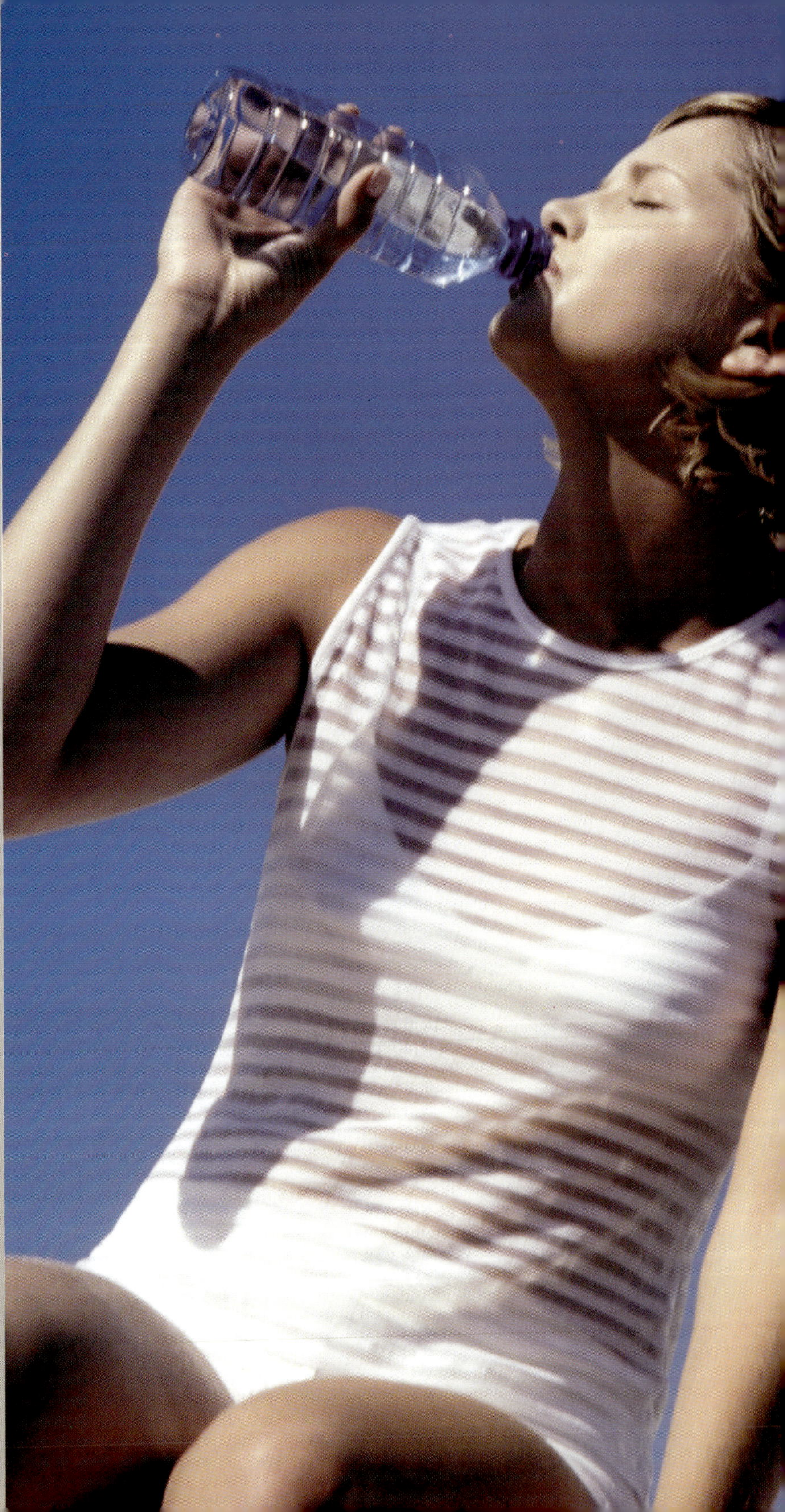

	café-da-manhã	almoço	jantar
dia 1	1 xícara (chá) de cereal matinal rico em fibras com 250 ml de leite desnatado 1 pedaço de fruta fresca	Sanduíche de rosbife (2 fatias de pão de centeio com 2 colheres [chá] de margarina light, 100 g de rosbife malpassado, raiz-forte, fatias de pimentão e ½ xícara [chá] de salada de folhas) 1 pedaço de fruta fresca	200 g de peixe: filés de peixe branco em Marinada à Moda Grega (veja pág. 124), grelhados ou na churrasqueira (veja pág. 201) 2 xícaras (chá) de abobrinha e cenoura cozidas no vapor 200 g de sobremesa láctea light
dia 2	1 fatia de torrada integral com 1 colher (chá) de margarina light e 50 g de bacon grelhado 1 pedaço de fruta fresca 200 g de iogurte desnatado	Sanduíche tostado de presunto e queijo (2 fatias de pão integral com 50 g de presunto, 50 g de queijo light e fatias de tomate) 1 ½ xícara (chá) de salada com 30 g de abacate	200 g de carne bovina: 1 porção de jantar de Salada de Carne Pochê com Molho Vietnamita (veja pág. 107) 1 pedaço de fruta fresca
dia 3	1 xícara (chá) de cereal matinal rico em fibras com 250 ml de leite desnatado e 2 colheres (sopa) de frutas secas	Salada de salmão (100 g de salmão em conserva, ½ xícara [chá] de salada de vegetais, 25 g de queijo light e 1 colher [sopa] de maionese sem óleo) 4 biscoitos dietéticos integrais de baixa caloria com 2 colheres (chá) de margarina light	200 g de frango: Refogado de Frango com Brócolis e Pimentão (veja página 141) ½ xícara (chá) de vagem cozida no vapor 200 g de iogurte desnatado 1 pedaço de fruta fresca
dia 4	1 fatia de torrada integral com ⅓ de xícara (chá) de feijões assados 1 pedaço de fruta fresca 200 g de iogurte desnatado	Sanduíche aberto de frango e salada (1 fatia de pão integral com 100 g de frango cozido sem pele, 1 colher [sopa] de maionese sem óleo, brotos de feijão, 25 g de queijo e ½ xícara [chá] de salada de folhas)	200 g de cordeiro: Kebabs de Cordeiro à Moda Grega com Tzatziki (veja pág. 164) 2 xícaras (chá) de abobrinha, tomate e cebola misturados em 2 colheres (chá) de óleo de oliva, grelhados ou na churrasqueira 150 g de fruta em conserva sem a calda
dia 5	1 xícara (chá) de cereal matinal rico em fibras com 250 ml de leite desnatado 1 pedaço de fruta fresca	Sanduíche Aberto de Alcatra (veja pág. 152) sem abacate 1 xícara (chá) de salada com molho sem óleo 1 pedaço de fruta fresca	200 g de peixe: Filés de Peixe-Espada com Salada Morna de Abobrinha e Azeitona (veja pág. 128) 200 g de sobremesa láctea light
dia 6	2 fatias de pão integral com 1 colher (chá) de margarina light e geléia dietética Smoothie de Banana (veja pág. 182)	Almoço Ploughman's (100 g de carnes frias fatiadas, 25 g de queijo light fatiado, tomates-cereja, fatias de pepino e de cebola em conserva e 4 biscoitos dietéticos integrais de baixa caloria com 2 colheres [chá] de margarina light)	200 g de carne bovina: Carne Assada com Beterraba, Abóbora e Cenoura (veja pág. 158) ½ xícara (chá) de vagens cozidas no vapor Salada de Frutas Frescas (veja pág. 182) com 100 g de iogurte desnatado
dia 7	Ovos mexidos (veja pág. 112), com tomate e cogumelos fritos em 1 colher (chá) de óleo 1 fatia de torrada integral	3 bisnaguinhas integrais com 25 g de ricota light, fatias de pepino e ½ xícara [chá] de salada de folhas) 1 pedaço de fruta fresca	200 g de cordeiro: costeletas de cordeiro cobertas com Tempero para Cordeiro (veja pág. 125) grelhadas ou na churrasqueira (veja pág. 201) Vegetais Mediterrâneos Assados com Ricota (veja pág. 179) 1 pedaço de fruta fresca

• veja as listas de compras semanais nas páginas 203 – 7

semana onze

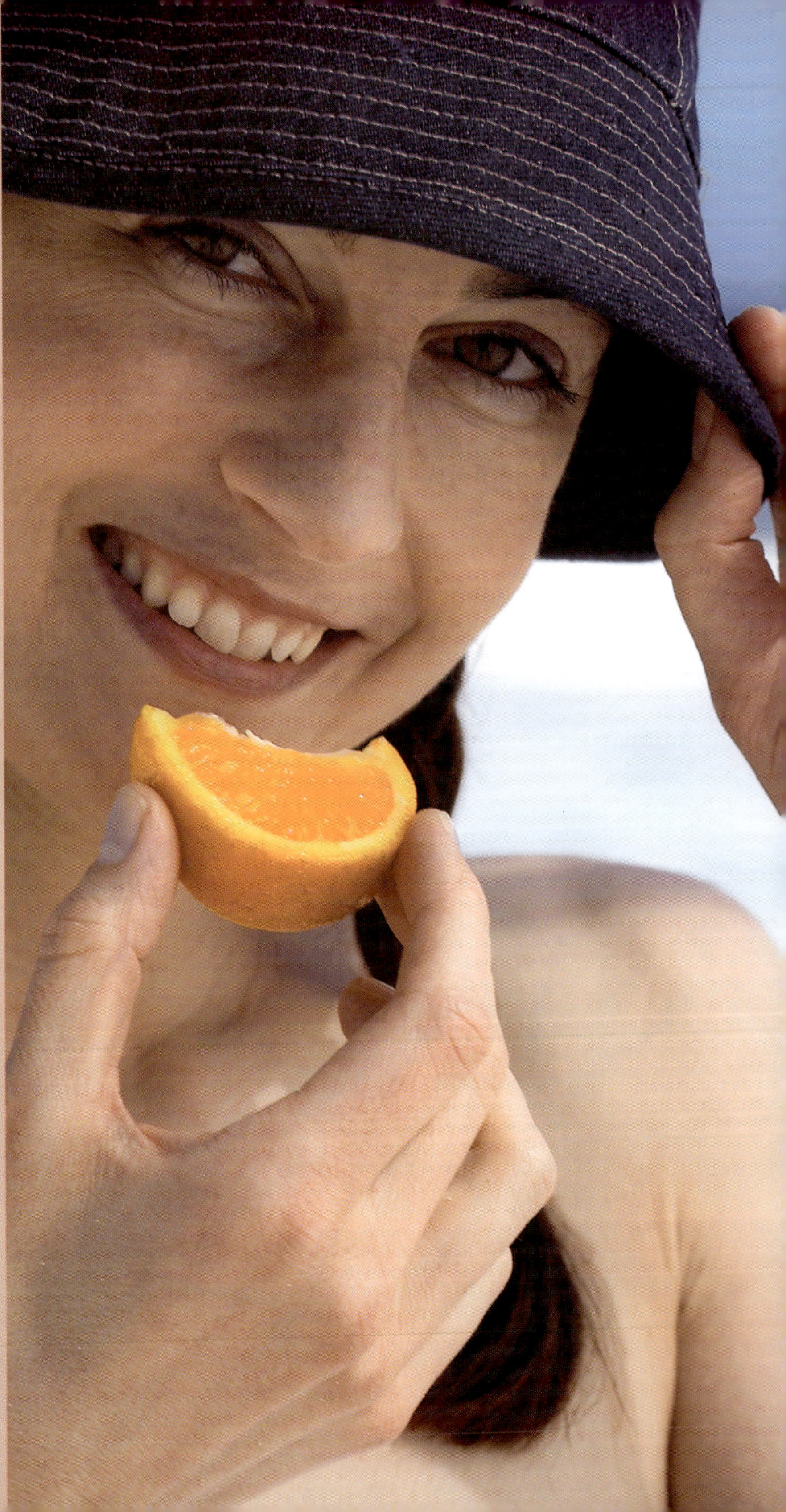

	café-da-manhã	almoço	jantar
dia 1	1 xícara (chá) de cereal matinal rico em fibras com 250 ml de leite desnatado 1 pedaço de fruta fresca	Sanduíche aberto de atum e salada (1 fatia de pão integral com 2 colheres [chá] de maionese light, 100 g de atum em conserva, fatias de pepino em conserva e ½ xícara [chá] de salada de folhas)	200 g de carne bovina: Torta de Carne e Batata (veja pág. 154) ½ xícara (chá) de salada 150 g de fruta em conserva sem a calda com 200 g de sobremesa láctea light
dia 2	3 bisnaguinhas integrais com 2 colheres (chá) de margarina light 1 pedaço de fruta fresca 1 café com leite light ou 1 capuccino light	Salada de frango (100 g de frango cozido sem pele, 25 g de queijo, 1 xícara [chá] de salada de vegetais picados e molho para salada sem óleo) 1 fatia de pão de centeio	200 g de vitela: Carrê de Vitela com Sementes de Mostarda e Vegetais Assados (veja pág. 159) 1 pedaço de fruta fresca 100 g de iogurte desnatado
dia 3	1 xícara (chá) de cereal matinal rico em fibras com 250 ml de leite desnatado 1 pedaço de fruta fresca	Salada de feijão (½ xícara [chá] de mistura de 3 tipos de feijão em conserva, 50 g de presunto, 25 g de queijo, 1 xícara [chá] de salada de vegetais, molho para salada sem óleo) 2 fatias de pão integral light com 2 colheres (chá) de margarina light	200 g de peixe: Peixe-Espada Grelhado com Vegetais Mediterrâneos e Azeitonas Tostadas (veja pág. 132) ½ xícara (chá) de abobrinha cozida no vapor Salada de Frutas Frescas (veja pág. 182)
dia 4	Salada de Frutas Frescas (veja pág. 182) com 200 g de iogurte desnatado	Sanduíche de peru e salada (2 fatias de pão integral com 100 g de peru, 1 colher [sobremesa] de geléia de frutas vermelhas, 25 g de queijo, 40 g de abacate, ½ xícara [chá] de salada de folhas)	200 g de carne bovina: Refogado de Carne, Cogumelo Shiitake e Ervilha-Torta (veja pág. 152) 1 xícara (chá) de cenoura e brócolis cozidos no vapor ⅓ de xícara (chá) de arroz cozido 1 pedaço de fruta fresca
dia 5	1 xícara (chá) de cereal matinal rico em fibras com 250 ml de leite desnatado 1 pedaço de fruta fresca	Wrap de Pastrami (1 pão árabe integral achatado com 100 g de pastrami, 25 g de queijo light, fatias de tomate e ½ xícara [chá] de folhas de espinafre baby)	200 g de peixe: filés de peixe branco com Tempero à Moda Mexicana (veja pág. 125), grelhados ou na churrasqueira (veja pág. 201) Pimentões Recheados (veja pág. 179) 1 pedaço de fruta fresca
dia 6	Smoothie de Frutas (pág. 182) 1 fatia de torrada integral com 1 colher (chá) de margarina light	Hambúrguer (veja pág. 156) ½ xícara (chá) de salada com molho sem óleo 1 copo pequeno de suco de laranja	200 g de frango: Peitos de Frango com Muçarela e Tomate Assado (veja pág. 145) 1 xícara (chá) de cenoura e brócolis refogados em 1 colher (chá) de óleo Salada de Frutas Frescas (veja pág. 182)
dia 7	Ovos mexidos (veja pág. 112) cobertos com 50 g de salmão defumado e alcaparras, com 2 fatias de pão integral tostadas e ½ xícara (chá) de folhas de rúcula e espinafre 150 g de fruta em conserva sem calda com 200 g de iogurte desnatado 1 copo pequeno de suco de laranja		200 g de cordeiro: Canela de Cordeiro (veja pág. 169) 1 batata cozida 2 xícaras (chá) de couve-flor e vagens cozidas 200 g de sobremesa láctea light

• veja as listas de compras semanais nas páginas 203 – 7

semana doze

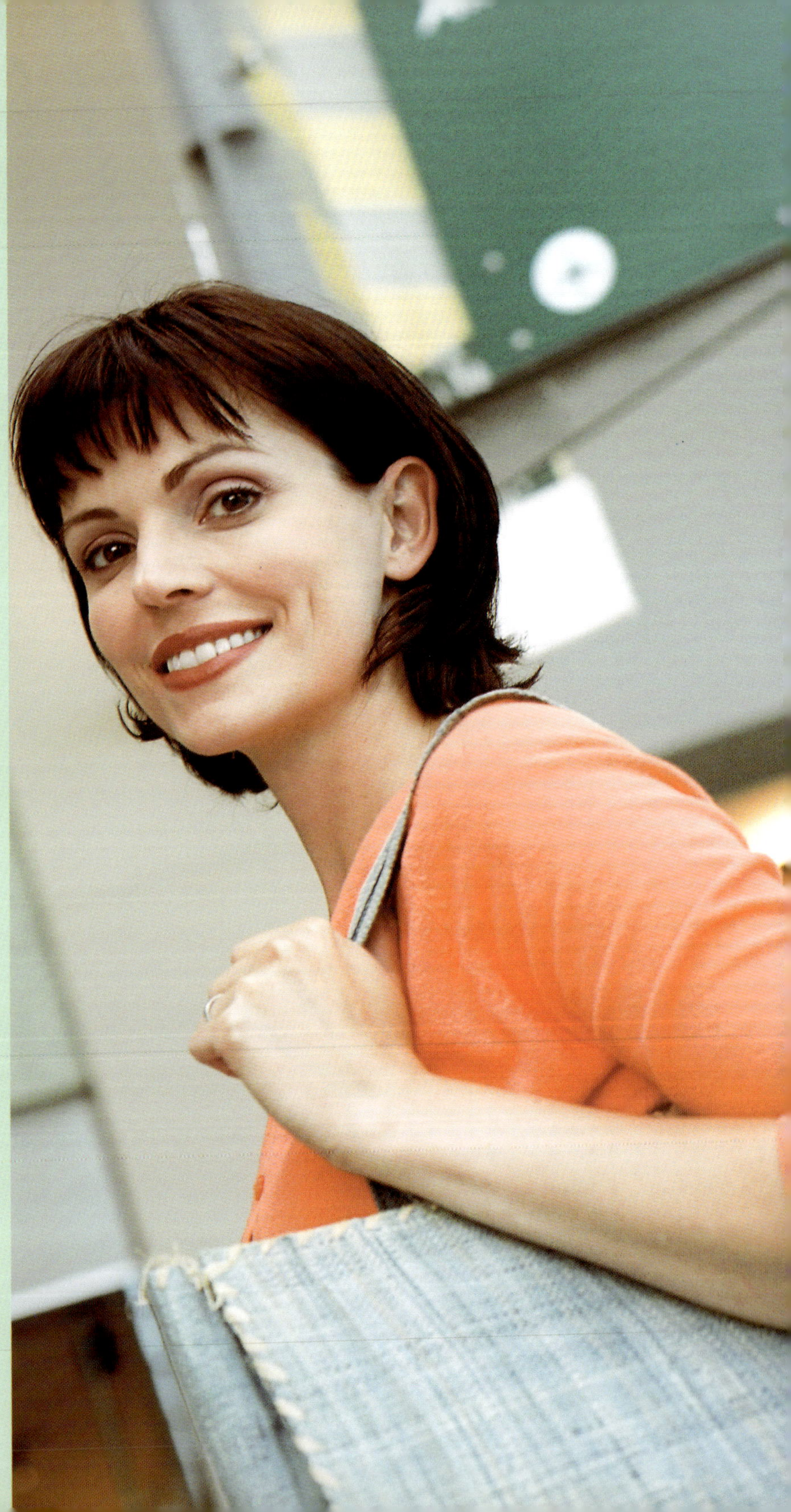

	café-da-manhã	almoço	jantar
dia 1	1 xícara (chá) de cereal matinal rico em fibras com 250 ml de leite desnatado 1 pedaço de fruta fresca	Sanduíche de presunto e salada (2 fatias de pão integral com 2 colheres [chá] de margarina light, 100 g de presunto, fatias de presunto e ½ xícara [chá] de salada de folhas) 1 pedaço de fruta fresca	200 g de peixe: filés de peixe branco com Tempero de Limão e Pimenta (veja pág. 125), grelhados ou na churrasqueira (pág. 201) 2 xícaras (chá) de salada com molho sem óleo 200 g de sobremesa láctea light
dia 2	1 fatia de torrada integral com 1 colher (chá) de margarina light e geléia dietética 1 pedaço de fruta fresca 1 café com leite light ou 1 capuccino light	Sanduíche de ovos e salada (2 fatias de pão de centeio com 2 colheres [chá] de maionese sem óleo, 2 ovos cozidos, fatias de cebola e ½ xícara [chá] de salada de folhas) 200 g de iogurte desnatado	200 g de cordeiro: Costeletas de Cordeiro no Alecrim e Limão com Funcho e Cebola Vermelha Assada (veja pág. 162) 1 xícara (chá) de vagens cozidas no vapor 1 pedaço de fruta fresca
dia 3	1 xícara (chá) de cereal matinal rico em fibras com 250 ml de leite desnatado 1 pedaço de fruta fresca	Wrap de rosbife (1 pão árabe/sírio integral achatado com 2 colheres [chá] de margarina light, 100 g de rosbife malpassado, raiz-forte, brotos de feijão e ½ xícara [chá] de folhas de rúcula) 200 g de iogurte desnatado	200 g de frango: Peito de Frango Poché com Shoyu, Gengibre e Cebolinha Verde (veja pág. 141) 2 xícaras (chá) de cenoura, vagens e brócolis, refogados em 1 colher (chá) de óleo 1 pedaço de fruta fresca
dia 4	½ copo de musli com 200 g de iogurte desnatado e 1 pedaço de fruta fresca	Sanduíche aberto de presunto e salada (1 fatia de pão integral com 1 colher [chá] de margarina light, 50 g de presunto, chutney, fatias de tomate e ½ xícara [chá] de salada de folhas) 250 ml de leite desnatado com chocolate e adoçante	200 g de cordeiro: Curry Indiano de Cordeiro e Espinafre (veja página 166) 1 xícara (chá) de abobrinha e cenoura cozidas no vapor ⅓ de xícara (chá) de arroz cozido 1 pedaço de fruta fresca
dia 5	1 xícara (chá) de cereal matinal rico em fibras com 250 ml de leite desnatado	Sanduíche Aberto de Alcatra (veja pág. 152) sem abacate ½ xícara (chá) de salada com molho sem óleo 1 pedaço de fruta fresca	200 g de peixe: Filés de Peixe Cajun (veja pág. 131) 1 ½ xícara (chá) de cenoura, couve-flor e ervilhas cozidas no vapor 1 pedaço de fruta fresca 100 g de sobremesa láctea light
dia 6	1 pedaço de fruta fresca 200 g de iogurte desnatado	Sopa Light de Vegetais (veja pág. 94) 2 fatias de torrada integral com 2 colheres (chá) de margarina light e 100 g de sardinhas 1 pedaço de fruta fresca	200 g de carne bovina: Ensopado Provençal de Carne (veja pág. 156) ½ xícara (chá) de ervilhas-tortas cozidas no vapor 1 batata cozida 200 g de iogurte desnatado
dia 7	1 fatia de torrada integral com tomate e cogumelos fritos em 2 colheres (chá) de óleo Smoothie de Frutas (veja pág. 182)	Salada de atum (100 g de atum em conserva, 25 g de queijo feta, milho em conserva, tomate e vagens picadas e ½ xícara [chá] de salada de folhas com molho sem óleo) 1 pãozinho francês integral (70 g)	200 g de cordeiro: Perna de Cordeiro Assada com Alecrim e Alho (veja pág. 171) 1 batata cozida 1 ½ xícara (chá) de couve-de-bruxelas cozida 1 pedaço de fruta fresca

• veja as listas de compras semanais nas páginas 203 – 7

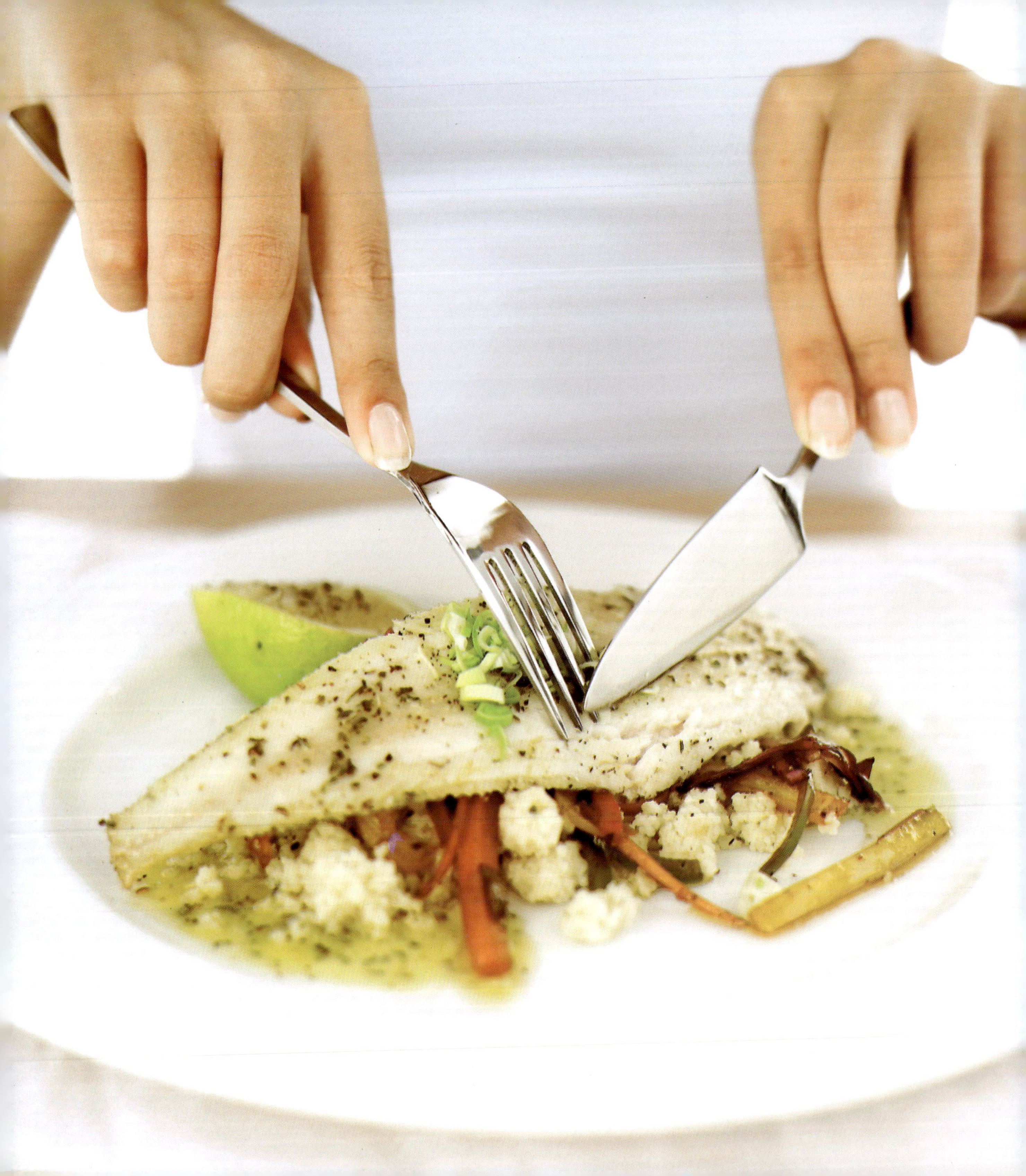

parte três

receitas da Dieta para o Bem-estar Total

As receitas a seguir foram criadas e testadas por profissionais a fim de garantir que elas estivessem bem dentro dos parâmetros da Dieta para o Bem-estar Total.

Cada capítulo oferece uma grande variedade de opções. E, para os dias em que você não tiver disposição para cozinhar uma refeição inteira, vá até o capítulo de Molhos, Marinadas e Temperos buscar uma inspiração.

As quantidades dos grupos alimentares foram cuidadosamente calculadas para cada prato e são indicadas ao final das receitas. Utilize essa informação quando for planejar o seu próprio programa de cardápio diário ou semanal –, da mesma forma que nós fizemos na Parte 2 (veja páginas 65–87).

As sopas são refeições de preparo bem rápido e fácil. E podem ser mais simples ou sofisticadas conforme a sua preferência. As receitas a seguir utilizam vários ingredientes frescos adoráveis e você pode prepará-las com antecedência e guardá-las na geladeira ou no congelador para usar posteriormente.

sopas

sopa de abóbora e coentro

4 porções para o almoço

3 xícaras (chá) de caldo de galinha de boa qualidade
1 xícara (chá) de água
1 kg de abóbora (menina-brasileira) descascada e picada grosseiramente
1 cebola grande picada grosseiramente
2 cenouras picadas grosseiramente
3 talos de salsão (aipo) picados grosseiramente
2 dentes de alho
1 colher (chá) de páprica
½ colher (chá) de cúrcuma
½ colher (chá) de coentro moído
½ colher (chá) de noz-moscada moída
1 xícara (chá) de folhas de coentro

Em uma panela larga, ponha o caldo de galinha e a água para ferver.

Adicione os vegetais e temperos e leve novamente à fervura. Abaixe o fogo e cozinhe por 20 minutos, ou até que os vegetais estejam tenros.

Deixe esfriar, depois bata em um liquidificador ou com um processador manual. Tempere a gosto.

Reaqueça a sopa. Sirva com coentro por cima.

1 porção = 1 unidade de vegetais

sopa de tomate e pimentão vermelho assado

4 porções para o almoço

2 pimentões vermelhos, cortados ao meio e sem sementes
2 colheres (sopa) de óleo de oliva
1 cebola grande fatiada finamente
2 dentes de alho esmagados
1 colher (sopa) de massa de tomate
750 g de tomates maduros picados grosseiramente
2 xícaras (chá) de caldo de vegetais
1 pastilha de adoçante à base de aspartame (opcional)
1 punhado de manjericão rasgado

Preaqueça o forno à temperatura de 180°C.
Em uma assadeira rasa, coloque os pimentões com a casca virada para cima e regue com metade do óleo. Asse por 25 minutos, ou até que fiquem tenros. Retire-os do forno, depois cubra-os com papel-alumínio e deixe que esfriem ligeiramente. Retire a pele e pique a polpa grosseiramente.

Aqueça o óleo restante em uma panela larga sobre fogo médio. Acrescente a cebola e refogue-a até que fique tenra. Adicione o alho e a massa de tomate e cozinhe por 2 minutos, mexendo constantemente. Acrescente o pimentão, o tomate e o caldo, tampe a panela e cozinhe em fogo brando por 15 minutos.

Deixe esfriar ligeiramente e bata a seguir em um liquidificador ou com um processador manual. Tempere a gosto. Se quiser uma sopa mais adocicada, adicione uma pastilha (ou algumas gotinhas) de adoçante à base de aspartame.

Reaqueça a sopa e sirva-a polvilhada com manjericão.

1 porção = 1 unidade de vegetais, 2 unidades de gordura

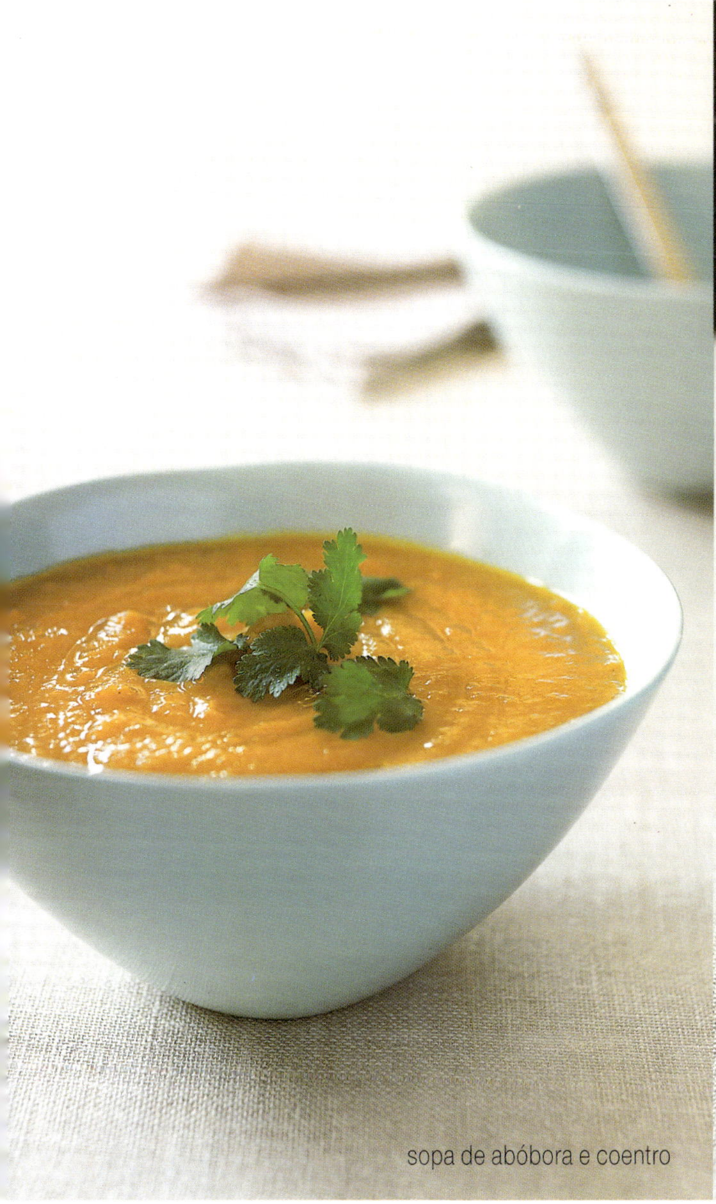
sopa de abóbora e coentro

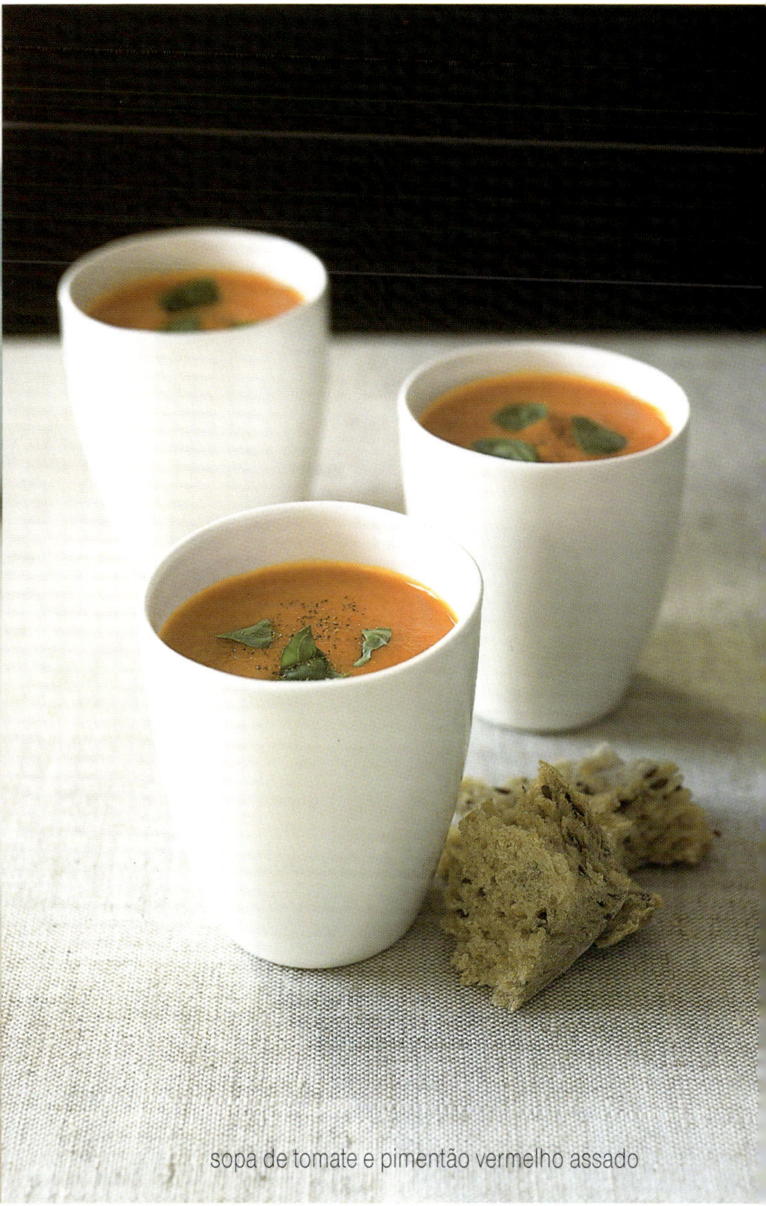
sopa de tomate e pimentão vermelho assado

sopa light de vegetais

4 porções para o almoço

1 litro de caldo de vegetais de boa qualidade
2 cenouras, fatiadas
2 talos de salsão (aipo) picados
1 cebola, picada
¼ de xícara (chá) de salsa picada grosseiramente
400 g de tomates em conserva esmagados
¼ de xícara (chá) de manjericão rasgado finamente
1 colher (sopa) de alecrim picado finamente

Ponha o caldo para ferver em uma panela larga. Adicione a cenoura, o salsão, a cebola, a salsa e o tomate e cozinhe em fogo brando por 30 minutos.

Acrescente o manjericão e o alecrim, misture e tempere a gosto.

1 porção = 1 unidade de vegetais

variação

sopa de carne

Para fazer uma sopa de carne, coloque 400 g de carne bovina cortada em cubos com os vegetais, a salsa e o tomate. Cozinhe em fogo brando por 1 hora, ou até que a carne esteja tenra.

1 porção = 1 unidade de proteína, 1 unidade de vegetais

beautiful borscht

4 porções para o almoço

4 beterrabas descascadas e cortadas em quatro
1 cenoura picada grosseiramente
1 chirivia picada grosseiramente
1 alho-poró, lavado e picado grosseiramente
1 cebola picada grosseiramente
3 folhas de louro
½ colher (chá) de pimenta-da-jamaica
½ xícara (chá) de suco de limão
1,5 litro de caldo de vegetais
2 colheres (sopa) de iogurte natural desnatado
1 punhado de salsa picada grosseiramente

Ponha os vegetais, as folhas de louro, a pimenta, o suco de limão e o caldo para ferver em uma panela larga. Abaixe o fogo e cozinhe em fogo brando por 45 minutos.

Deixe esfriar ligeiramente, depois retire as folhas de louro e bata no liquidificador ou com um processador manual. Tempere a gosto.

Reaqueça a sopa e sirva com uma colherada de iogurte desnatado e um pouco de salsa por cima. Esta sopa também pode ser servida fria.

1 porção = ½ unidade de vegetais

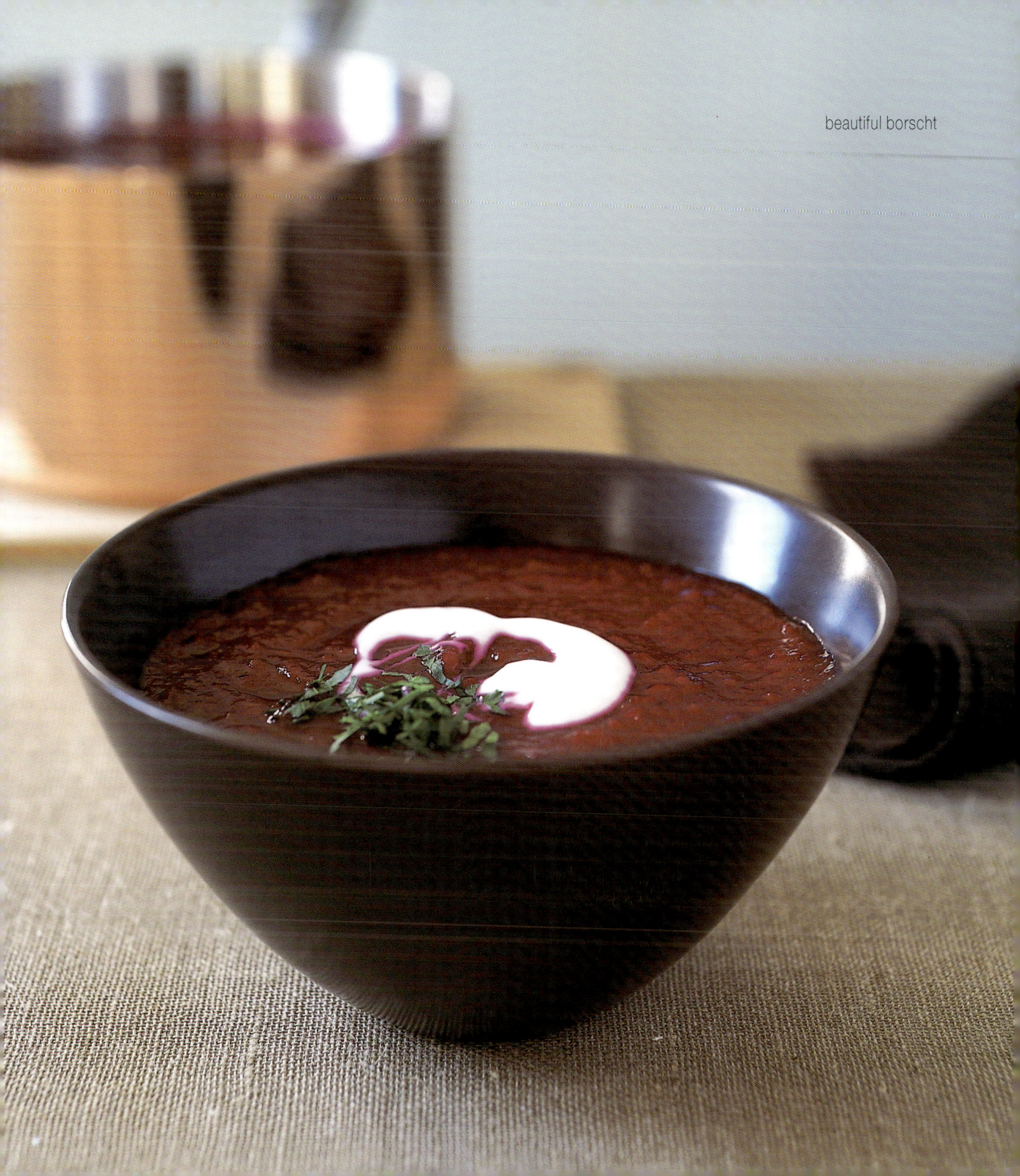

beautiful borscht

sopa de frango oriental

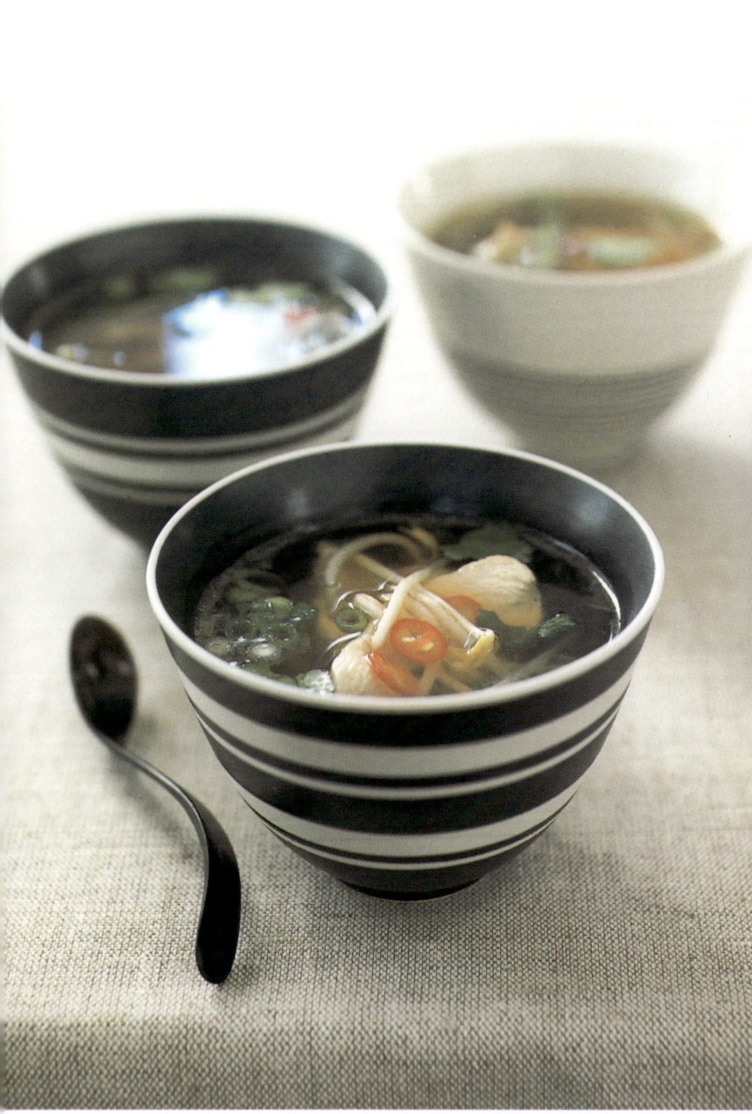

minestrone com almôndegas

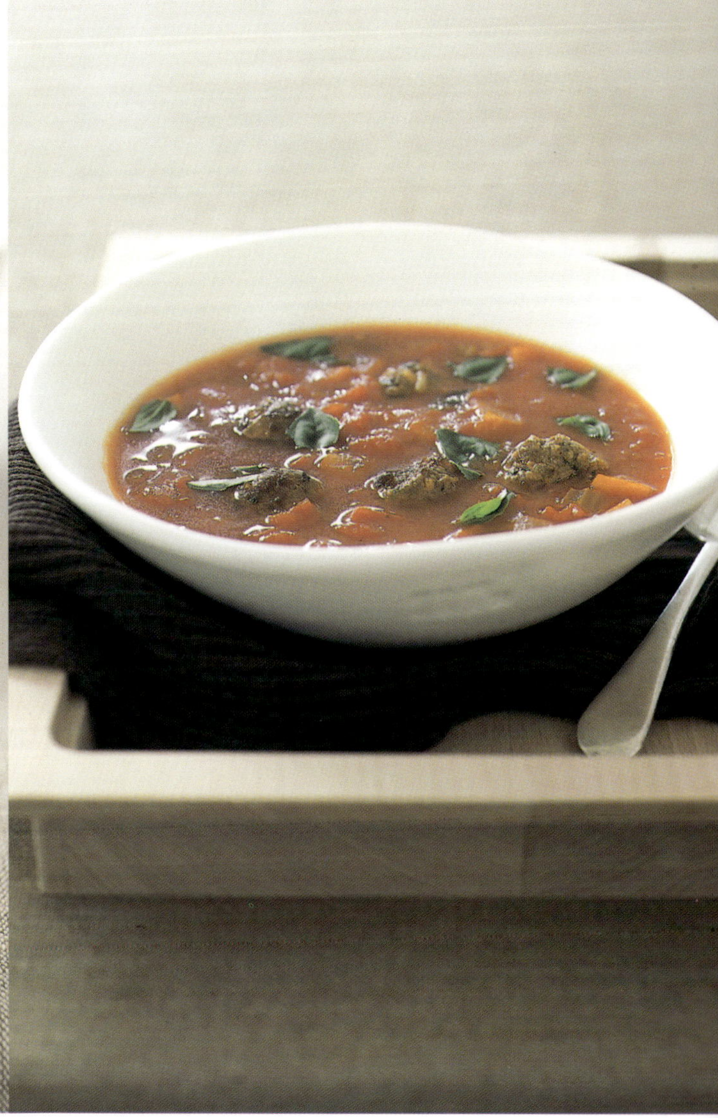

sopa de frango oriental

4 porções para o almoço

2 colheres (chá) de óleo de amendoim
2 talos de capim-cidreira picados
4 cebolinhas verdes picadas
1 pimenta vermelha fatiada
1 litro de caldo de galinha de boa qualidade
1 colher (sopa) de molho de peixe
1 colher (sopa) de shoyu (molho de soja)
400 g de peito de frango fatiado finamente
2 xícaras (chá) de broto de feijão
1 colher (chá) de adoçante à base de aspartame
coentro e hortelã picados

Aqueça o óleo em uma frigideira pequena sobre fogo médio. Adicione o capim-cidreira, a cebolinha verde e a pimenta. Cozinhe, mexendo, por 2 minutos. Retire do fogo e reserve.

Em uma panela média, leve o caldo à fervura. Acrescente a mistura de capim-cidreira, o molho de peixe, o shoyu, e o frango, depois abaixe o fogo e mantenha em fogo brando por 10 minutos, ou até que o frango fique cozido.

Acrescente os brotos de feijão e misture para esquentar toda a sopa. Tempere a gosto com o adoçante à base de aspartame – a doçura irá equilibrar o sabor da sopa. Sirva polvilhada com o coentro e a hortelã.

1 porção = 1 unidade de proteína, ½ unidade de vegetais

minestrone com almôndegas

4 porções para o almoço

ALMÔNDEGAS
½ cebola picada finamente
400 g de carne bovina magra moída
2 colheres (sopa) de salsa picada finamente
1 dente de alho esmagado
2 colheres (sopa) de óleo de oliva

SOPA
2 colheres (chá) de óleo de oliva
1 dente de alho esmagado
½ cebola picada
1 talo de salsão (aipo) picado
1 cenoura picada
800 g de tomates em conserva picados
1 xícara (chá) de caldo de carne
½ xícara (chá) de manjericão picado

Para preparar as almôndegas, misture todos os ingredientes, exceto o óleo, em uma tigela larga. Separe a mistura em porções de 1 colher (sopa) cheia, molde as almôndegas e reserve. Aqueça o óleo em uma frigideira larga sobre fogo alto. Adicione metade das almôndegas e cozinhe, virando-as ocasionalmente, por 8 – 10 minutos. Faça o mesmo com as almôndegas restantes. Não encha demais a frigideira ao fritar, caso contrário as almôndegas irão cozinhar lentamente.

Para a sopa, aqueça o óleo em uma panela larga sobre fogo médio. Adicione o alho, a cebola, o salsão e a cenoura e cozinhe, misturando constantemente, até que a cebola fique tenra. Adicione o tomate e o caldo e leve à fervura. Abaixe o fogo e cozinhe em fogo brando, com a panela tampada, por 10 minutos.

Adicione as almôndegas à sopa e cozinhe em fogo brando, com a panela destampada, por 3 minutos. Acrescente o manjericão, misture e tempere a gosto.

1 porção = 1 unidade de proteínas, ½ unidade de vegetais, 1 unidade de gordura

A Dieta para o Bem-estar Total nos encoraja a comer grandes quantidades de salada ou vegetais. As receitas seguintes são em sua maioria porções de almoço, mas elas podem ser facilmente convertidas para porções de jantar ao se duplicar a quantidade de proteína.

saladas

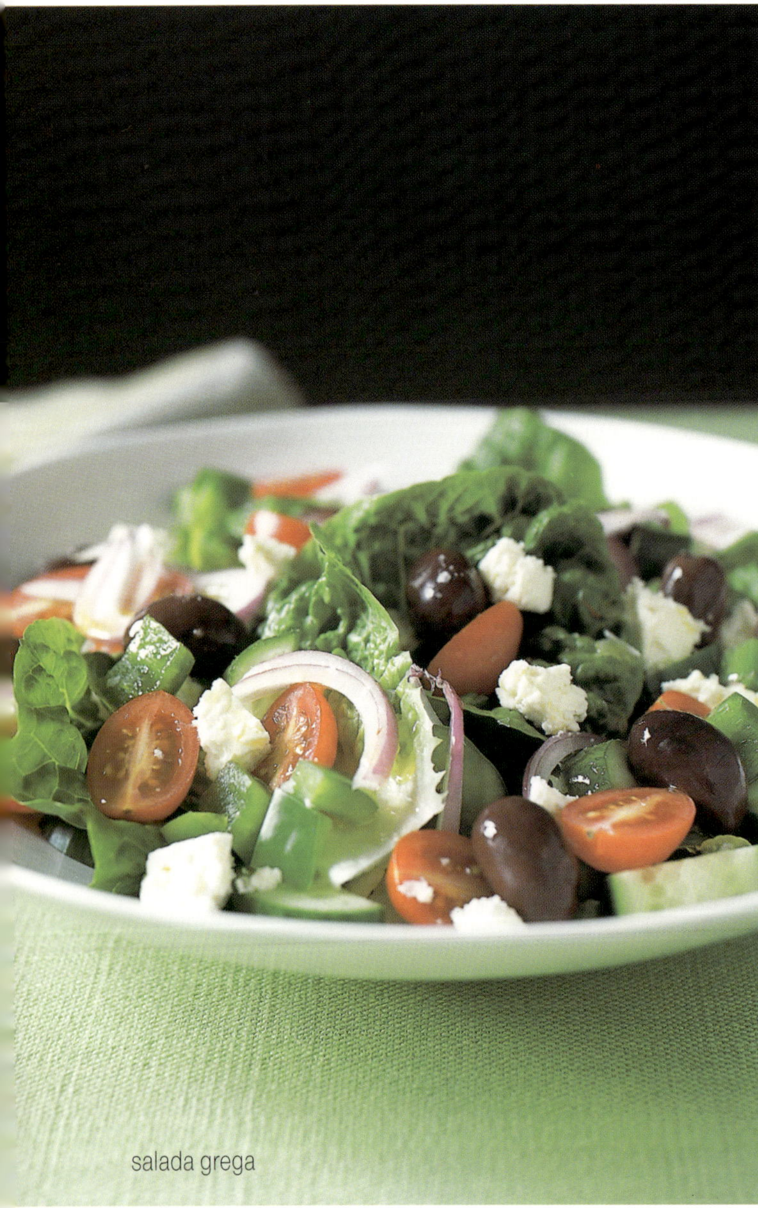

salada grega

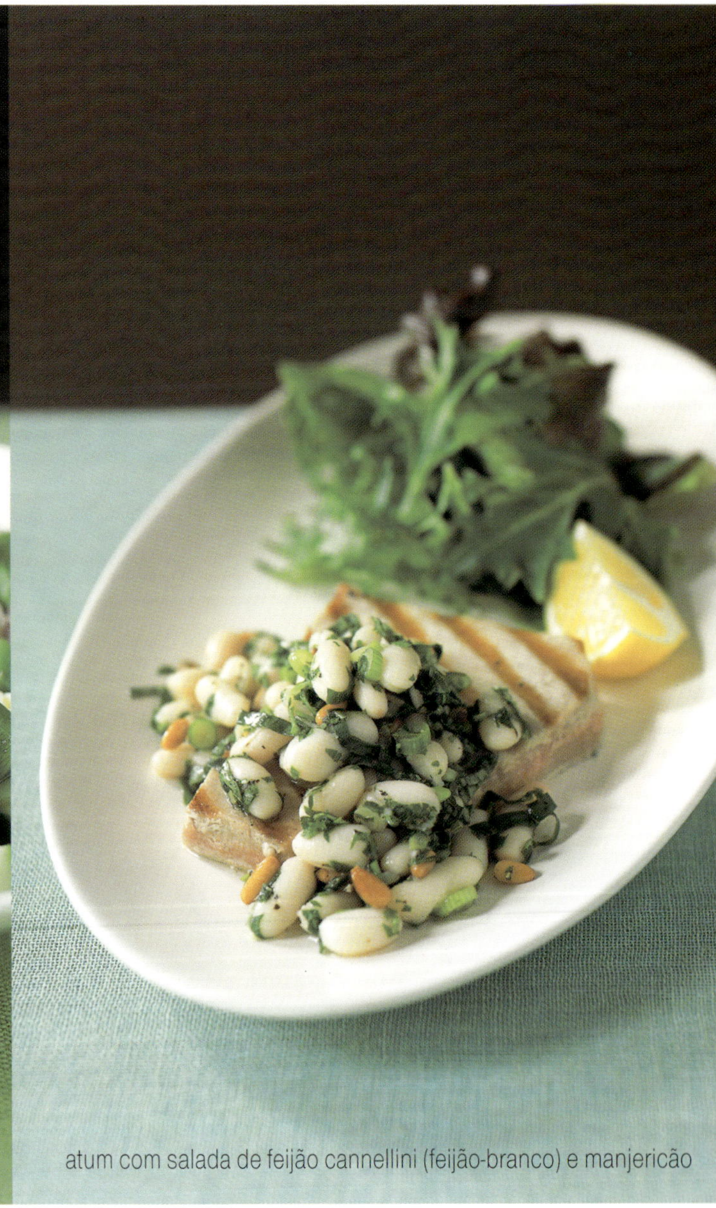

atum com salada de feijão cannellini (feijão-branco) e manjericão

salada grega

4 porções para o almoço

1 pé de alface-romana rasgado em pedaços grandes
2 pepinos pequenos picados grosseiramente
1 pimentão verde sem sementes e picado finamente
12 azeitonas kalamata (N. do T.: As azeitonas kalamata têm uma coloração que varia do preto ao roxo. Se você não encontrar, substitua por uma similar.)
4 tomates italianos vermelhos cortados em quatro
½ cebola vermelha fatiada finamente
2 colheres (sopa) de óleo de oliva
1 colher (sopa) de suco de limão
200 g de queijo feta light

Coloque a alface, o pepino, o pimentão, a azeitona, o tomate e a cebola em uma saladeira grande. Adicione o óleo e o suco de limão e misture. Tempere a gosto.

Esmigalhe o queijo feta por cima e sirva.

1 porção = 1 unidade de laticínio, 1 unidade de vegetais, 2 unidades de gordura

atum com salada de feijão cannellini (feijão-branco) e manjericão

4 porções para o almoço

1 colher (sopa) de pinólis
4 filés de atum (100 g cada)
spray de óleo de oliva
1 colher (sopa) de suco de limão
1 colher (sopa) de óleo de oliva
½ dente de alho esmagado
400 g de feijão cannellini branco em conserva, escorrido e lavado
½ xícara (chá) de manjericão fatiado finamente
⅓ de xícara (chá) de salsa picada finamente
¼ de xícara (chá) de cebolinhas verdes fatiadas finamente

Aqueça uma frigideira antiaderente pequena sobre fogo médio. Adicione os pinólis e misture por 5 minutos, ou até que fiquem tostados e dourados. Reserve.

Borrife ligeiramente os filés de atum com o spray de óleo (ou unte-os com óleo de oliva). Aqueça uma chapa para grelhar ou uma frigideira antiaderente larga sobre fogo alto até que ela quase comece a soltar fumaça. Coloque os filés de atum e grelhe cada lado por 2 minutos – o atum deve permanecer rosado e 'transparente' no meio (não fique tentado a cozinhar mais o atum ou ele ficará seco e desagradável). Deixe esfriar ligeiramente.

Disponha os ingredientes restantes e os pinólis em uma tigela e misture suavemente. Tempere a gosto.

Sirva o atum com a salada de feijões do lado.

1 porção = 1 unidade de proteína, 1½ unidade de pão, 2 unidades de gordura

salada de salmão com molho de estragão e alcaparras

4 porções para o almoço

100 g de vagens

400 g de salmão em conserva

12 tomates-cereja cortados ao meio

4 cebolinhas verdes fatiadas finamente

1 pé de alface-romana rasgado em pedaços

MOLHO

1 colher (sopa) de alcaparras picadas finamente

1 colher (sopa) de estragão picado finamente

2 colheres (chá) de suco de limão

1 colher (sopa) de óleo de oliva

Ponha uma panela pequena com água levemente salgada para ferver. Escalde as vagens por 5 minutos. Escorra-as e esfrie sob água corrente.

Em uma tigela pequena, misture todos os ingredientes do molho e tempere a gosto.

Escorra o salmão e coloque-o em uma saladeira com as vagens, os tomates, a cebolinha verde e a alface. Despeje o molho sobre a salada, misture bem e sirva imediatamente.

1 porção = 1 unidade de proteína, 1 unidade de vegetais, 1 unidade de gordura

variações

Salmão combina com muitos ingredientes. Experimente as seguintes combinações, ou crie a sua própria: salmão em conserva com cebola vermelha, pimentão, tomates e alface; salmão em conserva ou defumado com alcaparras, cebola vermelha, aspargos e endro (dill).

Atum em conserva também cria um almoço rápido e fácil quando é misturado com outros ingredientes de salada. Por exemplo, misture atum em conserva, salsão (aipo), tomates, pepino e alface e tempere com molho para salada sem óleo.

salada de frango tandoori

4 porções para o almoço

1½ colher (sopa) de tandoori em pasta (N. do T.: Tandoori é uma combinação indiana de especiarias, que inclui cominho, canela, cravo-da-índia, coentro, gengibre, páprica, cúrcuma, alho, folhas de louro, salsão e pimenta. Pode ser encontrado em lojas especializadas.)

50 g de iogurte natural desnatado

400 g de peito de frango sem pele

100 g de folhas de rúcula

4 tomates italianos maduros cortados em fatias grossas

2 pepinos pequenos à juliana (cortados em tiras finas)

ramos de coentro

gomos de limão

MOLHO

150 g de iogurte natural desnatado

2½ colheres (sopa) de molho de hortelã

1 colher (sopa) de óleo de oliva

2 colheres (sopa) de suco de limão

Misture a pasta de tandoori e o iogurte em uma tigela. Adicione o frango, virando-o para que fique completamente coberto pela mistura. Tampe a tigela e deixe na geladeira por um intervalo de 30 minutos a uma noite inteira – quanto mais você deixar, melhor será o resultado.

Aqueça uma chapa para grelhar ou uma frigideira antiaderente sobre fogo alto e cozinhe cada lado do frango por 6 minutos, ou até que ele fique completamente cozido. Reserve e deixe descansando por 5 minutos. Corte em tiras.

Misture todos os ingredientes do molho em uma tigela pequena. Coloque a rúcula, o tomate e o pepino em uma saladeira grande e cubra com o frango. Regue com o molho e sirva com os ramos de coentro e os gomos de limão.

1 porção = 1 unidade de proteína, ½ unidade de vegetais, 1 unidade de gordura

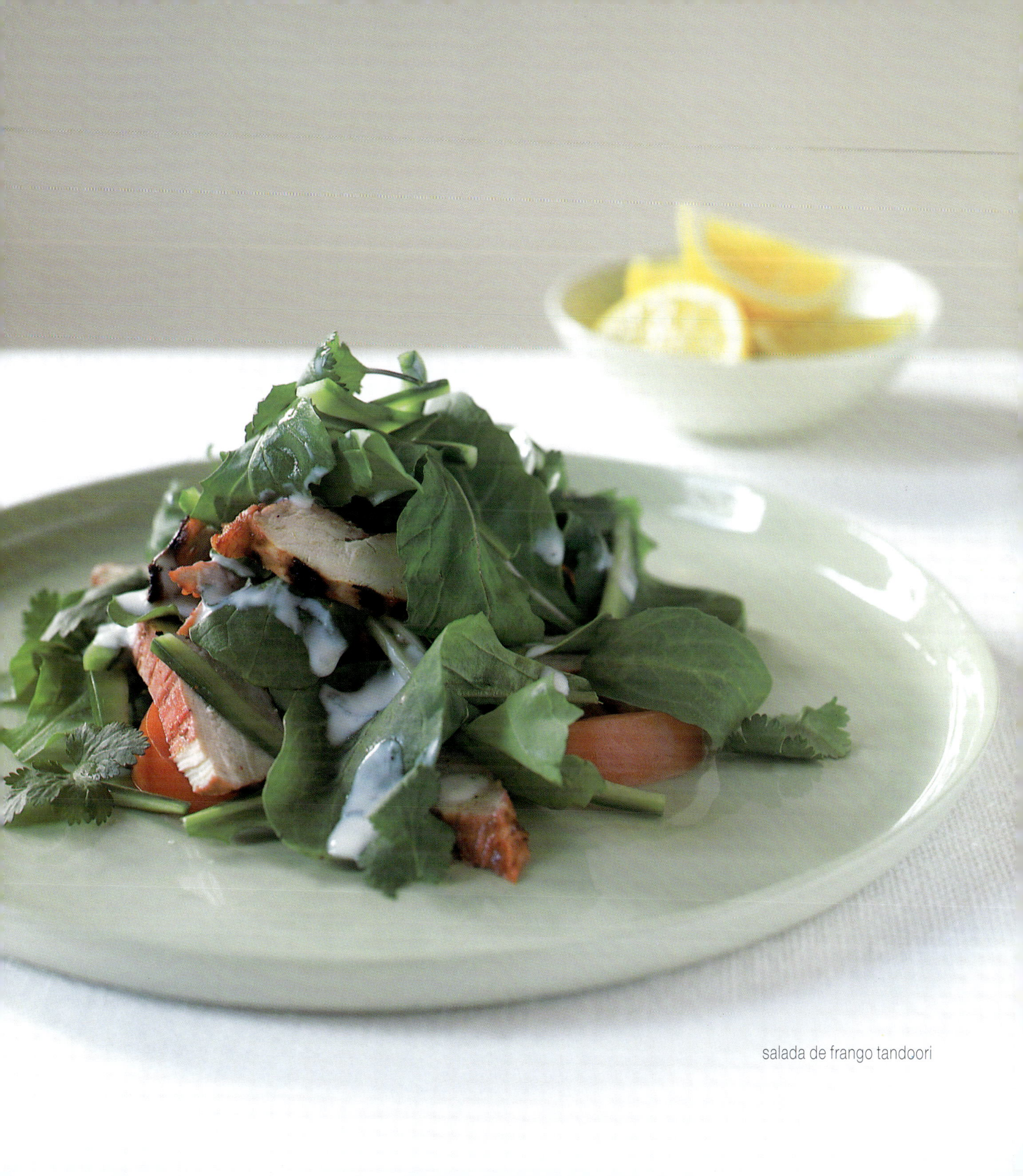

salada de frango tandoori

salada morna de frango

4 porções para o jantar

1 colher (sopa) de mostarda de ervas (N. do T.: Geralmente preparada com mostarda Dijon, vinagre ou suco de laranja e as ervas que a pessoa preferir: tomilho, estragão e alecrim. É possível encontrar em lojas especializadas.)
1 dente de alho esmagado
suco de 1 limão
800 g de filé de frango
50 g de ervilha-torta
100 g de folhas de rúcula
12 tomates-cereja cortados ao meio
1 abacate pequeno, fatiado
⅓ de xícara (chá) de manjericão picado grosseiramente
½ cebola vermelha fatiada finamente
1 colher (sopa) de óleo de oliva
2 colheres (chá) de vinagre balsâmico

Misture a mostarda, o alho e o suco de limão em uma tigela. Adicione o frango, virando-o para que fique completamente coberto pela mistura. Tampe e deixe na geladeira por 30 minutos.

Ponha uma panela pequena com água ligeiramente salgada para ferver. Escalde as ervilhas por 3 minutos. Escorra-as e esfrie sob água corrente.

Preaqueça bem uma grelha ou uma chapa para grelhar. Grelhe cada lado do frango por 5 minutos. Retire do fogo e deixe reservado por 5 minutos. Coloque as ervilhas, a rúcula, os tomates, o abacate, o manjericão e a cebola em uma saladeira larga. Adicione o óleo e o vinagre balsâmico e misture gentilmente. Acomode a salada em pratos, depois coloque o frango por cima e sirva imediatamente.

1 porção = 2 unidades de proteína, 1 unidade de vegetais, 3 unidades de gordura

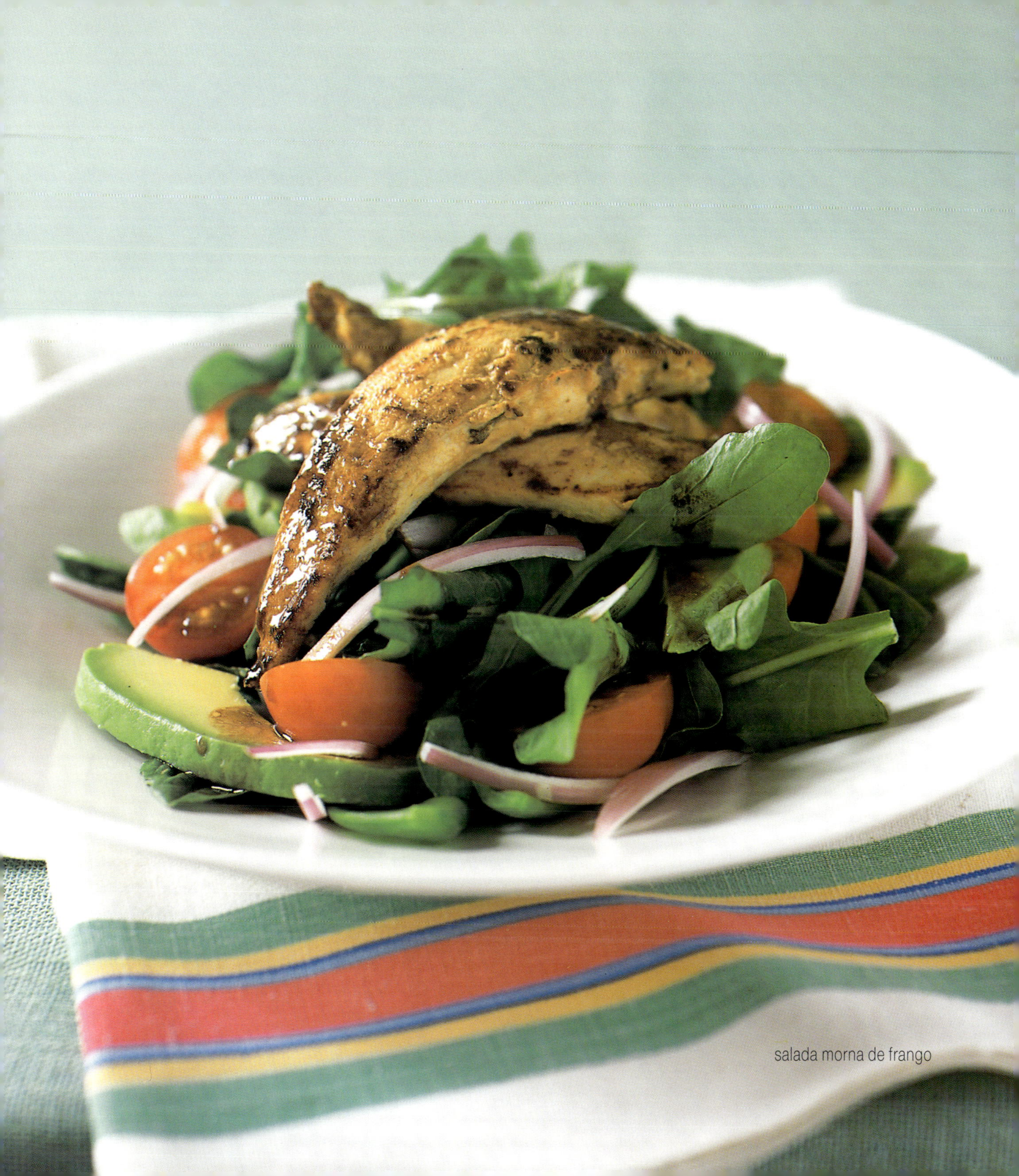

salada morna de frango

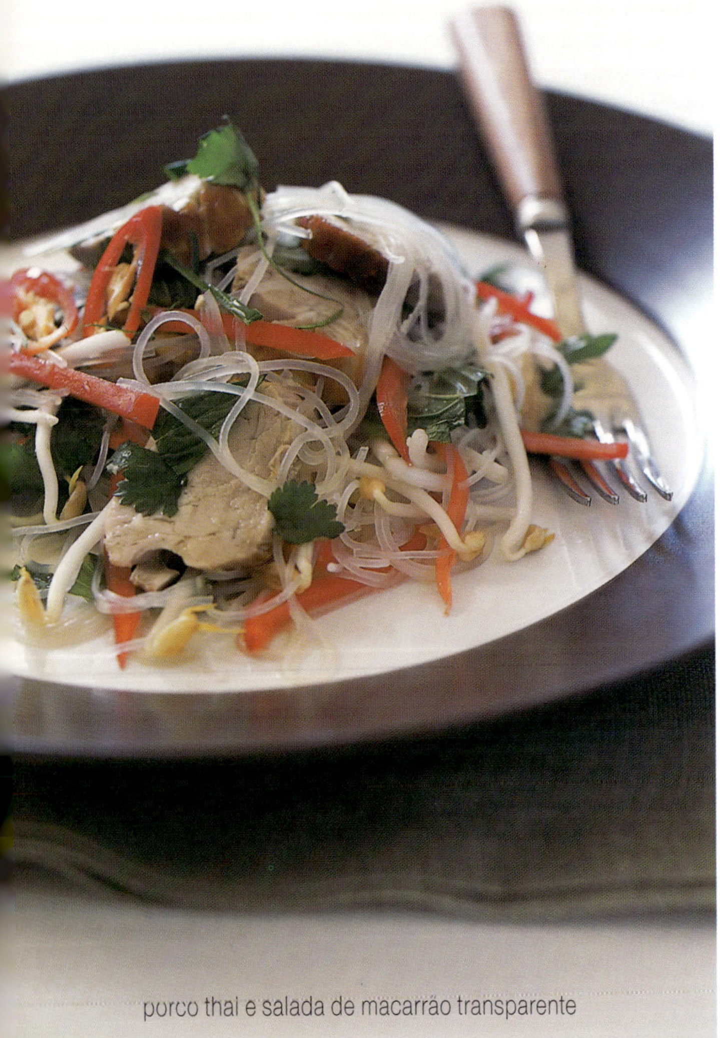

porco thai e salada de macarrão transparente

porco thai e salada de macarrão transparente

4 porções para o almoço

1 filé (400 g) de porco magro
2 colheres (chá) de óleo de amendoim
2 colheres (sopa) de molho de peixe
⅓ de xícara (chá) de suco de limão
1 colher (chá) de açúcar
2 colheres (chá) de alho picado
2 colheres (chá) de gengibre picado
1 pimenta vermelha, fatiada
3 folhas de lima kaffir rasgadas finamente
1 xícara (chá) de brotos de feijão
½ pimentão vermelho sem sementes e fatiado finamente
1 ⅓ de xícara (chá) de macarrão transparente (de arroz) cozido
1 punhado de folhas de hortelã
1 punhado folhas de coentro

Aqueça uma frigideira sobre fogo médio. Cubra o filé de porco com óleo e cozinhe por 12 minutos, virando-o para dourar completamente. Deixe reservado por 10 minutos.

Enquanto isso, misture o molho de peixe com o suco de limão e o açúcar em uma tigela pequena.

Fatie a carne finamente e coloque em uma tigela para servir com o alho, o gengibre, a pimenta, as folhas de lima, os brotos de feijão, o pimentão, o macarrão e as folhas de coentro e de hortelã. Coloque o molho sobre a salada e misture bem.

1 porção = 1 unidade de proteína, ½ unidade de vegetais, ½ unidade de gordura

salada de carne poché com molho vietnamita

4 porções para o almoço

2 xícaras (chá) de caldo de carne
1 anis-estrelado
2 tiras de raspas de laranja
1 pedaço (400 g) de miolo de alcatra (aproximadamente 50 mm de espessura)
150 g de salada mista de folhas
2 colheres (sopa) de folhas de hortelã rasgadas
2 colheres (sopa) de folhas de coentro rasgadas
60 g de brotos de ervilha-torta
½ cebola vermelha fatiada finamente
1 cenoura à juliana (cortada em tiras finas)
½ pimentão vermelho sem sementes e fatiado finamente
MOLHO
1 colher (sopa) de óleo de oliva
3 colheres (chá) de molho de peixe
2 colheres (chá) de vinagre de arroz
½ dente de alho picado
1 pedaço de 2 cm de capim-cidreira fatiado finamente
1 pimenta vermelha fatiada finamente

Ponha o caldo para ferver em uma panela. Adicione o anis-estrelado e a raspas de laranja, depois abaixe o fogo para cozinhar lentamente por alguns minutos, permitindo a infusão dos sabores. Acrescente a carne e leve à fervura. Retire a panela do fogo e deixe descansar por 15 minutos para que a carne cozinhe suavemente – ela deverá permanecer mal-passada no centro. Escorra e reserve.

Bata rapidamente todos os ingredientes do molho em uma tigela. Coloque os ingredientes restantes em uma outra tigela, então derrame o molho por cima e misture tudo.

Fatie a carne em tiras finas e sirva com a salada.

1 porção = 1 unidade de proteína, 1 unidade de vegetais, 1 unidade de gordura

salada de rosbife e beterraba

4 porções para o almoço

2 beterrabas cozidas, descascadas e cortadas em quatro
50 g de queijo parmesão ralado em lascas
400 g de rosbife frio fatiado finamente
uma quantidade generosa de salada de folhas verdes (espinafre baby, rúcula, alface-romana, etc.)
½ xícara (chá) de manjericão rasgado
MOLHO
2 colheres (sopa) de óleo de oliva
1 colher (sopa) de vinagre balsâmico
1 dente de alho picado
½ colher (chá) de adoçante à base de aspartame
1 colher (chá) de mostarda Dijon

Em uma tigela pequena, misture rapidamente todos os ingredientes do molho.

Misture os ingredientes restantes em uma tigela larga. Derrame o molho por cima, mexa e tempere a gosto.

1 porção = 1 unidade de proteína, ½ unidade de laticínio, 1 unidade de vegetais, 2 unidades de gordura

salada thai de carne

4 porções para o jantar

800 g de miolo de alcatra
1 colher (sopa) de óleo de oliva
100 g de folhas de espinafre baby
1 pimentão vermelho sem sementes e fatiado finamente
1½ xícara (chá) de brotos de feijão
4 cebolinhas verdes, fatiadas finamente
½ xícara (chá) de folhas de coentro
2 colheres (sopa) de hortelã picada

MOLHO
2 colheres (sopa) de suco de limão
1 colher (sopa) de molho de peixe
1 colher (sopa) de shoyu (molho de soja)
1 dente de alho esmagado
1 pimenta vermelha sem sementes e picada

Aqueça bem uma chapa para grelhar ou uma churrasqueira.

Unte a carne com o óleo e cozinhe cada lado por 3 - 4 minutos até ficar ao ponto, ou ficar do jeito que você preferir.

Coloque os filés em um local morno, ou cubra-os com papel-alumínio, e deixe-os descansando por 5.

Enquanto isso, misture todos os ingredientes do molho em uma tigela pequena.

Fatie a carne ao comprido em tiras finas.

Acomode a carne e os ingredientes restantes em uma tigela larga. Derrame o molho sobre a salada, depois misture gentilmente e sirva.

1 porção = 2 unidades de proteína, 1 unidade de vegetais, 1 unidade de gordura

salada morna de cordeiro marroquino com tomates assados

4 porções para o almoço

4 tomates italianos maduros
pimenta-do-reino moída na hora
2 colheres (chá) de páprica suave
1 dente de alho esmagado
1 colher (chá) de cominho moído
1 colher (chá) de garam marsala
1 colher (sopa) de óleo de oliva
400 g de filés de cordeiro
1 cebola vermelha fatiada
1 pepino pequeno fatiado
100 g de folhas de rúcula

MOLHO
1 colher (sopa) de óleo de oliva
1 colher (sopa) de vinagre balsâmico
2 colheres (sopa) de suco de limão
pimenta-do-reino moída na hora

Preaqueça o forno à temperatura de 180°C. Forre uma assadeira com papel-manteiga. Fatie os tomates ao comprido e remova as sementes. Acomode- os na assadeira preparada e tempere com pimenta. Asse por 20 minutos. Retire do forno e deixe esfriar. Em uma tigela, misture a páprica, o alho, o cominho, o garam marsala e o óleo. Aqueça bem uma chapa ou uma churrasqueira. Mergulhe a carne na mistura de temperos, depois cozinhe cada lado por 2 minutos. Acomode os filés em um local morno, ou cubra-os com papel-alumínio, e deixe-os reservados por 5 minutos para descansar.

Em uma tigela pequena, misture todos os ingredientes do molho. Numa outra vasilha, coloque a cebola, o pepino e as folhas de rúcula. Adicione o molho e misture bem. Sirva intercalando camadas de salada, de filés e de tomates assados.

1 porção = 1 unidade de proteína, 1 unidade de vegetais, 2 unidades de gordura

salada thai de carne

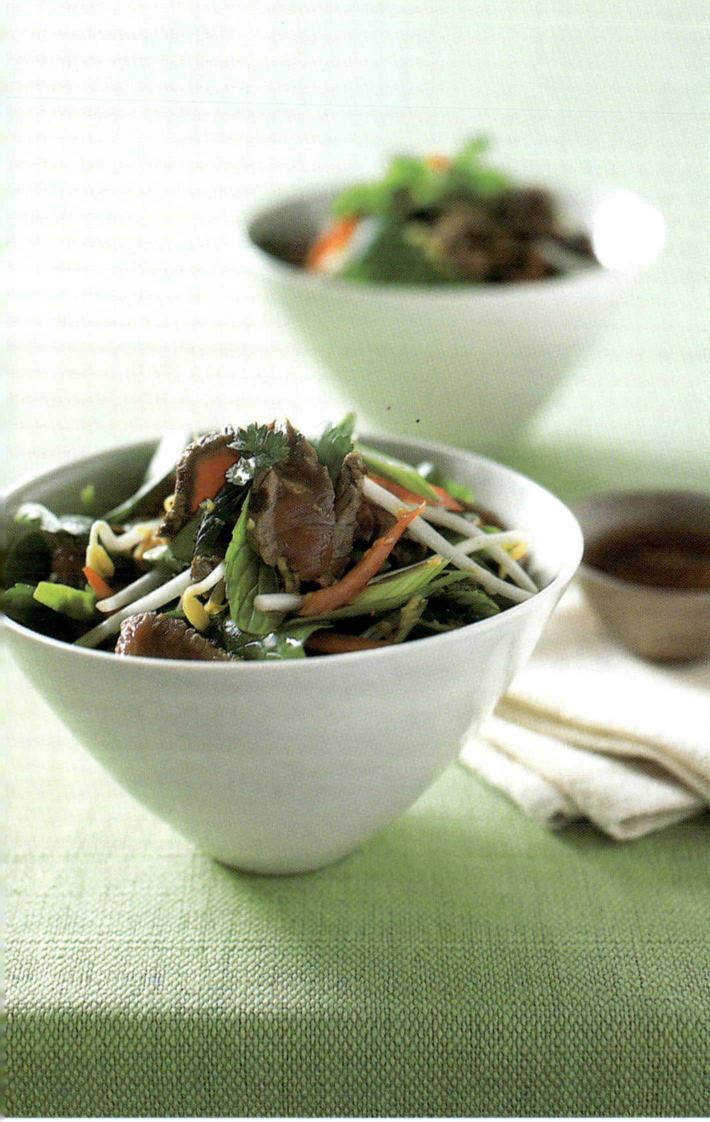

salada morna de cordeiro marroquino com tomates assados

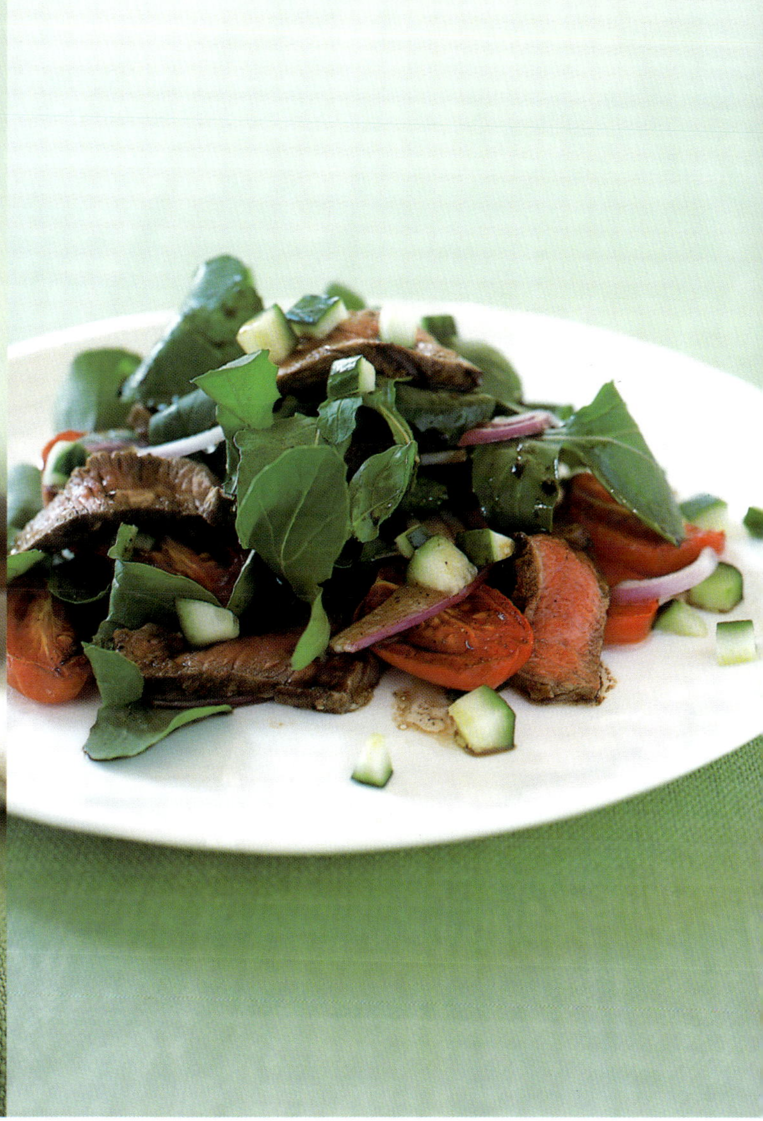

Os ovos são uma excelente fonte de proteína, e uma parte importante da Dieta para o Bem-estar Total. Este capítulo mostra como é fácil preparar rapidamente refeições saborosas com ovos – um dos ingredientes mais versáteis que existem.

ovos e coisinhas

ovos mexidos

4 porções para o café-da-manhã /almoço

8 ovos
200 ml de leite desnatado
¼ de xícara (chá) de salsa picada

Em uma tigela pequena, bata ligeiramente os ovos e o leite e tempere um pouco.

Aqueça uma frigideira antiaderente sobre fogo médio. Despeje a mistura de ovos e deixe-os cozinhar por inteiro, arrastando repetidamente o que já estiver cozido para o centro e inclinando a frigideira para que a parte crua escorra para as laterais.

Polvilhe com a salsa e sirva imediatamente.

1 porção = 1 unidade de proteína

omelete de 2 ovos

1 porção para o jantar

2 ovos
1 colher (sopa) de água fria
2 colheres (chá) de óleo de oliva
100 g de presunto magro cortado em lascas
¼ de abobrinha em fatias finas
2 colheres (chá) de salsa picada finamente
1 cebolinha verde fatiada finamente

Bata levemente os ovos com água em uma tigela pequena.

Aqueça o óleo em uma frigideira antiaderente sobre fogo alto. Acrescente os ovos e incline a frigideira para que eles cubram a base. Cozinhe por 2 minutos ou até que a mistura comece a ficar firme.

Acomode o presunto e a abobrinha em uma camada uniforme sobre a mistura de ovos. Continue a cozinhar até que a omelete esteja firme. Polvilhe a salsa e a cebolinha verde por cima e tempere levemente. Dobre a omelete ao meio e sirva imediatamente.

1 porção = 2 unidades de proteína, 2 unidades de gordura

variação

Omeletes são uma base maravilhosa para quase todos os ingredientes. Experimente com abóbora assada, alho-poró e tomilho; cebola vermelha, pimentão e manjericão; salmão defumado, cebolinha e espinafre; ou fique com a combinação mais tradicional de tomate e bacon.

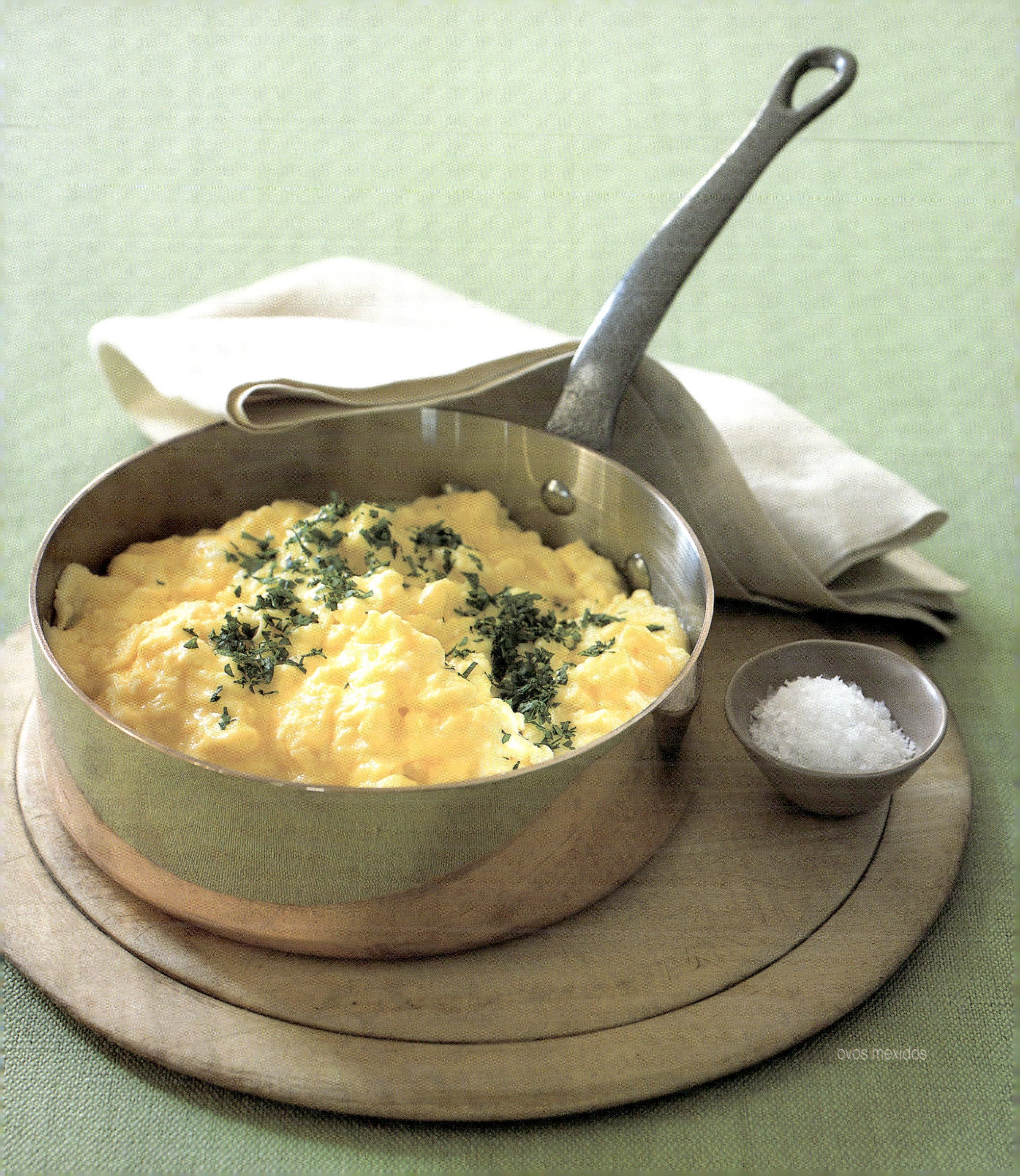

ovos mexidos

frittata de abóbora e espinafre

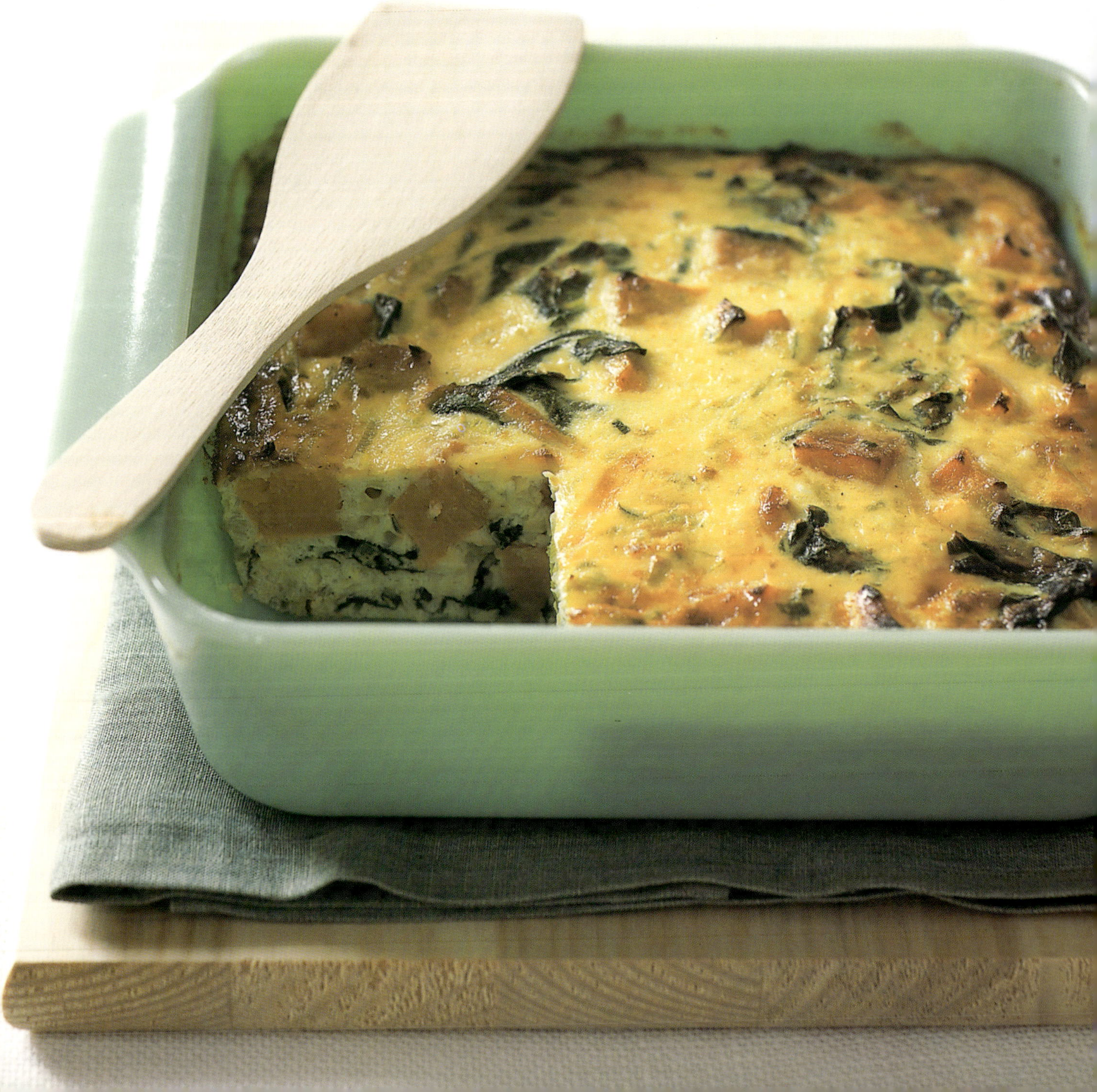

frittata de abóbora e espinafre

4 porções para o almoço

400 g de abóbora descascada e cortada em cubos de 3 cm
1 colher (sopa) de óleo de oliva
1 colher (chá) de shoyu (molho de soja)
2 alhos-porós lavados e fatiados finamente
2 dentes de alho esmagados
300 g de folhas de espinafre baby
pimenta-do-reino moída na hora
8 ovos
400 g de iogurte natural desnatado
50 g de queijo ralado

Preaqueça o forno à temperatura de 170°C. Unte uma assadeira pequena com um pouco de óleo.

Coloque a abóbora em uma tigela com 1 colher (chá) de óleo e shoyu e misture completamente. Derrame a abóbora sobre a assadeira e asse por 25 minutos.

Aqueça o óleo restante em uma frigideira sobre fogo médio. Adicione o alho-poró e refogue por 5 minutos, ou até que fique tenro. Acrescente o alho e as folhas de espinafre e cozinhe até que o espinafre tenha murchado. Despeje essa mistura sobre uma superfície de trabalho e pique grosseiramente. Tempere a gosto com pimenta.

Bata rapidamente os ovos, o iogurte e o queijo em uma tigela larga. Adicione à mistura de abóbora e espinafre e mexa devagar. Despeje todo o conteúdo da tigela em uma assadeira preparada e asse no forno por 20 minutos, ou até que fique firme. Sirva com salada.

1 porção = 1 unidade de proteína, 1 unidade de laticínio, 2 unidades de vegetais, 1 unidade de gordura

frittata de presunto e vegetais

4 porções para o almoço

8 ovos, levemente batidos
½ xícara (chá) de leite desnatado
4 cebolinhas verdes fatiadas finamente
1 abobrinha pequena fatiada
8 tomates-cereja cortados ao meio
4 cogumelos fatiados
400 g de presunto magro (ou de frango cozido)
1 colher (sopa) de manjericão picado
2 colheres (sopa) de parmesão ralado
pimenta-do-reino moída na hora

Preaqueça o forno à temperatura de 170°C. Com um pouco de óleo, unte ligeiramente uma assadeira de 20 cm, refratária, para torta.

Em uma tigela larga, bata rapidamente os ovos com o leite. Adicione os ingredientes restantes e misture bem.

Derrame a mistura na assadeira de torta e asse por 35 – 40 minutos, ou até que esteja firme. Sirva com uma salada de folhas.

1 porção = 2 unidades de proteína, 1 unidade de vegetais

torrada francesa

4 porções para o café-da-manhã

4 ovos
⅓ de xícara (chá) de leite desnatado
1 colher (chá) de canela em pó
4 fatias de pão integral
spray de óleo de oliva
morangos frescos

Em uma tigela rasa, bata levemente os ovos com o leite e a canela. Coloque uma fatia de pão na tigela, embebendo-a na mistura de ovos.

Enquanto isso, borrife uma frigideira antiaderente com óleo e aqueça sobre fogo médio. Coloque o pão embebido na frigideira e cozinhe cada lado por 30 segundos, ou até que fique ligeiramente dourado. Faça o mesmo com o restante do pão e da mistura de ovos.

Sirva polvilhado com um pouco mais de canela em pó e com morangos frescos da sua cota diária de frutas.

1 porção = ½ unidade de proteína, 1 unidade de pão, 1 unidade de fruta

batata assada com presunto, alecrim e cheddar

1 porção para o almoço

1 batata grande
100 g de presunto magro picado
1 colher (chá) de alecrim picado finamente
2 cebolinhas verdes fatiadas finamente
25 g de queijo ralado

Preaqueça o forno à temperatura de 200°C.

Embrulhe a batata em papel-alumínio e asse na grade do forno por 35 – 40 minutos, ou até que esteja macia ao ser levemente pressionada.

Remova o papel-alumínio e corte a batata ao meio. Com uma colher de chá, retire cuidadosamente a polpa da batata e coloque em uma tigela. Adicione o presunto, o alecrim, a cebolinha verde e o queijo (reservando um pouco do queijo para mais tarde) e misture bem. Com uma colher, coloque a mistura de batata e presunto de volta na casca da batata, depois polvilhe com o queijo restante. Acomode em uma assadeira e asse por 10 minutos, ou até o queijo estar derretido. Sirva com uma salada crocante.

1 porção = 1 unidade de proteína, 1½ unidade de pão, 1 unidade de laticínio

variações

Batatas assadas podem ser um excelente jantar quando não há muito na despensa. Faça uma busca no armário da cozinha e veja o que você pode encontrar – você ficará surpreso com a quantidade de coisas que combinam com uma batata assada. Aqui estão algumas sugestões para começar: cebola caramelada e queijo feta light; bacon magro, alecrim e folhas de rúcula; frango pochê, alho-poró e ervas frescas; ou atum, limão e cebolinha verde.

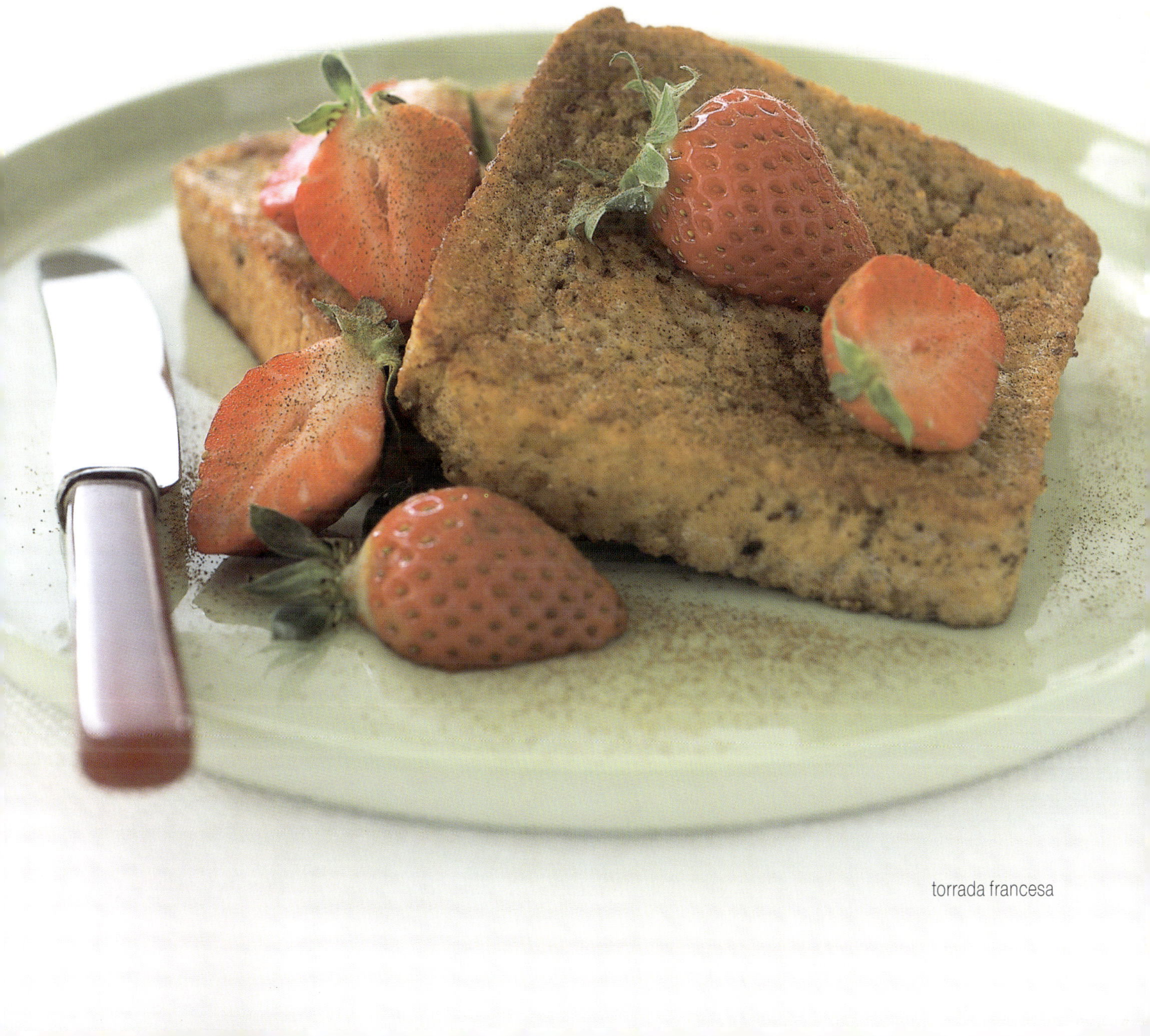

torrada francesa

Na Austrália (como no Brasil, N. do T.) há uma grande variedade de carnes e peixes frescos de boa qualidade nos supermercados e açougues. Quando se quer uma carne para o almoço ou o jantar, geralmente não é necessário nada além de alguns temperos ou de uma simples marinada. Depois, basta jogar a carne na churrasqueira ou na grelha. É realmente fácil assim.

molhos, marinadas e temperos

molhos

Qual o melhor modo de servir uma carne?
O número de molhos na culinária é praticamente infinito, e todo mundo tem o seu favorito. Aqui estão alguns molhos comumente usados que são deliciosos e estão de acordo com os parâmetros da Dieta para o Bem-estar Total.

gremolata de azeitona

Faz cerca de 1 ½ xícara (chá)

1 punhado de salsa
raspas da casca de 1 limão
suco de ½ limão
2 dentes de alho
100 g de azeitonas sem caroço
¼ de xícara (chá) de óleo de oliva
pimenta-do-reino moída na hora

Coloque todos os ingredientes, exceto o óleo e a pimenta, em um processador de alimentos e bata levemente. A seguir, com o processador ainda ligado, adicione óleo suficiente para formar uma pasta espessa. Tempere a gosto com pimenta. Sirva sobre peixe ou frango assado.

1 porção (1 colher de sopa) = 1 unidade de gordura

relish de salsa

Faz cerca de 1 ½ xícara (chá)

1 punhado de salsa
6 filés de anchova
2 colheres (sopa) de alcaparras baby
raspas da casca de 2 limões
½ xícara (chá) de suco de limão
¼ de xícara (chá) de óleo de oliva
pimenta-do-reino moída na hora

Coloque todos os ingredientes, exceto o óleo e a pimenta, em um processador de alimentos e bata levemente. Depois, com o processador ainda ligado, adicione óleo suficiente para formar uma pasta espessa. Tempere a gosto com pimenta. Sirva um pedaço de carne bovina ou de cordeiro assado com uma colherada desse relish por cima.

1 porção (1 colher de sopa) = 1 unidade de gordura

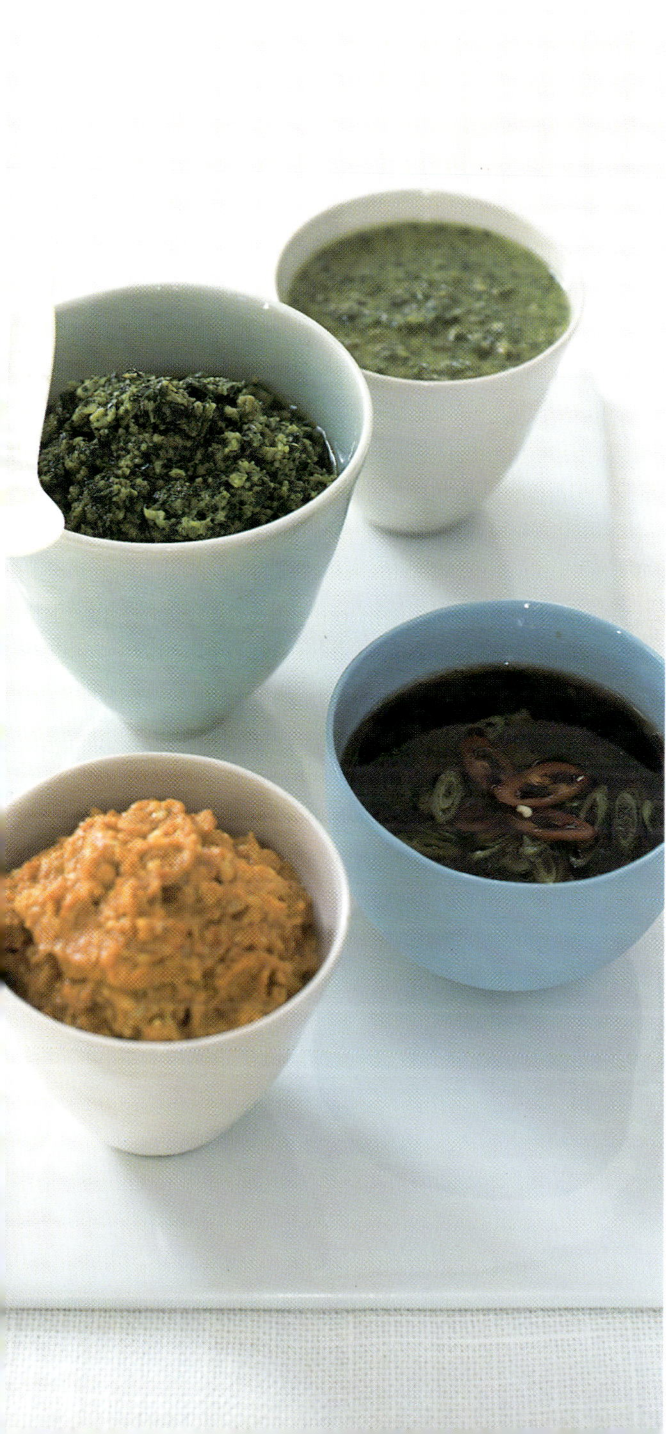

molho de iogurte

Faz cerca de 1 xícara (chá)

1 xícara (chá) de iogurte natural desnatado
1 colher (sopa) de hortelã picada
½ dente de alho picado finamente
2 colheres (chá) de suco de limão
½ colher (chá) de cominho moído

Coloque todos os ingredientes em uma tigela e misture bem. Tempere a gosto. Cubra e refrigere por 10 minutos antes de utilizá-lo. Se o molho ficar muito grosso, adicione um pouco de água para diluir.

Sirva com cordeiro ou frango grelhado.

1 porção = ¼ de xícara (chá)

molho de missô e gergelim

Faz cerca de 1 xícara (chá)

2 colheres (sopa) de sementes de gergelim
1 colher (sopa) de pasta de missô vermelho
1 colher (chá) de açúcar mascavo
1 colher (chá) de gengibre ralado
1 colher (sopa) de suco de limão
½ xícara (chá) de caldo de galinha

Frite as sementes de gergelim em uma frigideira antiaderente seca sobre fogo médio por 5 minutos, ou até que fiquem douradas.

Coloque todos os ingredientes em uma tigela e misture bem. Sirva regando sobre peixe, frango ou vegetais.

1 porção (¼ de xícara – chá) = 1 unidade de gordura

pesto de pimentão vermelho

Faz cerca de 1½ xícara (chá)

2 pimentões vermelhos cortados ao meio e sem sementes
2 colheres (sopa) de óleo de oliva
2 dentes de alho
50 g de parmesão
2 colheres (sopa) de pinólis

Preaqueça o forno à temperatura de 180°C.

Coloque os pimentões com a pele para cima em uma assadeira rasa e regue com metade do óleo. Asse por 25 minutos. Retire do forno, cubra com papel-alumínio e deixe esfriar ligeiramente. Descasque os pimentões e descarte a pele.

Coloque todos os ingredientes em um processador de alimentos e bata até obter uma pasta macia. Tempere a gosto.

Sirva com cordeiro, carne bovina ou frango grelhado, ou use para temperar filés de cordeiro antes de assá-los na churrasqueira.

1 porção (1 colher – sopa) = 2 unidades de gordura

molho de tomate e pimenta vermelha

Faz cerca de 2 ½ xícaras (chá)

1 colher (chá) de óleo de oliva
½ cebola picada finamente
1 dente de alho picado finamente
6 tomates picados
1 pimenta vermelha picada finamente
1 colher (chá) de açúcar cristal
½ xícara (chá) de água
1 colher (sopa) de salsa picada finamente
1 colher (sopa) de folhas de coentro picadas finamente

Aqueça o óleo em uma panela média sobre fogo baixo. Adicione a cebola e o alho e cozinhe por 5 minutos, ou até que fiquem tenros. Acrescente o tomate, a pimenta, o açúcar e a água. Aumente para fogo médio, depois tampe a panela e cozinhe por 10 minutos.

Destampe e deixe no fogo brando por mais 10 minutos, ou até que engrosse.

Misture as ervas e tempere bem. Despeje o molho em uma garrafa ou pote esterilizado e guarde, refrigerado, por até 2 semanas.

1 porção = ¼ de xícara (chá)

marinadas

Marinadas podem ser utilizadas para amaciar ou dar sabor a carnes e peixes. Agentes ativos, como o vinagre e o suco de limão, amaciam a carne e funcionam bem com cortes mais duros. Marinadas à base de óleo ou água são utilizadas principalmente para acentuar o sabor.

As marinadas a seguir são suficientes para 800 g de carne vermelha, de frango ou de peixe. Para preparar cada marinada, simplesmente misture todos os ingredientes em uma tigela pequena. Coloque a carne em uma travessa rasa e cubra-a com a marinada. Vire a carne para temperá-la completamente, depois cubra a travessa e refrigere por até 24 horas. Retire a carne da marinada e cozinhe como desejar (veja páginas 200–2).

É importante não utilizar nenhum resto de marinada como molho, a menos que ela tenha sido cozida de alguma maneira (por exemplo, o molho tandoori que é regado sobre a carne). Depois que a marinada entra em contato com a carne ou o peixe crus, há uma transferência de bactérias que podem ser prejudiciais aos seres humanos.

shoyu e gengibre

¼ de xícara (chá) de shoyu (molho de soja)
1 colher (chá) de gengibre ralado
2 colheres (chá) de mel
1 colher (sopa) de suco de limão

pimenta vermelha e limão

1 colher (chá) de açúcar
⅓ de xícara (chá) de shoyu (molho de soja) light
suco de 2 limões
1 colher (chá) de molho de peixe
½ pimenta vermelha fatiada finamente
1 colher (chá) de óleo de gergelim
1 dente de alho esmagado
1 pedaço de gengibre de 2 cm rasgado
3 cebolinhas fatiadas finamente

chinesa de cinco especiarias

2 colheres (sopa) de molho de ostra
1 colher (sopa) de molho hoisin (N. do T.: É um molho chinês feito com soja, pimenta vermelha, alho e outras especiarias. Também é chamado de molho pequim. Pode ser encontrado em lojas especializadas.)
1 colher (sopa) de xerez seco
½ dente de alho esmagado
1 colher (chá) de tempero chinês das cinco especiarias em pó (N. do T.: Cinco especiarias é um tempero chinês feito com canela, anis-estrelado, cravo, pimenta e erva-doce.)

à moda thai

¼ de xícara (chá) de suco de limão
2 colheres (sopa) de molho de peixe
1 pimenta vermelha pequena picada finamente
1 colher (chá) de açúcar mascavo
¼ de xícara (chá) de folhas de coentro

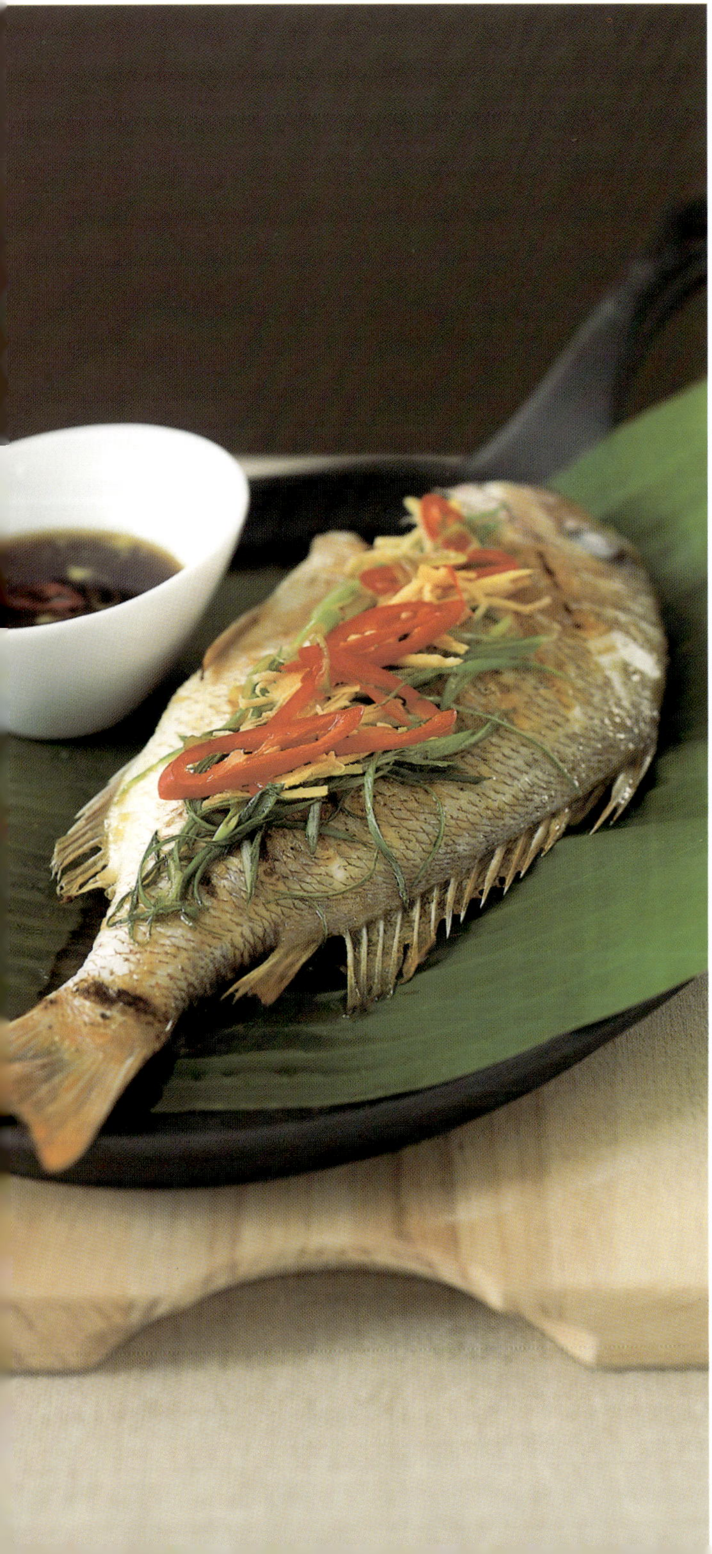

à moda grega

¼ de xícara (chá) de suco de limão
2 colheres (chá) de raspas de casca de limão
1 colher (sopa) de salsa picada
1 colher (sopa) de manjericão picado
1 dente de alho picado finamente
2 colheres (sopa) de óleo de oliva
2 colheres (chá) de orégano

tandoori

⅓ de xícara (chá) de pasta de tandoori (N. do T.: Tandoori é uma combinação indiana de cominho, canela, cravo-da-índia, coentro, gengibre e outros temperos. Pode ser encontrado em lojas especializadas.)
1 colher (chá) de cominho moído
1 colher (sopa) de suco de limão
250 g de iogurte natural desnatado
1 dente de alho esmagado

para frutos do mar

1 colher (sopa) de óleo de oliva
2 colheres (sopa) de vinagre de vinho branco
2 colheres (chá) de funcho (erva-doce)
½ dente de alho picado finamente

para carne bovina ou de cordeiro

½ xícara (chá) de vinho tinto
1 colher (sopa) de vinagre balsâmico
1 colher (sopa) de óleo de oliva
galhos de tomilho
galhos de alecrim
1 dente de alho esmagado
2 folhas de louro
2 cebolinhas verdes picadas grosseiramente

temperos

Os temperos talvez sejam a maneira mais rápida de dar um toque especial a um pedaço de carne ou de peixe. Não há segredos: apenas escolha as suas ervas e especiarias preferidas e polvilhe ou esfregue-as com um pouco de óleo sobre a carne crua. Trabalhe o tempero na carne com os seus dedos para assegurar que toda a superfície esteja coberta. Temperos funcionam melhor quando a carne vai ser grelhada (veja página 201): lembre-se de passar óleo na carne, não na chapa para grelhar, do contrário a carne irá fritar em vez de grelhar.

A maioria das seguintes receitas pode ser misturada à mão em uma tigela pequena. Aquelas com ingredientes maiores, como as folhas de louro, precisam ser passadas por um processador de alimentos ou um processador manual. Usar um almofariz também é uma excelente maneira de misturar as ervas sem perder o frescor delas. Apenas adicione óleo suficiente para umedecer o tempero – ele não deve ficar muito úmido, senão a carne não será grelhada eficazmente.

Temperos não podem ser armazenados: prepare-os conforme você precisar deles.

limão e pimenta

lemon pepper (N. do T.: Tempero em pó que mistura limão, pimenta e outras especiarias. Pode ser encontrado em lojas especializadas.)
tomilho

zesty

hortelã
raspas de casca de limão
páprica

à moda mexicana

raspas de casca de limão
cominho moído
coentro moído
pimenta jalapeno (ou pimenta cayenne)

à moda italiana

orégano
tomilho
manjericão
cebolinhas francesas (ciboulletes) picadas
alho picado finamente

para frango

folha de louro
alecrim
raspas de casca e suco de limão
pimenta-do-reino moída na hora

para peixe

cebolinhas verdes fatiadas
alho picado finamente
sementes de alcaravia
coentro moído

para cordeiro

páprica
cominho moído
coentro moído
alho picado finamente

As receitas neste capítulo celebram um dos alimentos favoritos da nação, os frutos do mar. Graças ao nosso adorável e extenso litoral e às águas saudáveis no interior do país, a maioria de nós tem acesso a frutos do mar diversos e frescos durante o ano todo. (N. do T. : Esse panorama australiano também se encontra no Brasil.) Experimente estes pratos deliciosos e saudáveis em um jantar ou um almoço, substituindo o peixe e os frutos do mar especificados por aqueles mais facilmente encontrados. E uma salada pode ser um bom acompanhamento para o seu peixe, criando uma refeição leve, mas ainda assim saborosa.

pescados

salmão grelhado com relish de salsa, aspargos e abóbora

4 porções para o jantar

400 g de abóbora (menina-brasileira), descascada e cortada em fatias grossas
1 colher (sopa) de óleo de oliva
4 filés de salmão (200 g cada um)
16 aspargos
4 colheres (sopa) de relish de salsa (veja página 120)
gomos de limão

Preaqueça o forno à temperatura de 180°C.

Coloque a abóbora em uma tigela com metade do óleo e misture para cobri-la completamente. Transfira para uma assadeira e tempere levemente. Asse por 20 minutos, ou até que fique tenra e dourada.

Enquanto isso, aqueça bem uma chapa antiaderente para grelhar ou uma grelha comum. Pincele levemente os filés de salmão com o óleo restante. Acomode o salmão na grelha, com o lado da carne voltado para baixo, e cozinhe por 4 minutos. Vire o salmão e cozinhe por mais 4 minutos. Retire do fogo, cubra e deixe reservado.

Ponha uma panela com água levemente salgada para ferver. Adicione os aspargos, escalde-os por 2 minutos e depois escorra. Arrume o salmão sobre as fatias de abóbora, depois cubra-o com o relish de salsa e acrescente os aspargos. Sirva com gomos de limão.

1 porção = 2 unidades de proteína, 1½ unidade de vegetais, 2 unidades de gordura

filés de peixe-espada com salada morna de abobrinha e azeitona

4 porções para o jantar

4 filés de peixe-espada (200 g cada)
1 colher (sopa) de óleo de oliva
pimenta-do-reino moída na hora
gomos de limão
SALADA
2 colheres (chá) de óleo de oliva
2 colheres (sopa) de suco de limão
½ cebola vermelha, fatiada finamente
12 azeitonas kalamata (N. do T.: As azeitonas kalamata têm uma coloração que varia do preto ao roxo. Caso você não as encontre, substitua por uma similar de sua preferência.)
1 colher (sopa) de alcaparras baby
3 abobrinhas pequenas em fatias grossas
½ xícara (chá) de salsa picada grosseiramente

Para fazer a salada, junte o óleo, o suco de limão, a cebola, as azeitonas e as alcaparras em uma tigela.

Cozinhe a abobrinha no vapor até que fique tenra, mas não mole. Transfira imediatamente para a tigela com a cebola e misture bem.

Aqueça uma frigideira antiaderente sobre fogo médio. Pincele os filés de peixe-espada com óleo e frite cada um dos lados por 2 minutos.

Misture a salsa com a salada de abobrinha e coloque colheradas dessa mistura em pratos para servir. Cubra com o peixe-espada e tempere com pimenta. Sirva com um gomo de limão.

1 porção = 2 unidades de proteínas, 1 unidade de vegetais, 1½ unidade de gordura

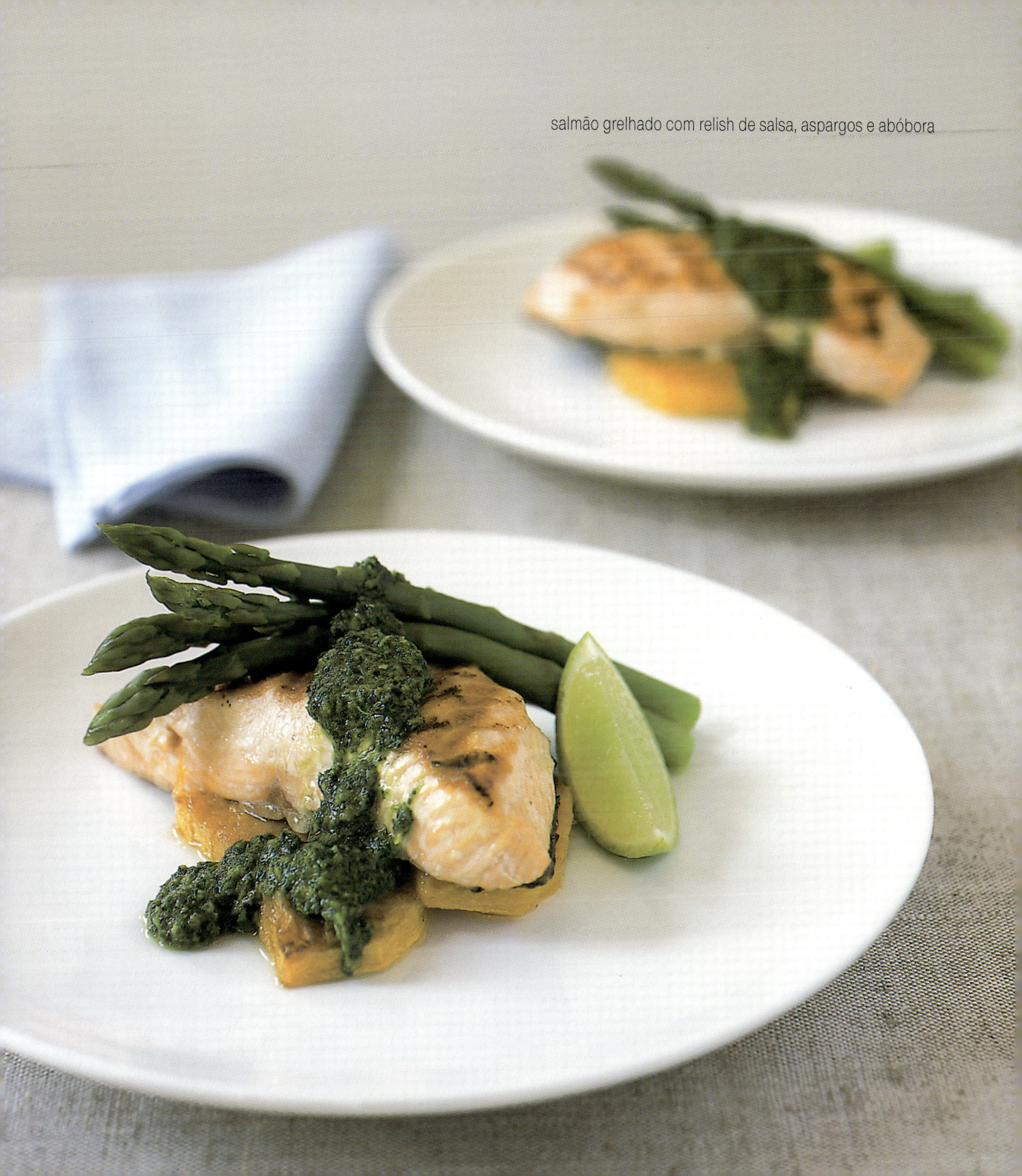

salmão grelhado com relish de salsa, aspargos e abóbora

atum crestado com verduras asiáticas e shoyu

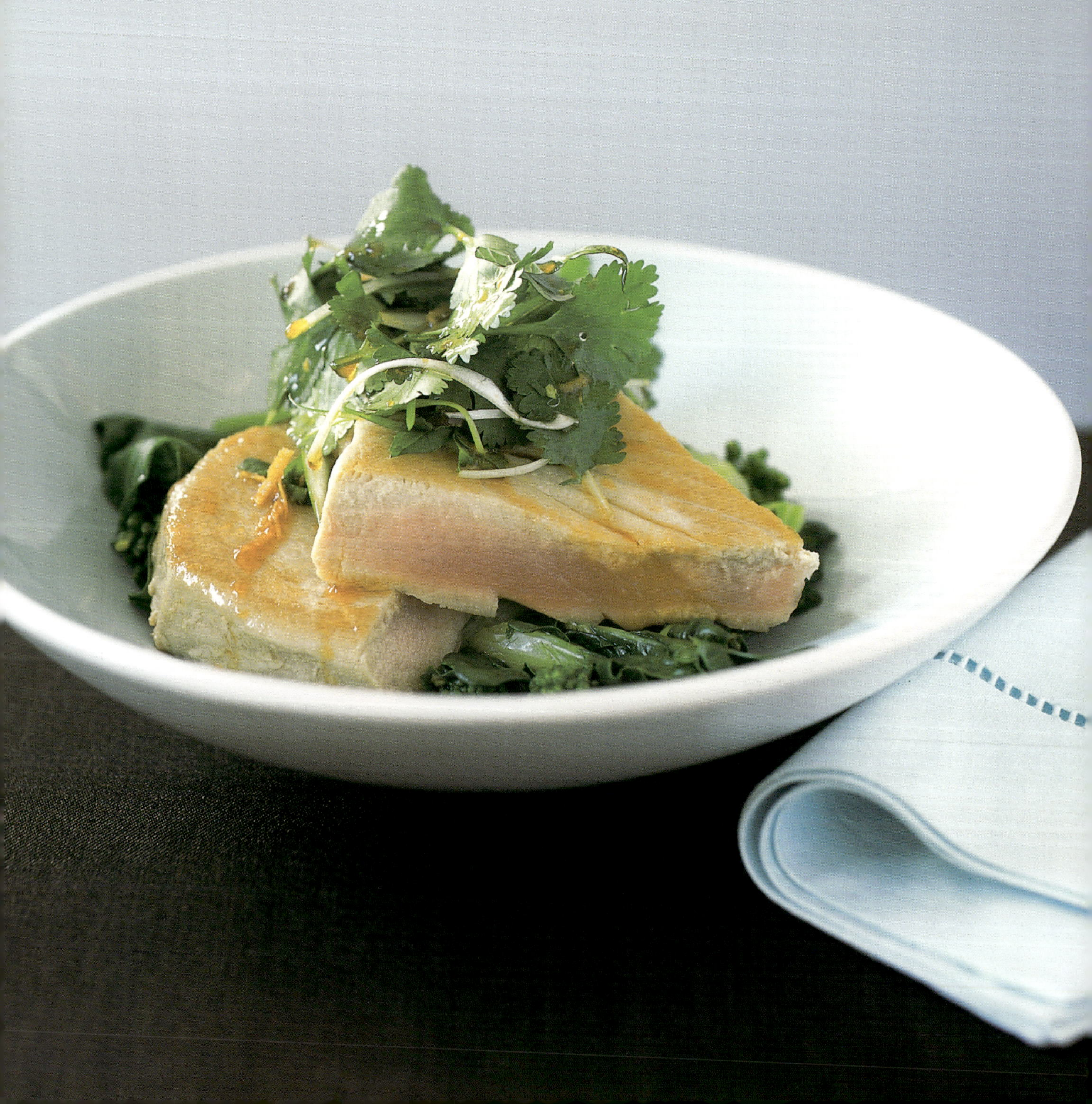

filés de peixe cajun

(N. do T.: Cajun se refere a um tipo de culinária bem apimentada que mistura influências francesas e da Louisiana, EUA.)

4 porções para o jantar

60 g de leite desnatado em pó
1 xícara (chá) de água
1 colher (sopa) de páprica
2 colheres (chá) de cominho moído
1 colher (chá) de cúrcuma
1 colher (chá) de pimenta vermelha em pó
800 g de filés de peixe branco (pescada, caranho, etc.)
2 colheres (sopa) de óleo de oliva
400 g de iogurte natural desnatado
1 pepino pequeno, em cubos pequenos

Preaqueça o forno à temperatura de 200°C. Forre uma assadeira com papel-manteiga. Misture o leite em pó e a água em uma tigela pequena. Em uma tigela separada, misture as especiarias em pó.

Mergulhe os filés de peixe no leite, depois passe na mistura de especiarias.

Aqueça o óleo em uma frigideira sobre fogo alto. Frite o peixe rapidamente, em porções, por 2 minutos de cada lado, ou até que fique dourado. Tenha cuidado para não encher demais a frigideira, ou o peixe irá demorar a fritar. Coloque todos os filés na assadeira preparada e asse por 5 minutos.

Misture o pepino e o iogurte e tempere ligeiramente. Sirva o peixe com gomos de limão, o molho de iogurte e com uma salada ou vegetais.

1 porção – 2 unidades de proteína, ½ unidade de laticínio, 2 unidades de gordura

atum crestado com verduras asiáticas e shoyu

4 porções para o jantar

4 filés de atum (200 g cada um)
2 colheres (chá) de óleo de amendoim
2 punhados de acelga ou de repolho branco, folhas separadas e lavadas
4 cebolinhas verdes, em lascas finas
½ xícara (chá) de folhas de coentro
½ xícara (chá) de folhas de hortelã
gomos de limão
MOLHO
2 colheres (sopa) de shoyu (molho de soja) light
2 colheres de (chá) de suco de limão
1 colher (chá) de gengibre ralado

Em uma xícara, misture todos os ingredientes do molho.

Aqueça uma frigideira de base pesada sobre fogo médio. Pincele os filés de atum com óleo. Coloque-os na frigideira e frite cada um dos lados por 3 minutos.

Enquanto isso, ponha um pouco de água para ferver em um wok (N. do T.: espécie de frigideira chinesa em forma de bacia.). Coloque o repolho ou a acelga dentro de um escorredor de alumínio e acomode-o sobre o wok. Tampe e cozinhe o repolho no vapor por 2 - 3 minutos.

Coloque o repolho em pratos de servir e acomode os filés de atum por cima. Polvilhe com a cebolinha verde, o coentro e a hortelã e regue com o molho. Sirva com gomos de limão.

1 porção = 2 unidades de proteína, 1 unidade de vegetais, ½ unidadede gordura

peixe-espada grelhado com vegetais mediterrâneos e azeitonas tostadas

4 porções para o jantar

1 pimentão vermelho sem sementes e em fatias grossas
1 pimentão amarelo sem sementes e em fatias grossas
2 abobrinhas fatiadas ao comprido
1 cebola vermelha fatiada grosseiramente
2 colheres (sopa) de óleo de oliva
2 dentes de alho picados
8 azeitonas kalamata (N. do T.: As azeitonas kalamata têm uma coloração que varia do preto ao roxo.)
2 colheres (chá) de vinagre balsâmico
1 colher (sopa) de salsa picada
¼ de xícara (chá) de manjericão rasgado
suco de ½ limão
spray de óleo de oliva
4 filés de peixe-espada (200 g cada um)
gomos de limão

Preaqueça bem uma chapa para grelhar ou uma churrasqueira.

Coloque o pimentão, a abobrinha e a cebola em uma tigela com metade do óleo e tempere ligeiramente. Misture para cobrir bem. Transfira os vegetais para a grelha e cozinhe-os, virando ocasionalmente, por 3 - 5 minutos, ou até que fiquem grelhados e um pouco murchos. Retorne os vegetais para a tigela. Adicione o alho, as azeitonas, o vinagre balsâmico, a salsa, o manjericão, o suco de limão e o óleo restante e misture ligeiramente. Cubra com filme plástico para permitir a infusão de sabores enquanto você estiver cozinhando o peixe.

Borrife levemente os filés de peixe-espada com o óleo em spray e tempere ligeiramente. Grelhe cada lado por 2 minutos, ou até que fique cozido. Divida os vegetais entre os pratos de servir e cubra com o peixe. Sirva com gomos de limão.

1 porção = 2 unidades de proteína, 1 unidade de vegetais, 2 unidades de gordura

bacalhau cozido no vapor com cebolinhas verdes e shoyu

4 porções para o jantar

4 pedaços (200 g cada um) de bacalhau do Porto (ou bacalhau ling, perca ou caranho) sem a pele
200 g de folhas de espinafre baby
1 colher (sopa) de gengibre à juliana (cortado em tiras finas)
3 cebolinhas verdes, fatiadas finamente em ângulo
2 colheres (sopa) de shoyu (molho de soja) light
¼ de xícara (chá) de folhas de coentro
gomos de limão

Preaqueça o forno à temperatura de 220°C.

Corte uma folha larga de papel-alumínio ou de papel-manteiga e estenda sobre a sua superfície de trabalho. No meio da folha, coloque um quarto das folhas de espinafre. Acomode um pedaço de peixe por cima, polvilhe com 1/4 do gengibre e das cebolinhas verdes e regue com 2 colheres (chá) de shoyu. Junte as extremidades do comprimento da folha e dobre as pontas diversas vezes. A seguir, dobre as laterais da folha várias vezes, para garantir que o envelope esteja bem selado. Repita esse processo com o espinafre, o peixe e os condimentos restantes.

Acomode gentilmente os 4 envelopes em uma única fileira sobre uma assadeira e asse por 15 minutos.

Abra cada envelope cuidadosamente e escorregue o conteúdo sobre um prato aquecido. Decore com coentro e gomos de limão. Sirva com vegetais ou salada de sua preferência.

1 porção = 2 unidades de proteína, ½ unidade de vegetais

variação

Envelopes de peixe são muito fáceis de preparar e acomodam muitos ingredientes diferentes. Experimente esse método de cozinhar com o seu peixe branco favorito coberto com algumas gotas de óleo de gergelim, uma pequena quantidade de feijões-pretos esmagados misturados com shoyu, gengibre fatiado e uma borrifada de xerez seco.

peixe-espada grelhado com vegetais mediterrâneos e azeitonas tostadas

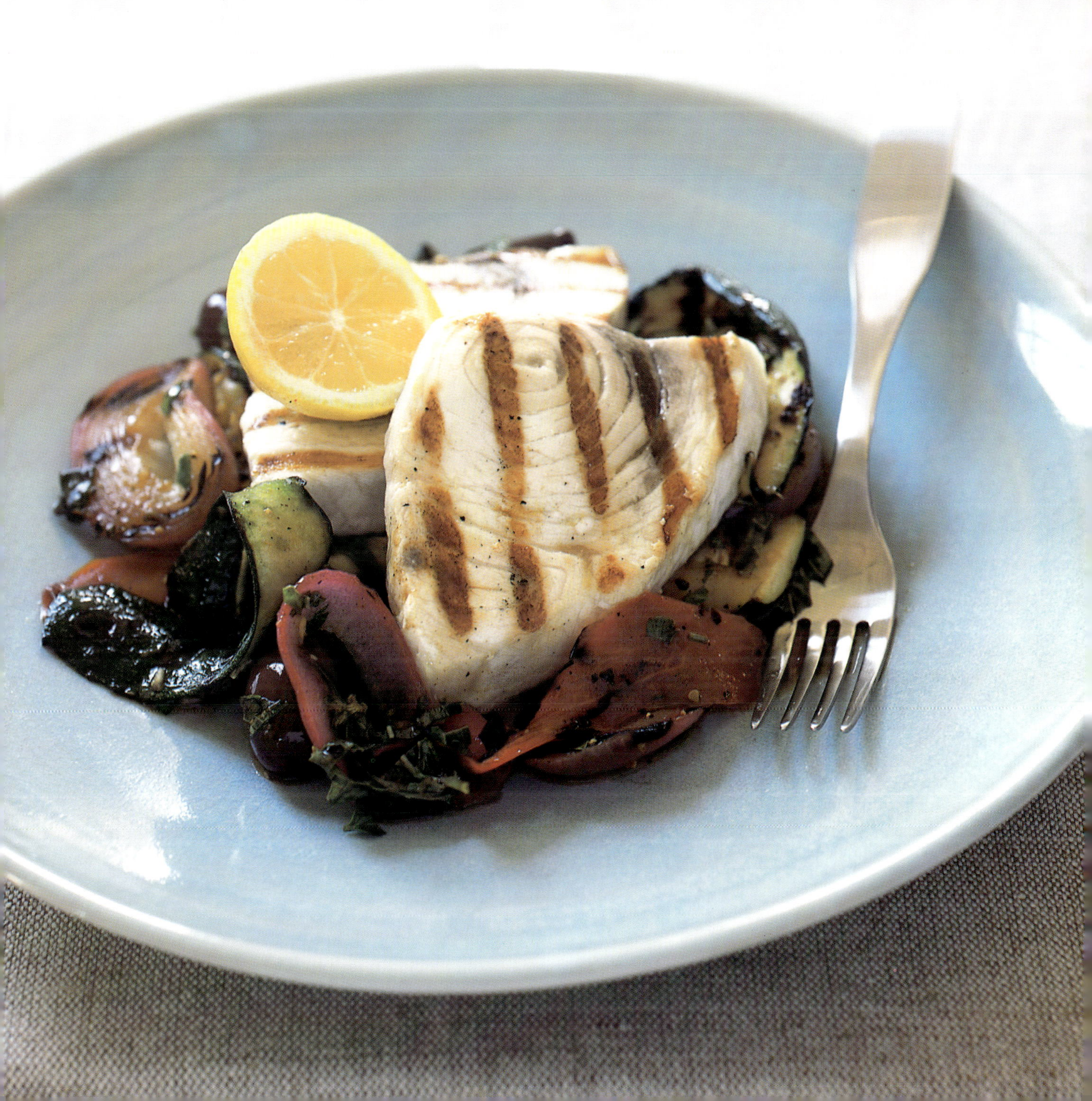

caranho assado com manjericão, alcaparras e tomate

4 porções para o jantar

2 colheres (sopa) de óleo de oliva
1 dente de alho esmagado
½ pimenta vermelha picada
3 cebolinhas verdes fatiadas finamente
¼ de xícara (chá) de manjericão picado grosseiramente
1 colher (sopa) de orégano seco
2 colheres (sopa) de alcaparras
¼ de xícara (chá) de vinho branco
4 tomates sem sementes e picados grosseiramente
4 filés de caranho (ou vermelho, robalo ou outro peixe de carne branca), de 200 g cada um

Aqueça metade do óleo em uma panela pequena sobre fogo médio. Adicione o alho, a pimenta vermelha, a cebolinha verde e cozinhe, mexendo, por 2 minutos ou até que o alho fique dourado. Abaixe o fogo para médio-baixo e, então, acrescente as ervas, as alcaparras e o vinho. Cozinhe, misturando ocasionalmente, por 5 minutos. Retire do fogo e misture com os tomates picados.

Aqueça uma frigideira antiaderente larga sobre fogo alto. Pincele o peixe com o óleo restante e toste cada lado por 2 minutos. Transfira para uma assadeira refratária e cubra o peixe com o molho. Asse por 6 - 8 minutos, ou até que esteja cozido - quando a carne irá se desfazer em lascas facilmente ao ser pressionada com um garfo. Sirva com salada verde.

1 porção = 2 unidades de proteína, ½ unidade de vegetais, 2 unidades de gordura

variação

Experimente com ingredientes diferentes na assadeira. Por exemplo, cubra 800 g de pescada com fatias de cebolas, salsa picada, raspas de limão e tomilho fresco. Derrame vinho branco por cima, ou suco de limão misturado com alho esmagado, e um fio de óleo.

filé de caranho marroquino

4 porções para o jantar

4 filés de caranho (ou vermelho, ou outro peixe de carne branca), de 200 g cada um
1 colher (sopa) de óleo de oliva
pimenta-do-reino moída na hora
1 colher (chá) de cominho moído
1 colher (chá) de coentro moído
½ colher (chá) de cardamomo moído
½ colher (chá) de canela moída
1 dente de alho picado
¼ de xícara (chá) de folhas de coentro picadas
¼ de xícara (chá) de salsa picada
suco e raspas de 1 limão ralado finamente

Preaqueça o forno à temperatura de 180°C.

Seque os filés de peixe com papel toalha. Pincele com metade do óleo e tempere com pimenta. Acomode o peixe em uma única camada sobre uma assadeira.

Em uma tigela, misture os ingredientes restantes para formar uma pasta macia. Espalhe a pasta uniformemente sobre o peixe. Sele a assadeira com papel-alumínio. Asse por 10 - 15 minutos, ou até que fique cozido - quando a carne deverá se desfazer em flocos facilmente ao ser pressionada com um garfo.

Sirva com salada ou vegetais verdes.

1 porção = 2 unidades de proteína, 1 unidade de gordura

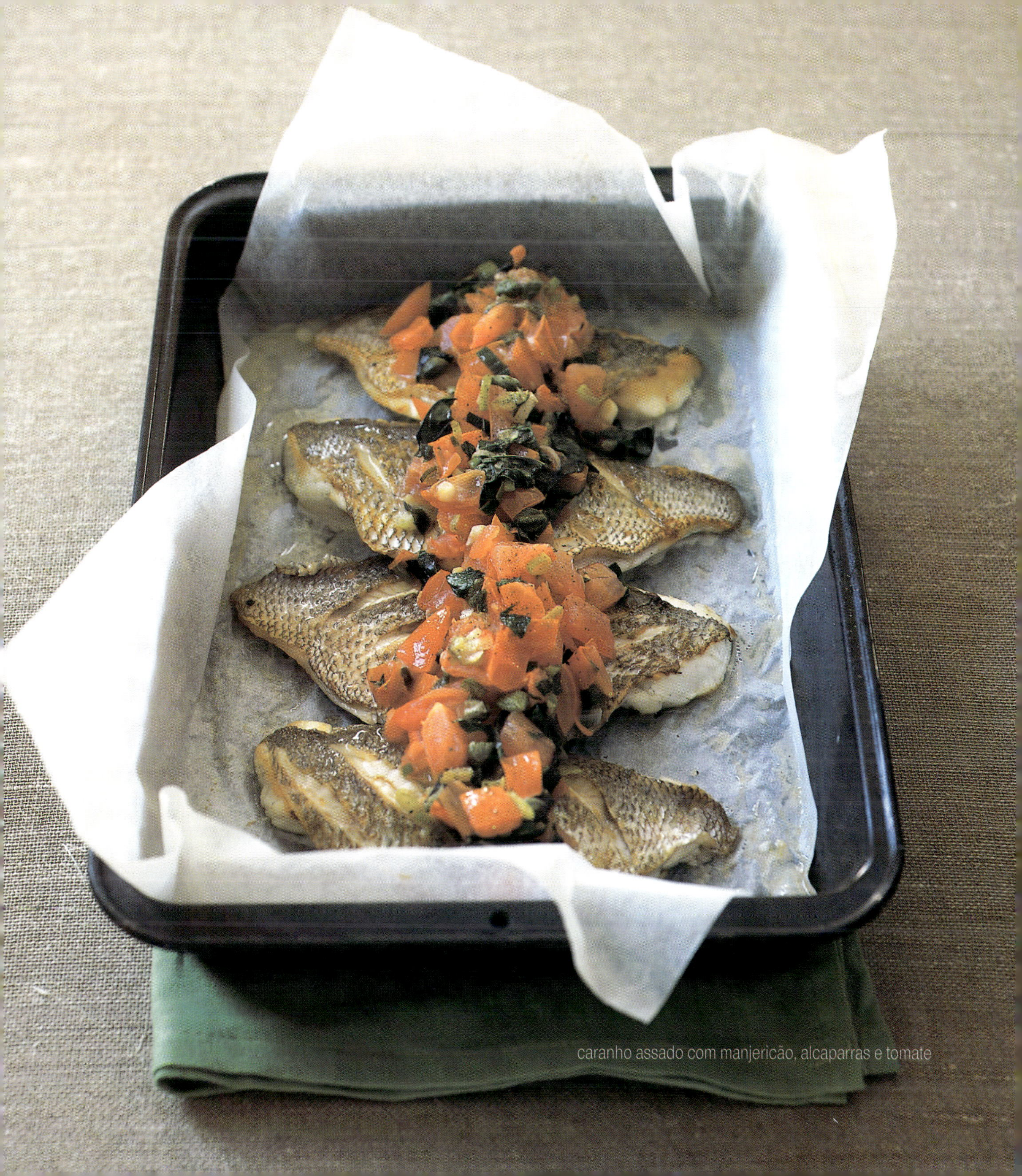

caranho assado com manjericão, alcaparras e tomate

paella de frutos do mar

4 porções para o jantar

1 colher (chá) de açafrão
1 colher (chá) de páprica
¼ de xícara (chá) de água fervente
2 colheres (sopa) de óleo de oliva
2 dentes de alho esmagados
1 cebola picada finamente
3 tomates picados grosseiramente
200 g de arroz de grão curto
1 litro de caldo de galinha
400 g de filés de linguado (solha)
150 g de camarões crus descascados
200 g de mexilhões aparados e lavados
150 g de lula
150 g de ervilhas
½ xícara (chá) de salsa picada grosseiramente
pimenta-do-reino moída na hora; gomos de limão

Em uma pequena frigideira antiaderente, toste ligeiramente o açafrão. Transfira para uma xícara, depois esmague e adicione a páprica e a água fervente. Mexa para dissolver e deixe reservado.

Aqueça o óleo em uma frigideira larga sobre fogo médio. Adicione o alho e a cebola e cozinhe por 5 minutos. Acrescente o tomate e cozinhe por 3 minutos. Adicione o arroz e cozinhe, mexendo, por mais 5 minutos.

Enquanto isso, ferva o caldo em uma panela. Adicione o caldo e o líquido com açafrão à mistura de arroz, mexendo bem. Cozinhe em fogo brando, sem tampa, por 15 minutos. Coloque o peixe, os camarões, os mexilhões e a lula sobre o arroz. Cubra a frigideira com papel-alumínio e cozinhe por mais 10 minutos. Acrescente as ervilhas, tampe e leve ao fogo pelos últimos 5 minutos. Polvilhe a paella com a salsa e tempere com pimenta. Sirva com gomos de limão e uma salada verde.

1 porção = 2 unidades de proteína, 1 unidade de pão, ½ unidade de vegetais, 2 unidades de gordura

curry de barramunda com feijão-de-metro

4 porções

1 colher (sopa) de óleo de amendoim
800 g de filés de barramunda cortados em pedaços grossos (N. do T.: A barramunda é um peixe dos rios do norte da Austrália. Seus similares aqui são os peixes amazônicos aruanã e o pirarucu.)
1 colher (chá) de açúcar
½ xícara (chá) de caldo de galinha
1 colher (sopa) de molho de peixe
200 g de vagens de feijão-de-metro (também feijão-fradinho, feijão-chicote, feijão-de-corda) cortadas em pedaços de 5 cm
folhas de coentro

PASTA DE CURRY
1 pimenta vermelha picada grosseiramente
1 talo de capim-cidreira picado finamente
1 colher (sopa) de cebolinha verde picada
1 dente de alho picado grosseiramente
2 colheres (chá) de gengibre ralado finamente
2 colheres (chá) de raiz de coentro picada
1 colher (chá) de pasta de camarão
2 folhas de lima kaffir

Coloque todos os ingredientes da pasta de curry em um processador de alimentos e bata até obter uma pasta fina.

Aqueça o óleo em um wok (N. do T.: Espécie de frigideira chinesa em forma de bacia.) ou uma frigideira antiaderente larga sobre fogo médio. Adicione a pasta de curry e o peixe e frite por 3 minutos, virando o peixe com cuidado, para cobri-lo ligeiramente com a pasta. Adicione o açúcar, o caldo de galinha, o molho de peixe e os feijões e cozinhe por mais 5 minutos. Retire do fogo e polvilhe com o coentro. Sirva com arroz da sua cota diária de pães e vegetais cozidos no vapor.

1 porção = 2 unidades de proteína, ½ unidade de vegetais, 1 unidade de gordura

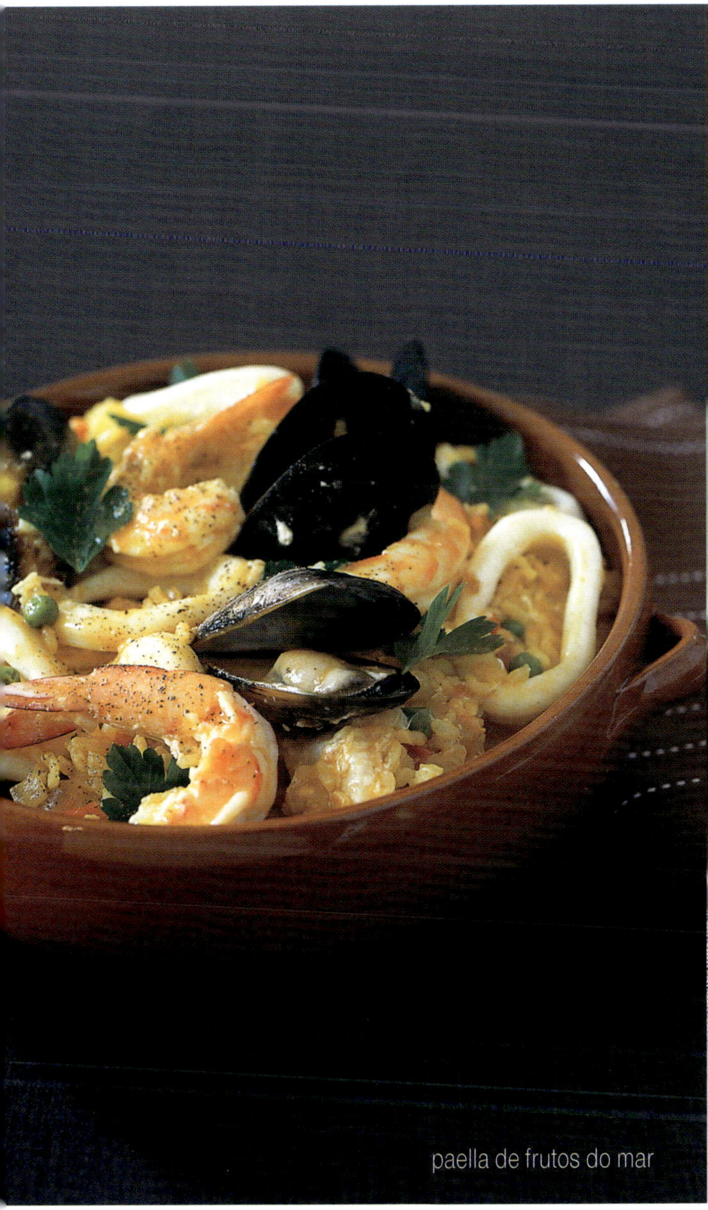

paella de frutos do mar

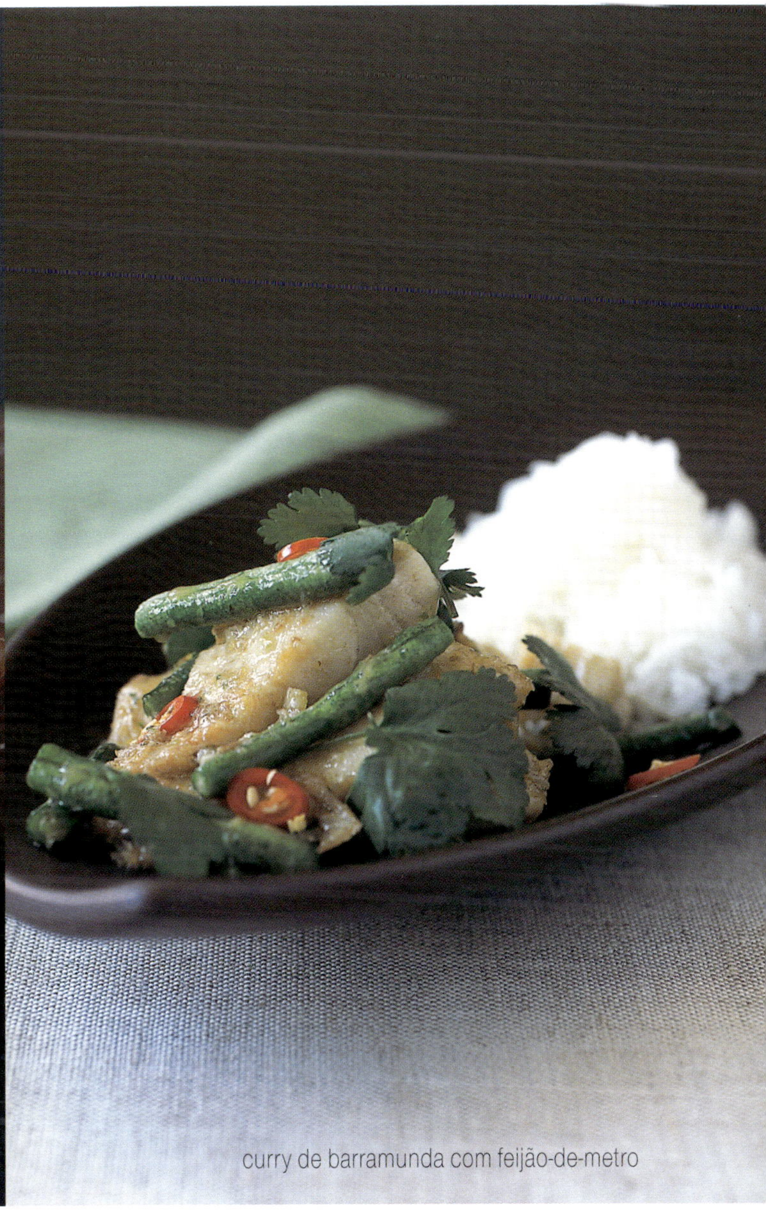

curry de barramunda com feijão-de-metro

Frango e porco são carnes saborosas e fáceis de cozinhar. De frituras a ensopados e assados, as receitas a seguir oferecem numerosas maneiras de saborear a carne branca na Dieta para o Bem-estar Total. Prepare estes pratos para a família e os amigos, e não se esqueça de acrescentar porções de saladas saudáveis ou de seus vegetais favoritos como acompanhamento.

frango e porco

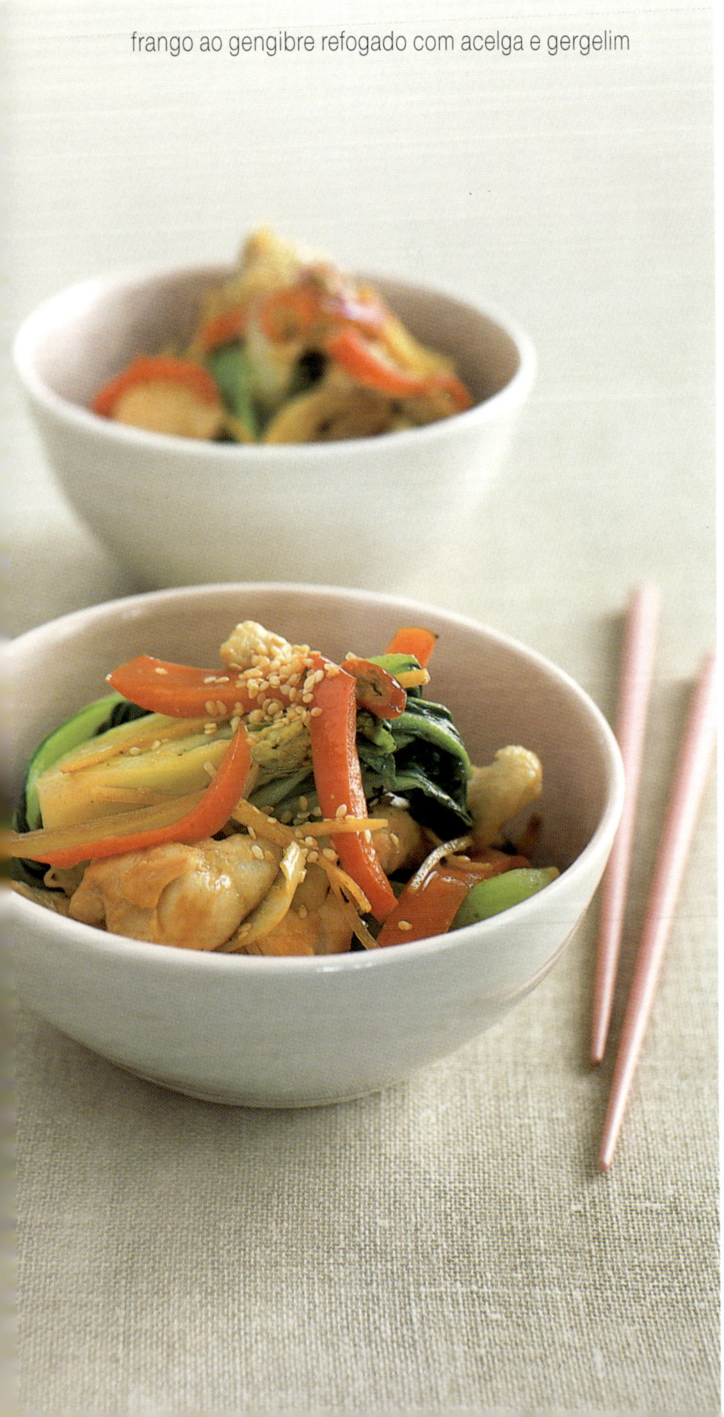

frango ao gengibre refogado com acelga e gergelim

frango ao gengibre refogado com acelga e gergelim

4 porções para o jantar

2 colheres (chá) de sementes de gergelim

2 punhados pequenos de acelga (ou repolho branco novo), lavada e cortada ao meio

1 colher (sopa) de óleo de gergelim

800 g de peito de frango sem pele, cortado em tiras grossas

1 pedaço de gengibre de 3 cm à juliana (cortado em tiras finas)

1 dente de alho

1 pimenta vermelha pequena fatiada finamente

1 cebola cortada em quatro

½ pimentão vermelho sem sementes e fatiado

⅓ de xícara (chá) de xerez seco (ou de vinho de arroz chinês)

2 colheres (sopa) de shoyu (molho de soja)

Aqueça uma frigideira antiaderente pequena sobre fogo médio. Adicione as sementes de gergelim e mexa por 5 minutos, ou até que fiquem ligeiramente tostadas. Reserve. Ferva um pouco de água em um wok (N. do T.: Espécie de frigideira chinesa em forma de bacia.). Coloque a acelga em um escorredor e acomode-o sobre o wok. Cubra o wok e cozinhe a acelga no vapor por 2 – 3 minutos. Retire do escorredor e deixe reservado.

Aqueça um wok ou uma frigideira larga sobre fogo médio. Adicione 1 colher (chá) de óleo de gergelim e aqueça até soltar fumaça. Acrescente o frango a seguir. Refogue-o por 6 – 8 minutos. Retire-o do wok e reserve. Seque o frango com toalhas de papel.

Leve o wok de volta ao fogo com óleo de gergelim restante. Quando o óleo estiver soltando fumaça, adicione o gengibre, o alho, a pimenta, a cebola e o pimentão e refogue por 2 minutos. Coloque o frango, adicione o xerez e o shoyu e misture. Acrescente a acelga e misture novamente.

Polvilhe com as sementes torradas de gergelim e, se quiser, sirva com uma porção de arroz da sua cota diária de pães.

1 porção = 2 unidades de proteína, 1 unidade de vegetais, 1 unidade de gordura

refogado de frango com brócolis e pimentão

4 porções para o jantar

1 cabeça de brócolis dividida em flores
2 colheres (sopa) de água
2 colheres (chá) de xerez seco (ou de vinho de arroz chinês)
1 colher (sopa) de shoyu (molho de soja)
2 colheres (chá) de farinha de milho
1 colher (chá) de óleo de gergelim
1 colher (sopa) de óleo de amendoim
1 colher (chá) de gengibre fresco ralado na hora
½ dente de alho esmagado
800 g de peito de frango sem pele, cortado em pedaços pequenos
1 cebola cortada em quatro
1 pimentão vermelho sem sementes e fatiado

Ponha uma panela pequena com água ligeiramente salgada para ferver. Escalde os brócolis nessa água por 2 minutos. Escorra-os e esfrie-os sob água corrente.

Em uma xícara, misture a água, o xerez, o shoyu e a farinha de milho, e deixe reservado.

Aqueça um wok (N. do T.: Espécie de frigideira chinesa em forma de bacia.) ou uma frigideira larga sobre fogo médio. Coloque os óleos e, quando estiverem fumegando, acrescente o gengibre e o alho. Cozinhe por poucos segundos, mexendo constantemente, depois adicione o frango e refogue por 6 – 8 minutos, ou até que esteja cozido. Retire do wok e reserve.

Coloque a cebola e o pimentão no wok e refogue por 5 minutos, ou até que os vegetais comecem a amolecer. Acrescente os brócolis e mexa. Rapidamente, mexa também a mistura de farinha de milho, despeje-a no wok sobre o fogo alto e misture tudo até que o molho engrosse. Retorne o frango para o wok e continue mexendo para que esquente por completo.

Sirva com arroz da sua cota diária de pães, se quiser.

1 porção = 2 unidades de proteína, 1½ unidade de vegetais, 1 unidade de gordura

peito de frango poché com shoyu, gengibre e cebolinha verde

4 porções para o jantar

2 colheres (sopa) de shoyu (molho de soja) light
1 colher (sopa) de xerez seco (ou de vinho de arroz chinês)
1 pedaço de gengibre de 2 cm fatiado
¼ de xícara (chá) de folhas de coentro e um pouco mais para decorar
5 cebolinhas verdes fatiadas finamente
1 litro de caldo de galinha
4 peitos de frango (200 g cada um) sem pele

Em uma panela larga ou em uma frigideira funda, ferva o shoyu, o xerez, o gengibre, ¼ de xícara de coentro, 2/3 da cebolinha verde e o caldo de galinha.

Adicione o frango, abaixe o fogo e cozinhe por 12 minutos. Retire do fogo, mas deixe o frango descansar no caldo por 5 minutos. Corte os peitos de frango em fatias grossas e acomode-as em uma travessa para servir. Regue com um pouco do líquido do cozimento, depois polvilhe com o coentro extra e o restante das cebolinhas verdes.

Sirva com suas verduras favoritas cozidas no vapor e com arroz da sua cota diária de pães.

1 porção = 2 unidades de proteína

frango com mostarda Dijon e vinho branco

4 porções para o jantar

4 peitos de frango (200 g cada um) sem pele
2 tomates maduros cortados em cubos
raspas da casca e suco de 1 limão
1 dente de alho esmagado
¼ de xícara (chá) de folhas de estragão rasgadas
1 colher (sopa) de mostarda Dijon
¼ de xícara (chá) de vinho branco
½ xícara (chá) de caldo de galinha

Preaqueça o forno à temperatura de 180°C.

Coloque o frango em uma assadeira refratária e espalhe o tomate por cima.

Em uma tigela, misture os ingredientes restantes. Despeje essa mistura sobre o frango e cubra a assadeira com uma tampa ou um pedaço de papel-alumínio. Asse por 45 minutos.

Sirva com vegetais ou salada.

1 porção = 2 unidades de proteína

frango tandoori com espinafre no alho

4 porções para o jantar

⅓ de xícara (chá) de tandoori em pasta (N. do T.: Tandoori é uma combinação de várias ervas aromáticas.)
1 colher (chá) de cominho moído
1 colher (sopa) de suco de limão
400 g de iogurte natural desnatado
1½ dente de alho esmagado
800 g de coxas de frango sem pele cortadas em cubos de 2 cm
2 colheres (chá) de óleo de oliva
3 cebolas pequenas cortadas em fatias grossas
¼ de xícara (chá) de água
300 g de folhas de espinafre baby
1 xícara (chá) de folhas de coentro
gomos de limão; mango chutney

Em um recipiente plástico, misture a pasta de tandoori, o cominho, o suco de limão, 2/3 do iogurte e 2/3 do alho. Adicione o frango, cubra-o por inteiro e refrigere por 3 horas pelo menos. Escalde 8 espetinhos de bambu em água por 30 minutos.

Preaqueça o forno à temperatura de 180°C. Forre 2 assadeiras com papel-manteiga. Ajeite o frango nos espetinhos. Aqueça o óleo em uma frigideira antiaderente em fogo médio, salteie a cebola e transfira-a para uma das assadeiras preparadas.

Aumente o fogo. Ponha os espetinhos na frigideira e cozinhe um dos lados por 2 minutos e o outro por 1 minuto. Transfira para a segunda assadeira. Asse por 6 – 8 minutos. Leve a assadeira com a cebola ao forno para os 2 últimos minutos de cozimento.

Enquanto isso, ferva a água em uma panela larga. Acrescente o espinafre e cozinhe, mexendo, até amolecer. Adicione o alho restante e misture bem. Misture o coentro com a cebola.

Sirva o espinafre coberto com os espetos de frango e a mistura de cebola, gomos de limão, o chutney e o iogurte restante.

1 porção = 2 unidades de proteína, ½ unidade de laticínios, 1 unidade de vegetais, 1 unidade de gordura

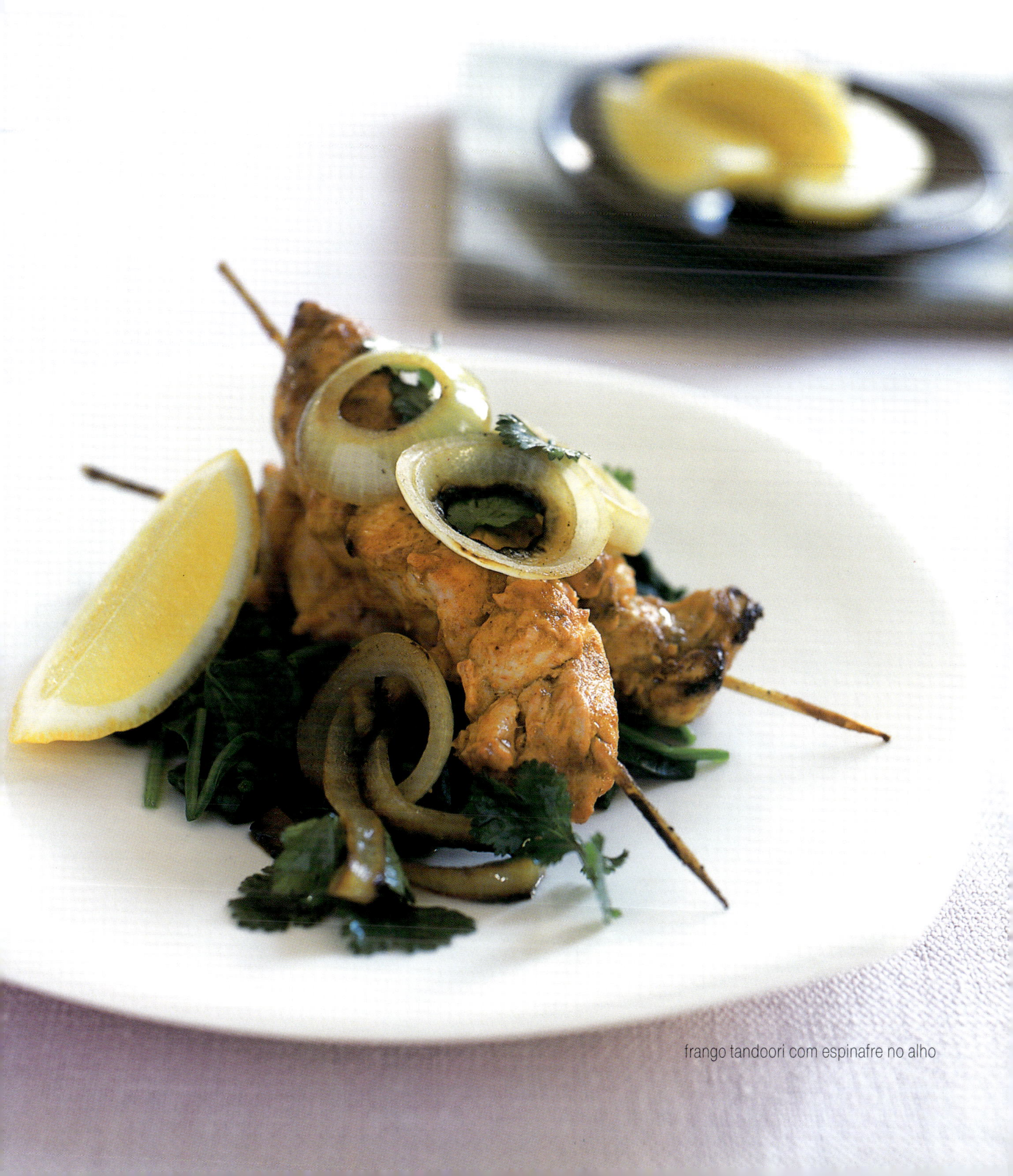

frango tandoori com espinafre no alho

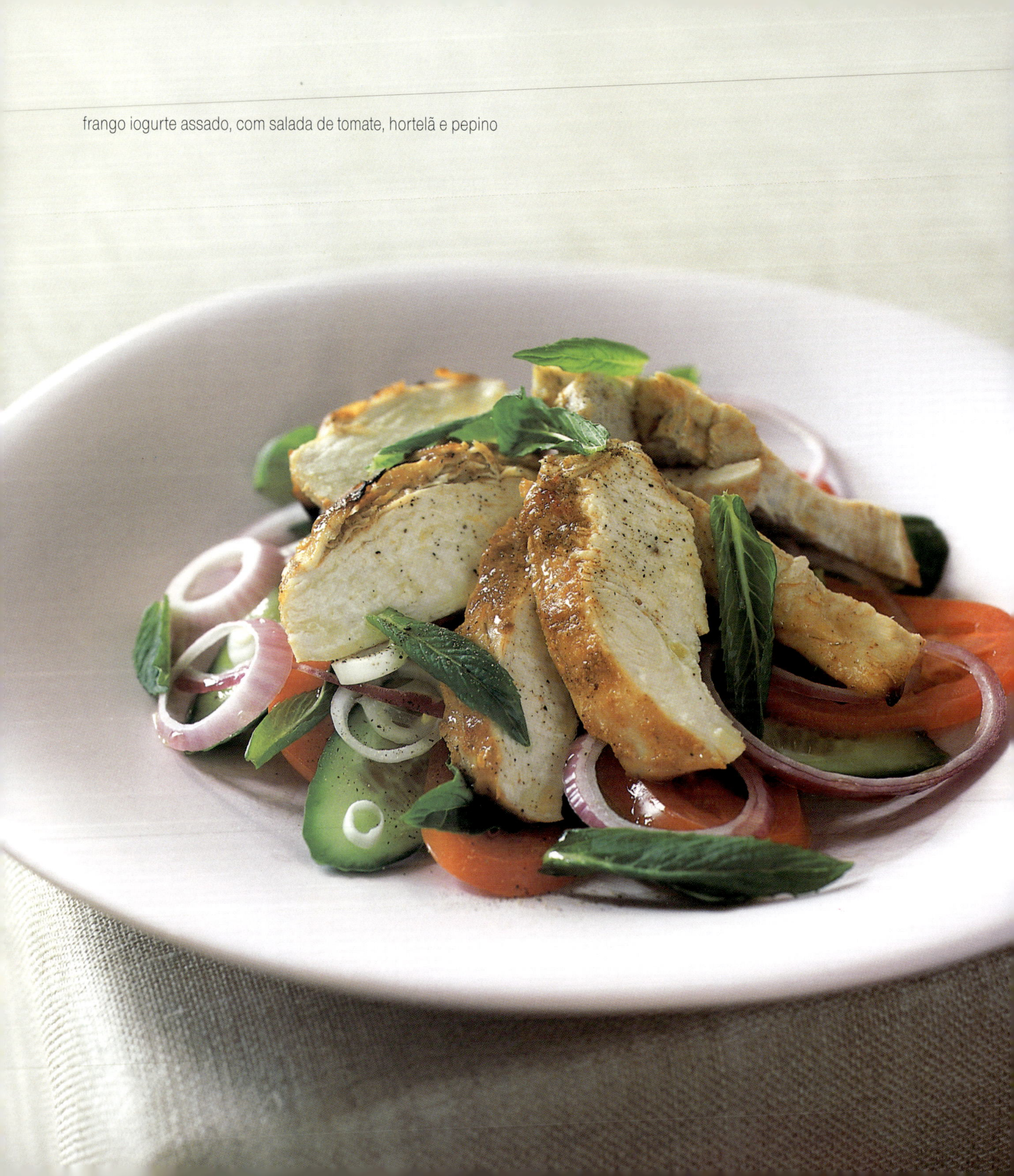

frango iogurte assado, com salada de tomate, hortelã e pepino

peitos de frango com muçarela e tomate assado

4 porções para o jantar

4 tomates italianos maduros
1 colher (sopa) de óleo de oliva
1 cebola pequena fatiada
¼ de xícara (chá) de manjericão
4 peitos de frango (200 g cada um) sem pele
80 g de muçarela fatiada finamente

Preaqueça o forno à temperatura de 180°C. Forre uma assadeira com papel-manteiga.

Corte os tomates ao meio e ao comprido. Acomode-os, com o lado cortado para cima, na assadeira preparada e tempere-os levemente. Asse por 15 – 20 minutos. Retire do forno e deixe esfriar ligeiramente antes de picar cada metade em 3 pedaços.

Enquanto isso, aqueça o óleo em uma frigideira sobre fogo médio. Adicione a cebola e o manjericão e cozinhe por 5 minutos, ou até que a cebola fique tenra. Escorra e reserve o óleo, e coloque a cebola e o manjericão em um prato separado.

Coloque a frigideira de volta no fogo e reponha o óleo reservado. Coloque os peitos de frango e cozinhe cada lado deles por 6 minutos, ou até que fiquem completamente cozidos e ligeiramente dourados.

Aqueça uma grelha à temperatura média. Divida o frango em 4 pratos, cubra-o com uma camada de tomates e outra de cebola. Cubra com fatias de muçarela e leve ao forno até que o queijo fique derretido e dourado. Retire do forno e sirva acompanhado com salada ou vegetais.

1 porção = 2 unidades de proteína, 1 unidade de laticínios, ½ unidade de vegetais, 1 unidade de gordura

frango iogurte assado, com salada de tomate, hortelã e pepino

4 porções para o jantar

½ colher (chá) de tempero chinês das cinco especiarias em pó
(N. do T.: Cinco especiarias é um tempero chinês feito com canela, anis-estrelado, cravo, pimenta e erva-doce.)
1 colher (chá) de pimenta vermelha em pó
2 colheres (chá) de shoyu (molho de soja)
1 dente de alho esmagado
1 colher (sopa) de óleo de oliva
200 g de iogurte natural desnatado
4 peitos de frango (200 g cada um) sem pele

SALADA
2 pepinos pequenos fatiados
4 tomates italianos maduros fatiados
½ cebola vermelha fatiada finamente
¼ de xícara (chá) de folhas de hortelã
1 colher (sopa) de óleo de oliva
1 colher (chá) de suco de limão

Em uma tigela, envolva gentilmente o tempero das cinco especiarias, a pimenta em pó, o shoyu, o alho e o óleo no iogurte. Cubra o frango com essa mistura e deixe descansar por pelo menos 4 horas.

Preaqueça o forno à temperatura de 180°C. Forre uma assadeira com papel-manteiga.

Aqueça uma frigideira antiaderente sobre fogo médio. Coloque o frango e cozinhe cada lado por 2 minutos. Transfira para a assadeira e asse por 6 – 8 minutos. Remova do forno e deixe o frango descansar por 5 minutos. Corte em fatias grossas.

Para preparar a salada, misture todos os ingredientes. Divida-a em 4 pratos, acomode o frango e sirva.

1 porção = 2 unidades de proteína, 1 unidade de vegetais, 2 unidades de gordura

guisado de frango, tomate e alecrim

4 porções para o jantar

2 colheres (sopa) de óleo de oliva

800 g de filés de coxa de frango sem pele e cortados em cubos de 4 cm

2 alhos-porós lavados e fatiados

2 cenouras picadas finamente

2 talos de aipo picados

2 dentes de alho esmagados

1 xícara (chá) de caldo de galinha

½ xícara (chá) de vinho branco

400 g de tomates em conserva

1 colher (sopa) de alecrim picado

2 colheres (sopa) de salsa picada grosseiramente

Aqueça o óleo em uma panela larga sobre fogo alto. Adicione os cubos de frango em porções e cozinhe-os, mexendo ocasionalmente, por 5 minutos, ou até que estejam dourados. Retire da panela e reserve.

Diminua para fogo médio, depois coloque o alho-poró na panela e cozinhe por 8 minutos, ou até que fique tenro. Acrescente a cenoura, o aipo e o alho e leve de volta ao fogo por 10 – 12 minutos, ou até que os vegetais estejam macios. Adicione o caldo, o vinho e o tomate e ponha para ferver. Baixe o fogo, retorne o frango para a panela e deixe cozinhar gentilmente por 35 minutos.

Acrescente as ervas e tempere a gosto. Sirva com uma salada verde mista.

1 porção = 2 unidades de proteína, 1 unidade de vegetais, 2 unidades de gordura

bolo de carne de frango e estragão

5 porções para o jantar

1½ colher (sopa) de óleo de oliva

1 maçã Granny Smith pequena, descascada e cortada em cubos (N. do T.: A maçã Granny Smith é uma maçã verde com o sabor mais azedo.)

1 cebola picada finamente

1 dente de alho picado finamente

1 colher (sopa) de estragão picado finamente

2 fatias de pão em migalhas

1 ovo batido levemente

3 cebolinhas verdes fatiadas finamente

1 abobrinha pequena ralada

1 colher (sopa) de chutney de frutas

1 kg de carne de frango magra moída

Preaqueça o forno à temperatura de 150°C. Unte levemente uma fôrma comprida para pão.

Aqueça o óleo em uma frigideira larga sobre fogo médio. Adicione a maçã, a cebola e o alho e cozinhe-os por 8 minutos, ou até que fiquem tenros e dourados.

Em uma tigela larga, junte à mistura de alho o estragão, as migalhas de pão, o ovo, a cebolinha verde, a abobrinha, o chutney e o frango. Tempere ligeiramente. Preencha a fôrma de pão com essa mistura e asse por 1 hora. Deixe esfriar na fôrma, desenforme sobre a sua superfície de trabalho e corte em 5 fatias grossas.

Sirva com salada.

1 porção = 2 unidades de proteína, ½ unidade de pão, 1 unidade de gordura

frango ao shoyu e capim-cidreira com ervilha-torta e aspargo

4 porções para o jantar

800 g de pedaços de frango com osso e sem pele, com o excesso de gordura removido
150 g de ervilhas-tortas
16 talos de aspargos
½ xícara (chá) de cebolinha verde fatiada finamente
gomos de limão
MARINADA
1 talo de capim-cidreira picado finamente
2 dentes de alho esmagados
2 colheres (chá) de gengibre ralado
½ xícara (chá) de shoyu (molho de soja) light
½ xícara (chá) de caldo de galinha
2 colheres (chá) de óleo de oliva
2½ colheres (sopa) de xerez seco (ou de vinho de arroz chinês)

Misture todos os ingredientes da marinada em uma tigela. Adicione o frango e misture novamente para cobrir bem a carne. Cubra com filme plástico e refrigere, virando ocasionalmente, por um período de 2 horas a uma noite inteira – quanto maior o tempo, melhor será o resultado.

Preaqueça o forno à temperatura de 180°C.

Vire o frango e a marinada em uma assadeira e asse por 30 minutos, regando a carne com o caldo ocasionalmente.

Enquanto isso, ponha uma panela pequena com água ligeiramente salgada para ferver. Escalde os vegetais por 2 - 3 minutos. Escorra-os e divida em porções iguais em 4 pratos para servir. Acomode o frango por cima dos vegetais e pincele com o caldo que ficou na assadeira. Polvilhe com a cebolinha verde e sirva com gomos de limão.

1 porção = 2 unidades de proteína, 1 unidade de vegetais, ½ unidade de gordura

frango ao shoyu e capim-cidreira com ervilha-torta e aspargo

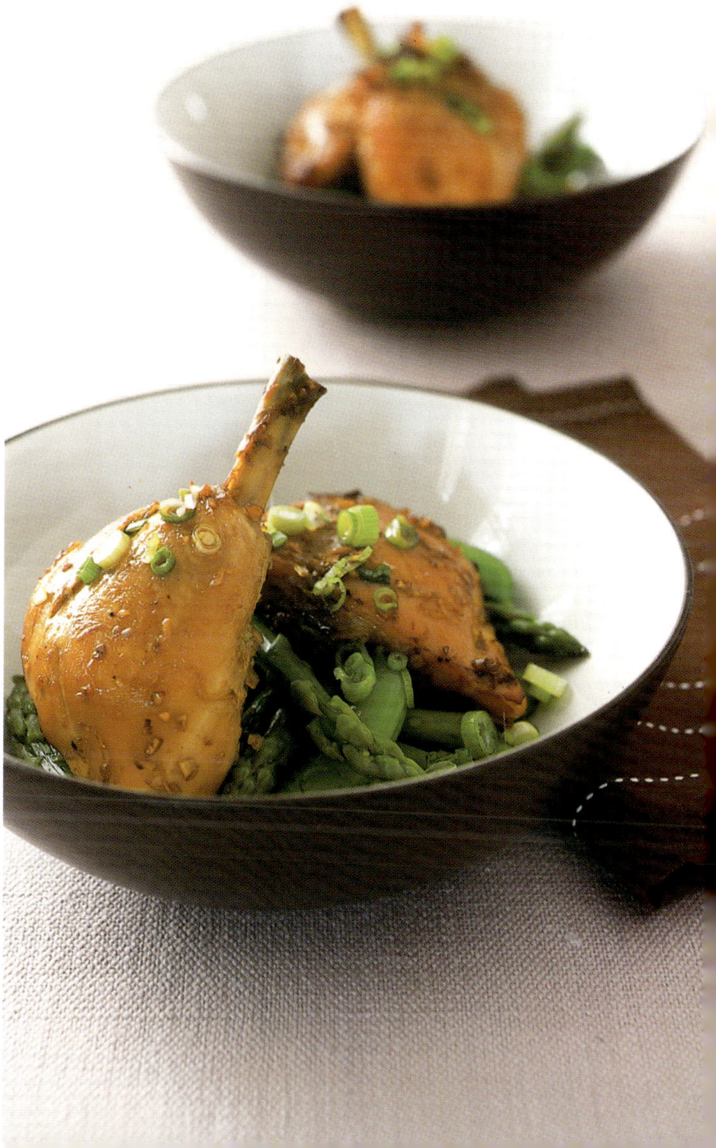

filé de porco ao funcho com chirivia e maçã assada

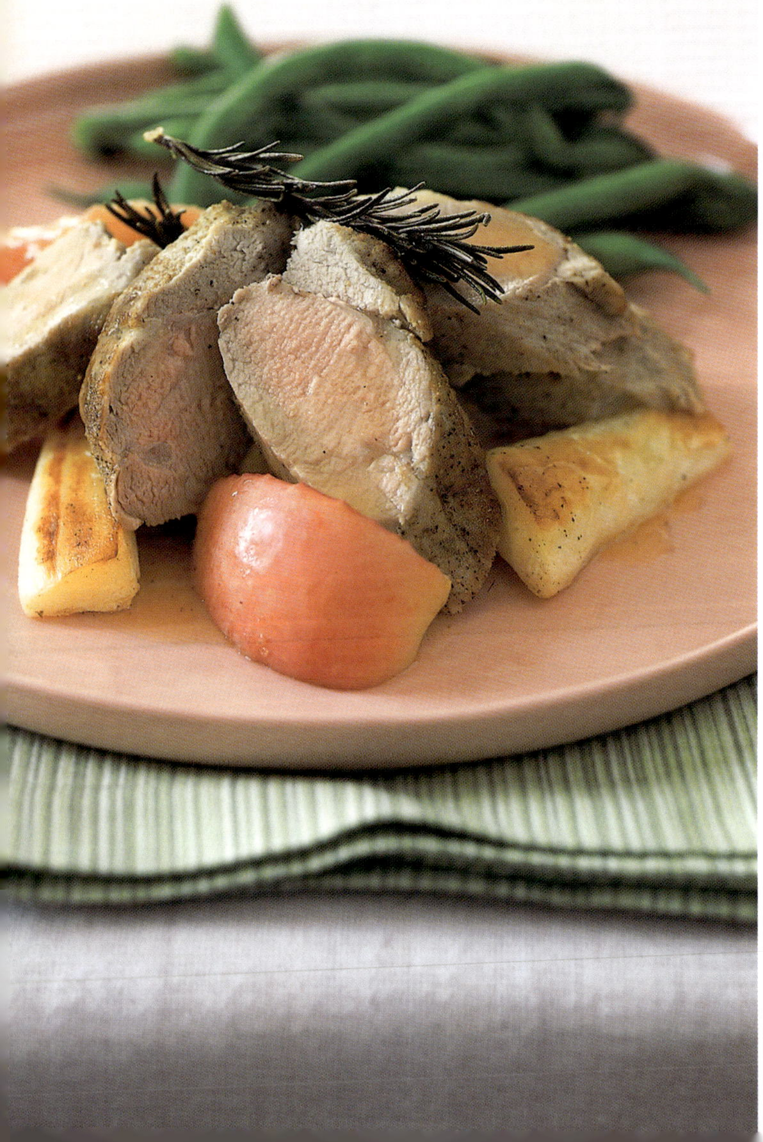

filé de porco ao funcho com chirivia e maçã assada

4 porções para o jantar

1 filé (800 g) de porco
2 colheres (sopa) de funcho (erva-doce) moído
2 colheres (sopa) de óleo de oliva
2 maçãs cortadas em quatro e sem a parte do centro
2 colheres (chá) de açúcar mascavo
2 colheres (sopa) de água
4 chirivias descascadas e cortadas em pedaços
4 ramos de alecrim
200 g de vagens

Preaqueça o forno à temperatura de 180°C.

Remova todos os nervos da carne de porco. Tempere bem, depois passe-a no funcho. Embrulhe com filme plástico e refrigere por 10 – 15 minutos.

Aqueça uma frigideira larga sobre fogo alto. Acomode o filé de porco, cubra com metade do óleo e cozinhe cada lado por 3 minutos, ou até que fique dourado. Deixe reservado, coberto.

Acomode as maçãs em uma travessa refratária, polvilhe com açúcar mascavo e água e cubra com papel-alumínio. Reserve. Coloque a chirivia, o alecrim e o óleo restante em uma assadeira e misture para cobrir. Asse por 10 minutos.

Leve a travessa com as maçãs ao forno. Ao mesmo tempo, coloque a carne de porco na assadeira com a chirivia. Depois de 10 minutos assando, a chirivia deverá estar dourada, o porco estará cozido e as maças tenras.

Enquanto isso, ponha uma panela pequena com água ligeiramente salgada para ferver. Adicione as vagens e cozinhe por 5 – 6 minutos, depois escorra.

Desligue o forno, transfira a carne de porco para um prato, cubra e deixe descansar por 5 minutos. Corte o porco em fatias grossas e sirva com as chirivias, as maçãs e as vagens.

1 porção = 2 unidades de proteína, ½ unidade de frutas, 1½ unidade de vegetais, 2 unidades de gordura

sang choy bow

4 porções para o jantar

1 pé de alface iceberg (ou alface-americana)
2 colheres (sopa) de molho de ostra
1 colher (sopa) de shoyu (molho de soja)
1 colher (chá) de óleo de gergelim
1 colher (sopa) de farinha de milho
½ pimenta vermelha pequena fatiada finamente
1 ovo batido
2 colheres (sopa) de óleo de oliva
8 cogumelos shiitake fatiados
2 dentes de alho fatiados finamente
1 pedaço de gengibre (2 cm) à juliana
400 g de carne de porco magra moída
6 castanhas-d'água chinesas picadas finamente
50 g de macarrão de arroz seco, escaldado em água e depois picado grosseiramente
2½ colheres (sopa) de molho hoisin
4 cebolinhas verdes fatiadas finamente

Corte folhas inteiras do pé de alface, aparando-as para formar cumbucas. Em uma tigela, misture o molho de ostras, o shoyu, o óleo de gergelim, a farinha de milho, a pimenta e o ovo. Reserve.

Aqueça o óleo em uma frigideira larga sobre fogo alto. Adicione os cogumelos, o alho e o gengibre e cozinhe, mexendo, por 1 minuto. Acrescente a carne moída e mantenha no fogo, mexendo, por 8 – 10 minutos. Escorra qualquer excesso de líquido. Retorne a panela ao fogo, adicione as castanhas-d'água e o macarrão e cozinhe por 4 minutos. Mexa a mistura de molho de ostra antes de acrescentá-la à panela e cozinhe por 10 minutos. Deixe a mistura esfriar um pouco.

Coloque as folhas de alface em pratos e recheie-as com porções da mistura de carne. Regue com o molho hoisin e polvilhe com a cebolinha. Sirva com verduras cozidas no vapor.

1 porção = 1 unidade de proteína, ½ unidade de pão, ½ unidade de vegetais, 2 unidades de gordura

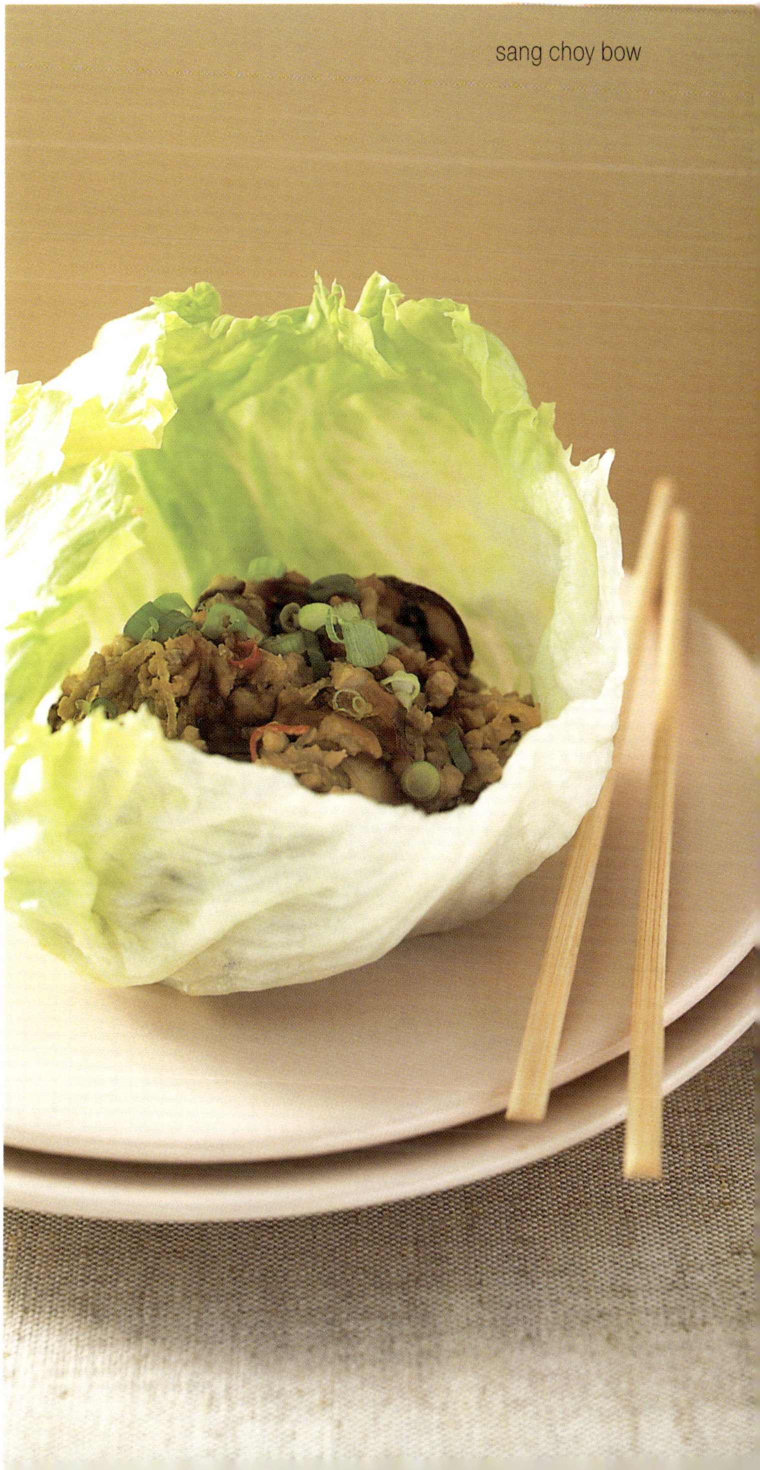

sang choy bow

As receitas neste capítulo e no seguinte (Cordeiro) focalizam o elemento importante da Dieta para o Bem-estar Total: a carne vermelha. Estas páginas contêm várias receitas de diversos tipos, de preparo rápido ou mais demorado, para refeições leves ou mais substanciosas. E todas devem ser servidas com muitos vegetais e salada fresca.

carne de boi e vitela

sanduíche aberto de alcatra

4 porções para o almoço

4 bifes de alcatra (100 g cada)
1 colher (sopa) de óleo de oliva
100 g de folhas de rúcula
2 tomates maduros fatiados
1 abacate pequeno fatiado
4 fatias grossas de pão sourdough integral levemente torradas (N. do T.: sourdough é um fermento natural feito com lactobacilos e levedo. Esse pão, também conhecido aqui como pão azedo, não é necessariamente azedo, apesar de ter ácidos lácteo e acético em sua composição.)
1 cebola vermelha, fatiada finamente
1 colher (chá) de vinagre balsâmico

Aqueça uma frigideira antiaderente larga sobre fogo alto. Cubra os bifes com óleo e frite cada lado por 3 minutos, ou até que fiquem no ponto de sua preferência. É melhor preparar os bifes em porções – se você encher demais a frigideira, eles irão cozinhar em vez de crestar. Acomode os bifes em um lugar morno, ou cubra-os com papel-alumínio, e deixe que descansem por 5 minutos.

Enquanto isso, faça camadas de folhas de rúcula, fatias de tomate e de abacate sobre a torrada.

Fatie finamente cada pedaço de carne e coloque sobre o sanduíche. Cubra com a cebola e regue com o vinagre balsâmico e o restante do óleo.

Sirva com salada.

1 porção = 1 unidade de proteína, 2 unidades de pão, ½ unidade de vegetais, 3 unidades de gordura

refogado de carne, cogumelo shiitake e ervilha-torta

4 porções para o jantar

2 colheres (chá) de maisena
½ xícara (chá) de caldo de carne
2 colheres (sopa) de shoyu (molho de soja)
1 colher (chá) de óleo de gergelim
800 g de miolo de alcatra fatiado finamente
1 colher (sopa) de óleo de amendoim
1 dente de alho picado finamente
1 pedaço de gengibre de 2 cm ralado
150 g de cogumelos shiitake cortados ao meio
4 cebolinhas verdes cortadas em pedaços de 2 cm
100 g de ervilha-torta

Em uma xícara, misture o amido, o caldo, o shoyu e o óleo de gergelim. Misture a carne, o óleo de amendoim, o alho e o gengibre em uma tigela larga.

Aqueça uma frigideira larga sobre fogo alto. Quando ela estiver quente, frite a carne até que fique dourada. Reserve. Frite os cogumelos por 2 minutos. Adicione as cebolinhas verdes e as ervilhas e misture bem. Dê uma mexida na mistura de amido de milho, depois despeje-a na frigideira e refogue sobre fogo alto até que o molho engrosse. Retorne a carne à frigideira para esquentá-la por inteiro.

Se quiser, sirva com arroz da sua cota diária de pães.

1 porção = 2 unidades de proteína, 1 unidade de vegetais, 1 unidade de gordura

variações

Muitos, muitos ingredientes combinam com carne, e quase todos podem ser fritos. Misture os seguintes ingredientes em seu wok: carne bovina, alho, gengibre, pimentão, pimenta (chilli), vagens e molho de feijão-preto; carne bovina, alho, manjericão, ervilha-torta, brócolis e shoyu; carne bovina, cogumelo shiitake, bok choy baby (pak choy) e molho hoisin.

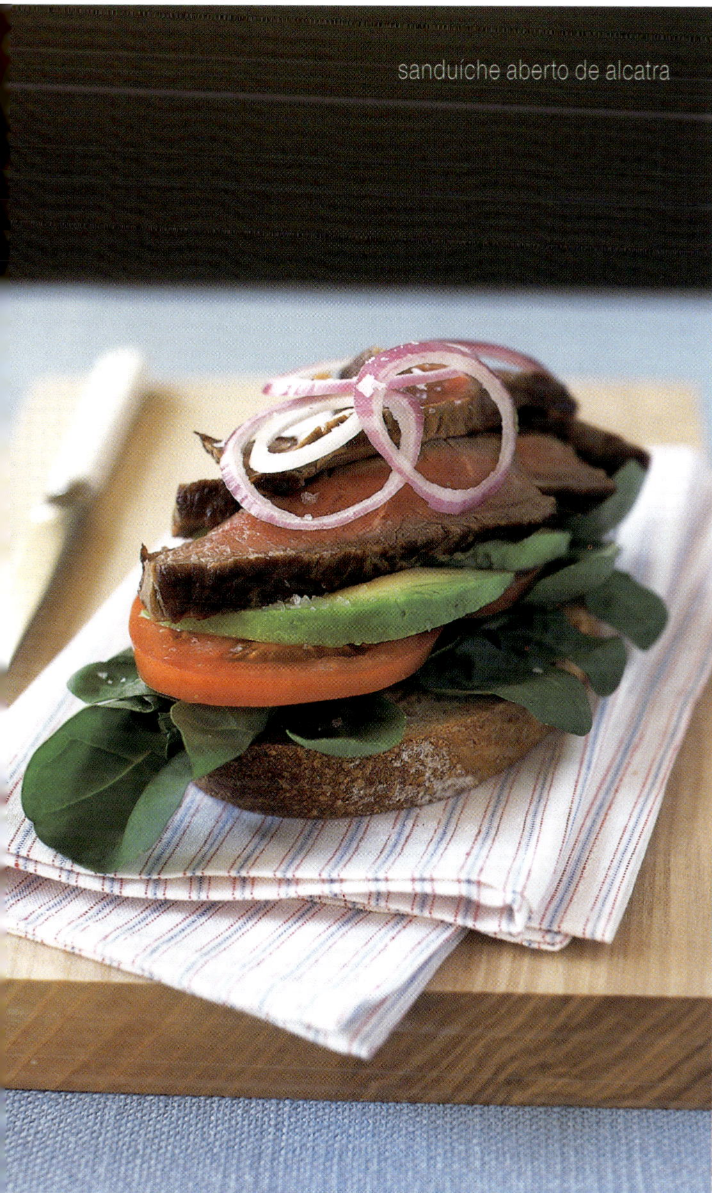
sanduíche aberto de alcatra

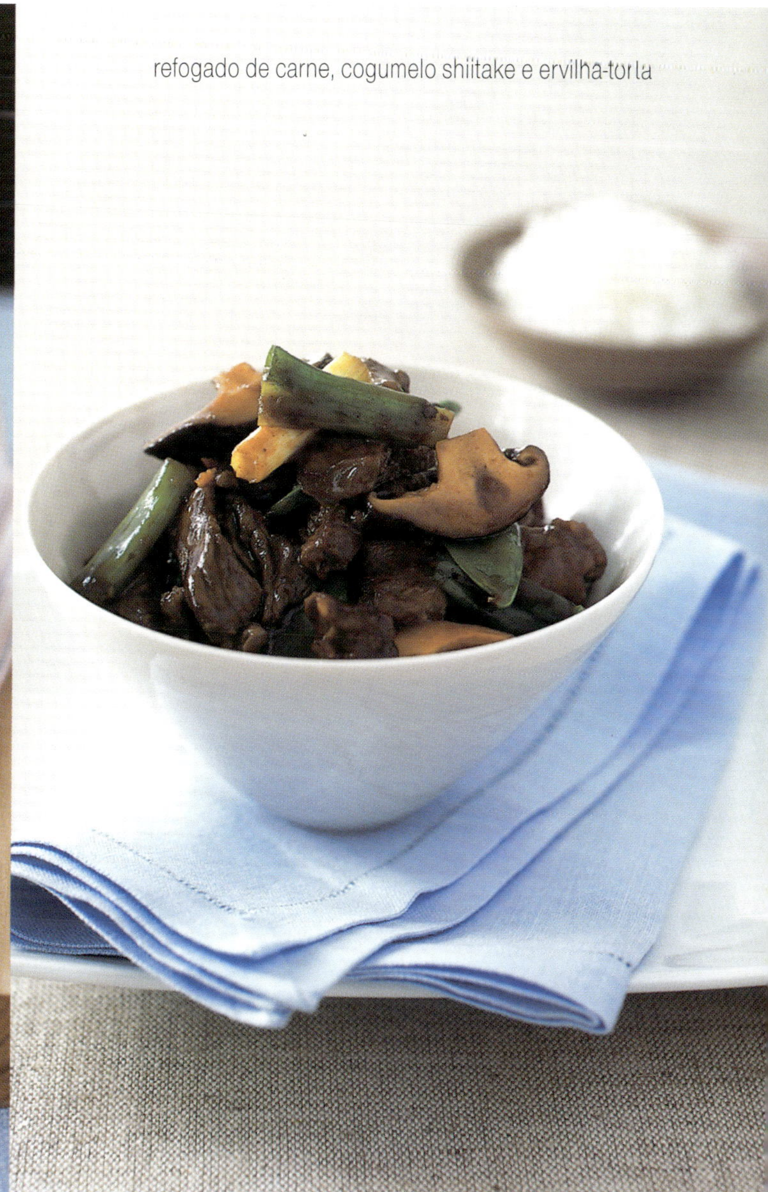
refogado de carne, cogumelo shiitake e ervilha-torta

torta de carne e batata

4 porções para o jantar

800 g de carne bovina magra moída
2 colheres (sopa) de óleo de oliva
2 cebolas picadas finamente
1 cenoura picada finamente
1 talo de salsão (aipo) picado finamente
2 dentes de alho
1 cubo de caldo de carne
½ xícara (chá) de água quente
1 colher (sopa) de farinha
½ xícara (chá) de vinho tinto
4 tomates maduros cortados em cubos
1 colher (sopa) de alecrim picado
2 colheres (sopa) de salsa picada
2 batatas-doces descascadas, fervidas e escorridas
300 g de abóbora, descascada, fervida e escorrida

Cubra a carne moída com metade do óleo. Em uma panela quente, doure a carne em pequenas porções. Reserve. Aqueça o óleo restante em uma panela larga sobre fogo médio. Adicione a cebola, a cenoura, o salsão e o alho e cozinhe por 4 minutos, ou até que fiquem tenros. Dissolva o cubo de caldo de carne em água, acrescente-o à panela com a carne cozida junto com os vegetais, a farinha, o vinho, o tomate e as ervas. Ponha para ferver e cozinhe em fogo brando por 25 minutos.

Preaqueça o forno à temperatura de 180°C. Em uma tigela, esmague grosseiramente as batatas-doces e a abóbora com um garfo. Tempere a gosto. Com uma colher, coloque o recheio da torta em uma assadeira refratária funda com capacidade para 1 litro ou em 4 potinhos individuais. Cubra com o purê, depois asse por 20 minutos. Sirva com uma salada mista de folhas.

1 porção = 2 unidades de proteína, ½ unidade de pão,
1½ unidade de vegetais, 2 unidades de gordura

almôndegas em molho de tomate e manjericão

4 porções para o jantar

ALMÔNDEGAS
700 g de carne bovina magra moída
2 ovos
¼ de xícara (chá) de massa de tomate
1 colher (sopa) de orégano seco
1 cebola picada finamente
2 colheres (sopa) de salsa picada
2 colheres (sopa) de óleo de oliva

MOLHO
1 colher (chá) de óleo de oliva
1 dente de alho esmagado
2 colheres (sopa) de pimentão vermelho picado
2 latas (400 g cada) de tomates picados
½ xícara (chá) de caldo de carne
pimenta-do-reino moída na hora
¼ de xícara (chá) de manjericão, rasgado

Para preparar as almôndegas, misture todos os ingredientes, exceto o óleo, em uma tigela larga. Separe a mistura em porções de 1 colher (sopa) cheia, molde as almôndegas e reserve. Aqueça o óleo em uma frigideira larga sobre fogo alto. Cuidadosamente adicione metade das almôndegas e frite-as, virando-as ocasionalmente, por 8 - 10 minutos. Retire-as da frigideira e escorra sobre papel toalha. Faça o mesmo com as almôndegas restantes.

Para o molho, aqueça o óleo em uma panela pequena sobre fogo médio. Adicione o alho e o pimentão e refogue, mexendo ocasionalmente, por 3 minutos. Acrescente o tomate e o caldo, abaixe o fogo e cozinhe por 5 minutos. Adicione pimenta a gosto, o manjericão e as almôndegas e cozinhe em fogo baixo por mais 8 - 10 minutos. Sirva com salada ou vegetais.

1 porção = 2 unidades de proteína, 1 unidade de vegetais,
2 unidades de gordura

torta de carne e batata

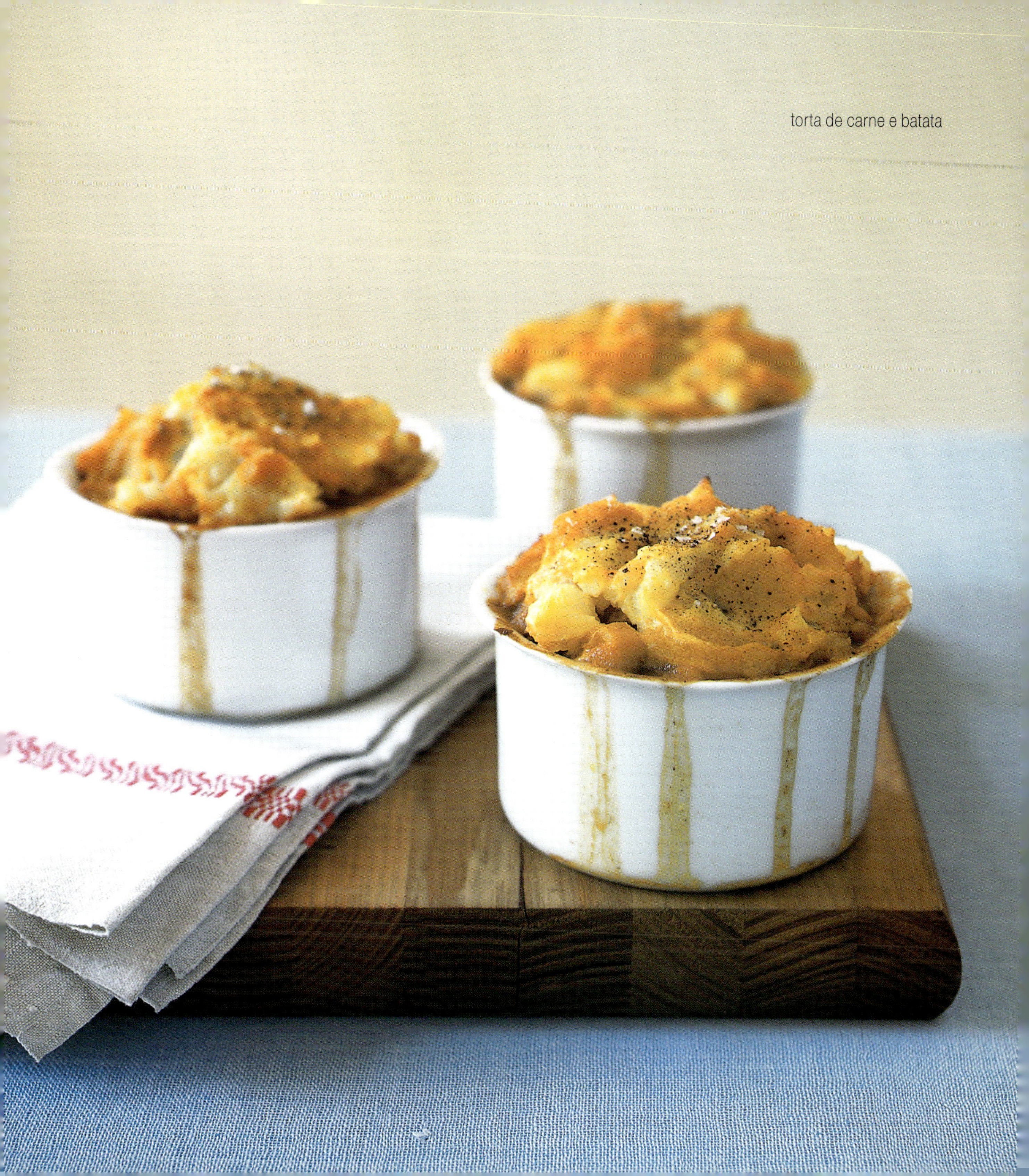

hambúrguer

4 porções para o almoço

4 pãezinhos franceses integrais
1 tomate grande maduro fatiado
1 pepino pequeno fatiado
100 g de folhas para salada
8 fatias de beterraba (opcional)
2 colheres (sopa) de molho de tomate (ou de molho barbecue)

HAMBÚRGUER

400 g de carne bovina magra moída
½ cebola
2 colheres (chá) de orégano seco
1 colher (sopa) de mostarda Dijon
1 colher (sopa) de massa de tomate
1 colher (sopa) de salsa picada
1 ovo

Misture bem os ingredientes do hambúrguer em uma tigela larga. Divida a mistura em 4 hambúrgueres. Cubra cada um deles com filme plástico e resfrie-os por 10 minutos na geladeira.

Aqueça bem uma chapa para grelhar ou uma churrasqueira. Grelhe cada lado dos hambúrgueres por 6 minutos, ou até que fiquem completamente cozidos.

Enquanto isso, corte os pãezinhos e cubra uma das metades com tomate, pepino, salada de folhas e beterraba. Adicione um hambúrguer cozido e cubra com molho de tomate. Coloque a metade de cima do pão e coma imediatamente.

Sirva com uma salada verde.

1 porção = 1 unidade de proteína, 2 unidades de pão, ½ unidade de vegetais

ensopado provençal de carne

4 porções para o jantar

2 colheres (sopa) de óleo de oliva
2 cebolas picadas finamente
200 g de cogumelos portobello fatiados
2 dentes de alho esmagados
800 de carne bovina magra cortada em cubos
2 colheres (sopa) de farinha sem fermento
1 lata (400 g) de tomates cortados em cubos
1 xícara (chá) de vinho tinto
1 xícara (chá) de caldo de carne
½ pimentão vermelho, sem sementes e fatiado
1 colher (sopa) de salsa picada
1 colher (sopa) de orégano picado

Preaqueça o forno à temperatura de 170°C.

Aqueça 2 colheres (chá) de óleo em uma frigideira larga de base pesada sobre fogo alto. Adicione a cebola, os cogumelos e o alho e salteie por 5 minutos, ou até que fiquem tenros. Transfira para uma assadeira refratária larga.

Passe a carne na farinha levemente temperada. Aqueça o óleo restante em uma frigideira e cozinhe a carne, em 2 porções, até que fique bem dourada. Transfira para a mistura de cebolas e cogumelos.

Acrescente os tomates, o vinho, o caldo e o pimentão à frigideira e leve a uma fervura suave, raspando qualquer pedaço de carne que fique preso no fundo. Passe tudo para uma caçarola. Tampe e leve ao forno por 1 ½ - 2 horas. Retire a tampa e cozinhe por mais 30 minutos, ou até que a carne fique macia. Mistura as ervas e tempere a gosto.

1 porção = 2 unidades de proteína, 1 unidade de vegetais, 2 unidades de gordura

filé grelhado com cogumelos e cebola caramelada

4 porções para o jantar

3 cebolas fatiadas finamente
2 colheres (chá) de óleo de oliva
2 colheres (chá) de vinagre balsâmico
8 cogumelos portobello, descascados e com os caules removidos
½ xícara (chá) de vinho branco
1 filé (800 g) de carne bovina
100 g de folhas de rúcula

Preaqueça o forno à temperatura de 180°C.

Refogue as cebolas em óleo em uma panela sobre fogo médio, mexendo de vez em quando, por 30 minutos, ou até que fiquem tenras. Adicione o vinagre balsâmico e cozinhe por mais 5 minutos, quando a mistura deverá estar viscosa. Tempere a gosto.

Aqueça uma frigideira larga sobre fogo alto e toste cada lado dos filés. Transfira a carne para uma assadeira.

Acomode os cogumelos em uma segunda assadeira, derrame o vinho e tempere ligeiramente. Cubra com papel-alumínio. Coloque ambas as assadeiras no forno e asse por 15 minutos. Retire o filé do forno, cubra com papel-alumínio e deixe descansar por 10 minutos. Ao mesmo tempo, remova o papel-alumínio dos cogumelos e asse por mais 10 minutos.

Corte a carne em quatro pedaços e sirva com folhas de rúcula, cebolas carameladas e cogumelos.

1 porção = 2 unidades de proteína, 1½ unidade de vegetais, ½ unidade de gordura

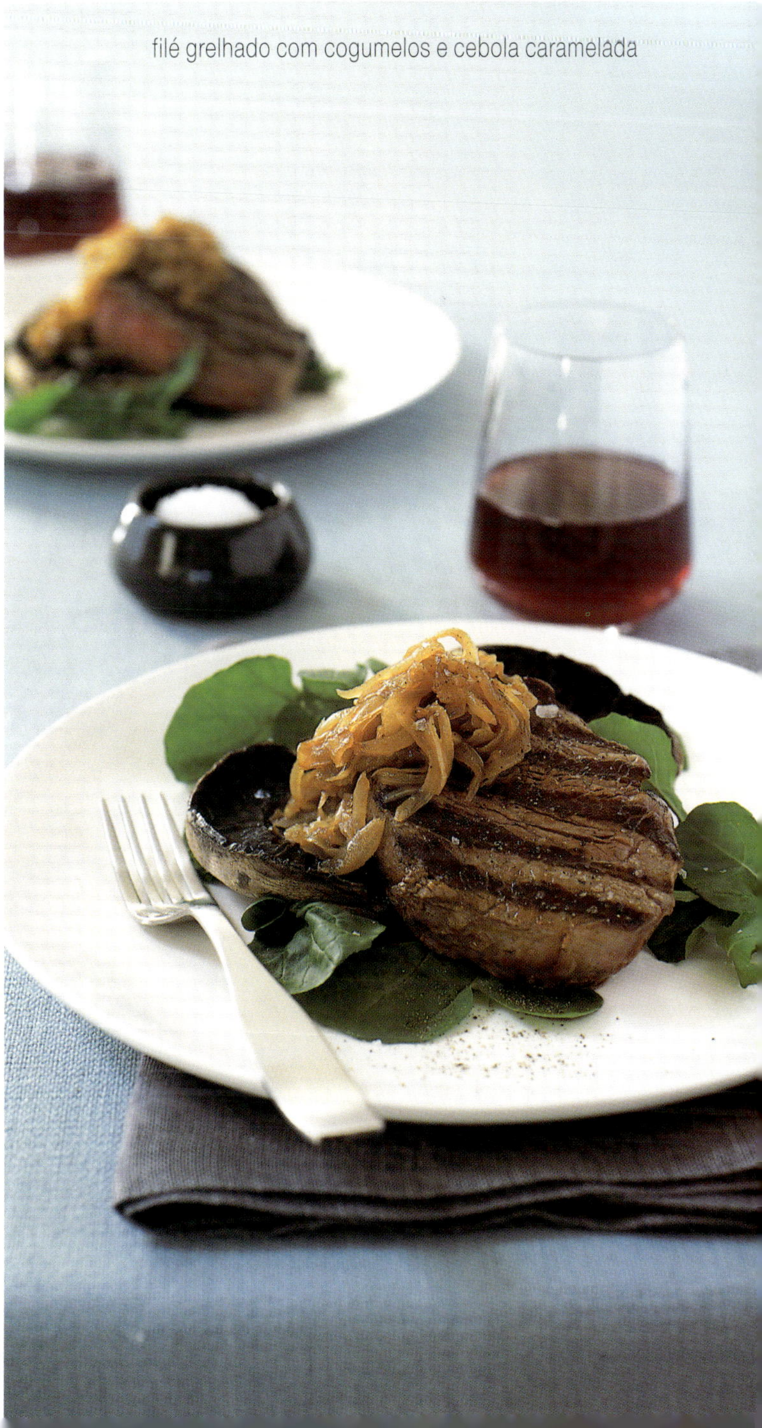

filé grelhado com cogumelos e cebola caramelada

carne assada com beterraba, abóbora e cenoura

4 porções para o jantar

1 pedaço (800 g) de miolo de alcatra, com a maior parte da gordura removida
1½ colher (sopa) de óleo de oliva
4 cenouras, cortadas em pedaços de 3 cm
4 beterrabas, descascadas e cortadas em quatro
200 g de abóbora (menina-brasileira), descascada e cortada em 4 pedaços
12 dentes de alho, com casca
2 ramos de alecrim, somente as folhas

Preaqueça o forno à temperatura de 200°C.

Aqueça uma frigideira de base pesada sobre fogo alto. Cubra a carne com 2 colheres (chá) do óleo e toste cada um dos lados. Transfira a carne para uma assadeira, o lado com gordura para cima. Asse no forno por 30 minutos para deixar ao ponto, ou conforme sua preferência.

Enquanto isso, acomode os vegetais em uma assadeira separada. Regue com o óleo restante, tempere levemente e misture para cobrir. Polvilhe o alecrim sobre os vegetais, depois asse por 35 minutos.

Remova a carne do forno, cubra-a frouxamente com papel-alumínio e deixe descansar por 10 minutos antes de cortar.

Sirva com os vegetais assados.

1 porção = 2 unidades de proteína, 1½ unidade de vegetais, 1½ unidade de gordura

rolos de vitela em molho de tomate e vinho tinto

4 porções para o jantar

4 bifes de vitela (200 g cada) fatiados
2 dentes de alho picados finamente
2 colheres (chá) de salsa picada finamente
2 colheres (chá) de sálvia picada finamente
2 colheres (chá) de manjericão picado finamente
1 colher (sopa) de óleo de oliva
1 cebola pequena, picada
180 g de cogumelos-de-paris fatiados
1 colher (sopa) de massa de tomate
200 ml de água
½ xícara (chá) de vinho tinto
4 tomates italianos cortados em cubos

Coloque os bifes de vitela sobre uma tábua de cortar carne, cubra com filme plástico e bata-os com um socador de carne ou com o seu punho, até que fiquem com uma espessura de 5 mm. Tempere levemente e polvilhe com alho, salsa, sálvia e manjericão. Enrole firmemente cada fatia de vitela e prenda com palitinhos.

Aqueça o óleo em uma frigideira larga e funda sobre fogo alto. Coloque os rolos e cozinhe, virando-os ocasionalmente, por 6 minutos ou até que fiquem dourados por inteiro. Remova da frigideira e reserve.

Coloque a cebola e os cogumelos na frigideira e refogue sobre fogo alto por 1 minuto. Misture a massa de tomate com água e depois acrescente à frigideira com o vinho e o tomate. Retorne os rolos de vitela para a frigideira, deixe em fogo baixo e cozinhe gentilmente por 20 minutos, ou até que fiquem tenros. Sirva com os seus vegetais favoritos cozidos no vapor.

1 porção = 2 unidades de proteína, 1 unidade de vegetais, 1 unidade de gordura

carrê de vitela com sementes de mostarda e vegetais assados

4 porções para o jantar

500 g de abóbora descascada e picada grosseiramente
2 cenouras cortadas em tiras grossas
2 abobrinhas cortadas em pedaços grandes
4 cebolas marrons pequenas, cortadas ao meio
2 colheres (sopa) de óleo de oliva
2 colheres (sopa) de mostarda em grão
4 cebolinhas verdes picadas finamente
1 colher (chá) de raspas de laranja moídas finamente
¼ de xícara (chá) de suco de laranja
1 peça de 1,4 kg de carrê de vitela, com a gordura aparada

Preaqueça o forno à temperatura de 200°C.

Coloque a abóbora, a cenoura, a abobrinha e as cebolas em uma assadeira larga e rasa, depois acrescente metade do óleo e mexa.

Misture a mostarda, a cebolinha verde, as raspas, o suco e o óleo restante em uma tigela. Acomode a vitela em uma fôrma de metal sobre os vegetais e cubra-a com a mistura de mostarda. Asse a vitela, descoberta, por 40 minutos, ou até que fique no ponto de sua preferência. Retire a carne do forno, cubra frouxamente com papel-alumínio e deixe descansar por 10 minutos antes de cortar.

Sirva a vitela com os vegetais assados.

1 porção = 2 unidades de proteína, 1½ unidade de vegetais, 2 unidades de gordura

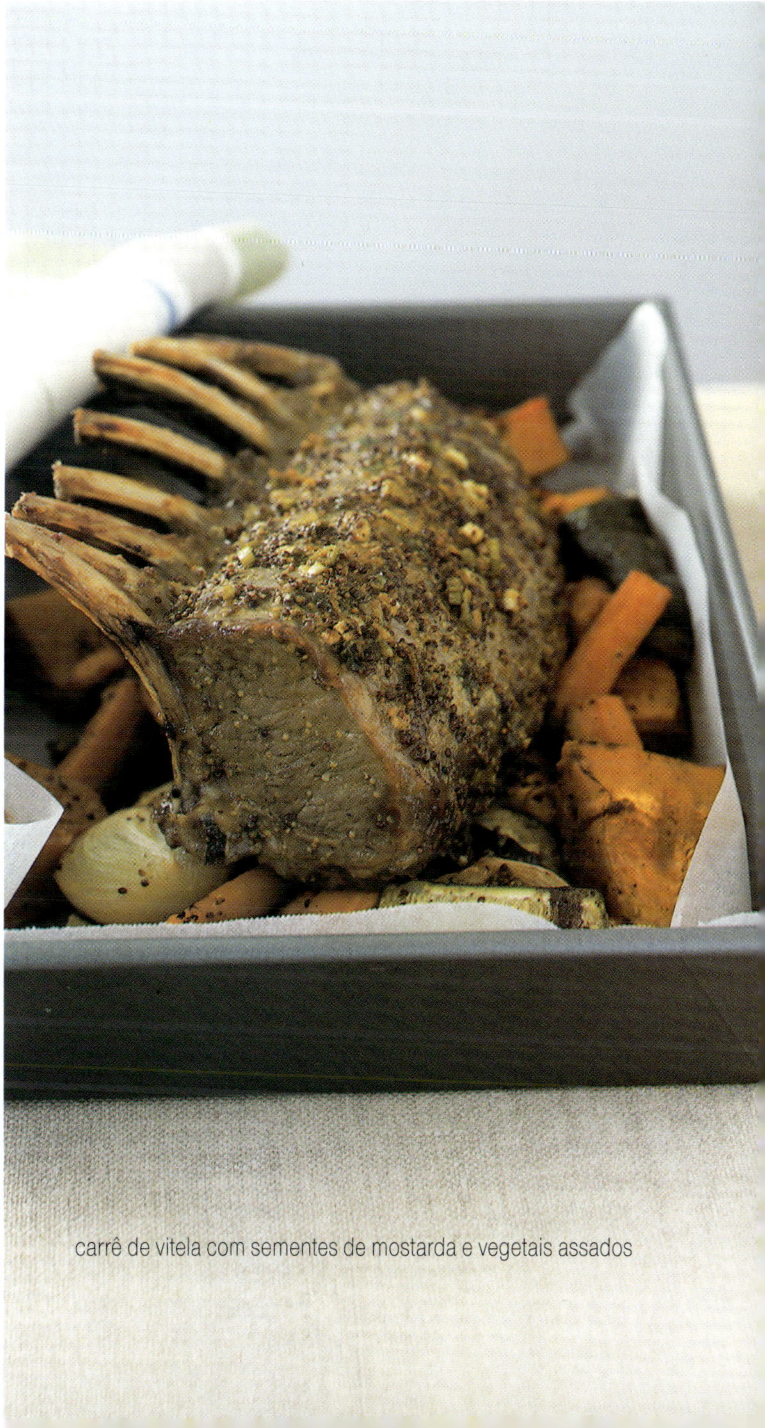

carrê de vitela com sementes de mostarda e vegetais assados

A qualidade da carne de cordeiro na Austrália é amplamente exaltada, e para prepará-la geralmente não é necessário nada além de assar uma perna ou fritar algumas costeletas. Este capítulo inclui receitas para esses pratos, mas também apresenta outras maneiras de cozinhar e apreciar essa carne, sem deixar de manter a sua maciez e favorecer o seu sabor.

cordeiro

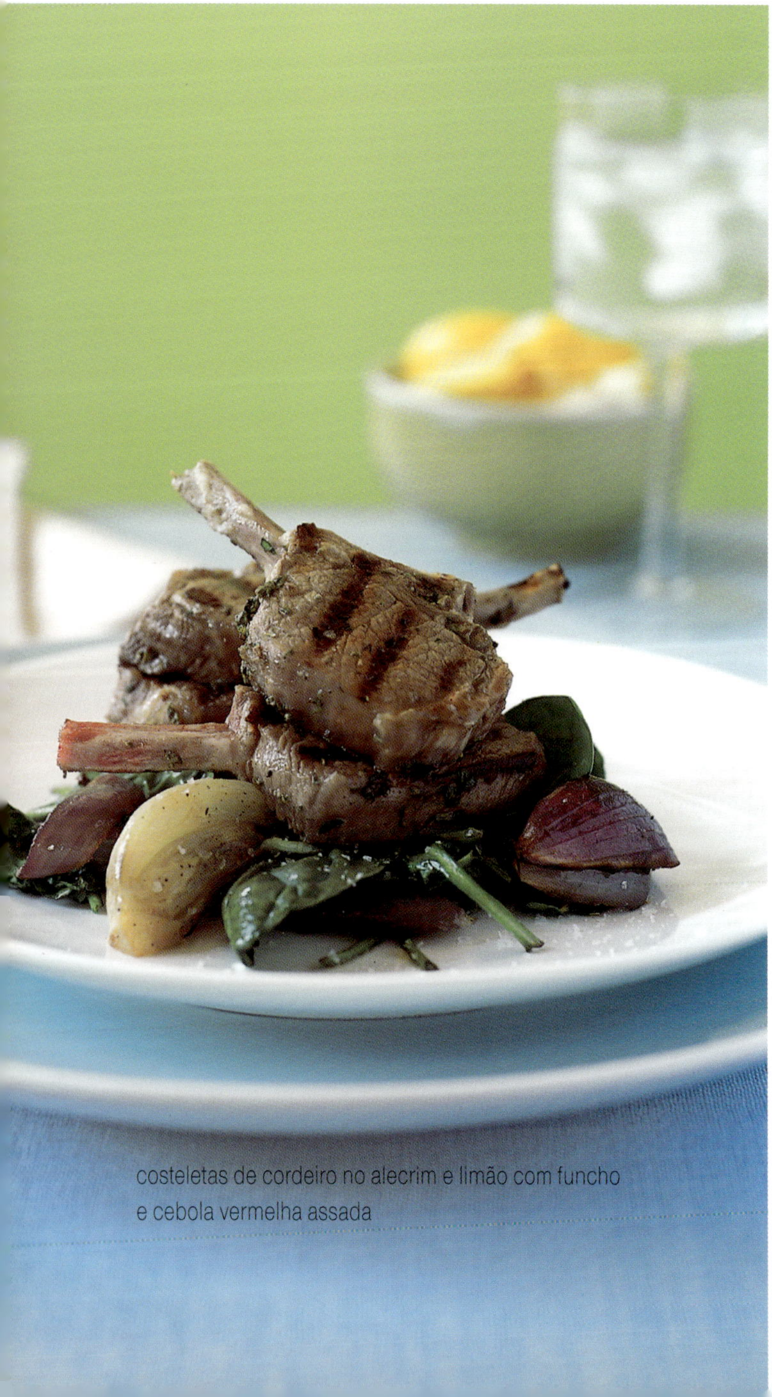

costeletas de cordeiro no alecrim e limão com funcho e cebola vermelha assada

costeletas de cordeiro no alecrim e limão com funcho e cebola vermelha assada

4 porções para jantar

1,4 kg de costeletas de cordeiro (200 g de carne por pessoa), a gordura aparada
2 bulbos de funcho (erva-doce) fatiados
2 cebolas vermelhas cortadas em gomos
1 colher (sopa) de óleo de oliva
100 g de folhas de espinafre baby

MARINADA

2 colheres (sopa) de alecrim picado
2 colheres (chá) de estragão picado
2 colheres (chá) de salsa picada
1 colher (sopa) de óleo de oliva
2 colheres (sopa) de suco de limão

Misture os ingredientes da marinada e derrame em uma travessa rasa. Adicione a carne e vire-a para cobri-la completamente. Tampe e deixe marinar por 30 minutos.

Preaqueça o forno à temperatura de 180°C.

Coloque o funcho e a cebola em uma assadeira e regue com óleo. Asse por 20 minutos.

Enquanto isso, preaqueça bem uma chapa para grelhar ou uma churrasqueira. Coloque as costeletas e cozinhe cada lado delas por 1 minuto, ou até que fiquem no ponto de sua preferência. Reserve as costeletas.

Misture o espinafre com a cebola e o funcho quentes e tempere levemente. Arrume os vegetais em pratos de servir e cubra-os com as costeletas.

1 porção = 2 unidades de proteína, 1 unidade de vegetais, 2 unidades de gordura

costeletas de cordeiro condimentadas com ratatouille

4 porções para o jantar

800 g de costeletas, com a gordura aparada
1 colher (sopa) de óleo de oliva; gomos de limão
CROSTA DE TEMPEROS
1 colher (sopa) de pimenta-do-reino moída na hora
2 colheres (chá) de sementes de coentro
1 colher (chá) de garam marsala
2 vagens de cardamomo esmagadas
1 colher (chá) de pimenta vermelha em pó
RATATOUILLE
2 colheres (chá) de óleo de oliva
4 berinjelas baby cortadas ao meio ao comprido
1 cebola picada finamente e 1 dente de alho picado
1 pimentão sem sementes e fatiado
1 abobrinha fatiada
½ xícara (chá) de caldo de galinha
2 tomates maduros cortados em cubos
1 colher (sopa) de salsa picada
½ xícara (chá) de manjericão rasgado

Para preparar a crosta de temperos, misture bem todas as especiarias em uma tigela. Cubra as costeletas com um pouco de óleo de oliva e depois passe-as por inteiro na mistura de especiarias. Cubra com filme plástico e refrigere por 1 hora.

Para fazer o ratatouille, aqueça o óleo em uma frigideira larga em fogo médio. Coloque a berinjela e frite-a por 4 minutos. Adicione a cebola e o alho e salteie-os. Acrescente o pimentão e a abobrinha e cozinhe por 1 minuto, depois junte o caldo de galinha e o tomate. Cozinhe por mais 5 minutos. Acrescente as ervas e tempere a gosto.

Aqueça o óleo em uma frigideira sobre fogo alto e frite cada lado das costeletas por 3 minutos. Divida o ratatouille entre os pratos e cubra com as costeletas e um gomo de limão.

1 porção = 2 unidades de proteína, 1½ unidade de vegetais, 1½ unidade de gordura

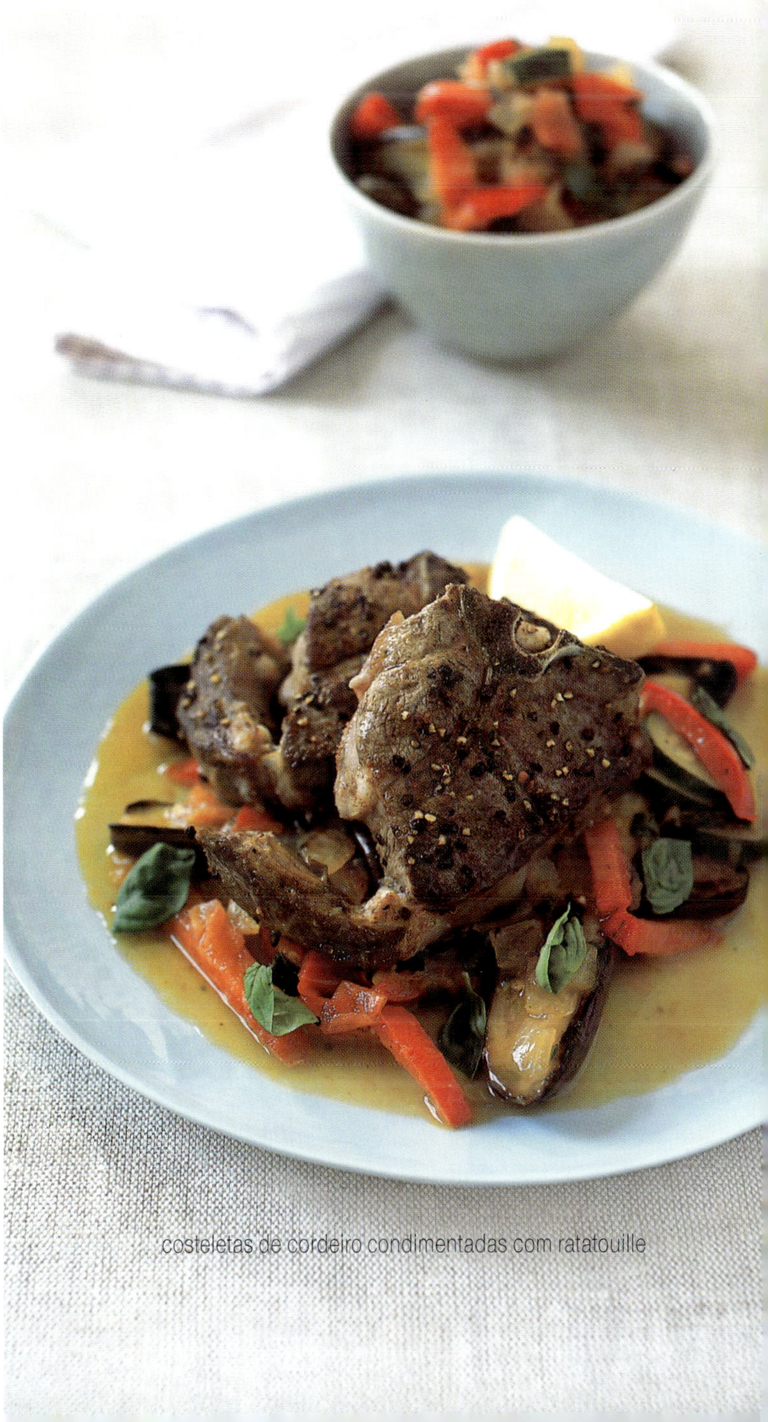

costeletas de cordeiro condimentadas com ratatouille

filés de cordeiro condimentados com broccolini

4 porções para o jantar

2 dentes de alho
2 colheres (sopa) de óleo de oliva
800 g de filés de cordeiro
2 cebolas, fatiadas
2 colheres (sopa) de massa de tomate
½ xícara (chá) de vinho tinto
1½ colher (sopa) de uvas passas brancas
½ pimenta verde pequena, picada
1 colher (sopa) de hortelã rasgada
½ colher (chá) de páprica
1 colher (sopa) de pinólis
raspas de 1 limão
2 punhados de broccolini (N. do T.: O broccolini é um vegetal híbrido derivado de um cruzamento natural entre o brócolis e a couve-chinesa.)

Coloque o alho e o óleo em uma tigela. Adicione o cordeiro e misture para cobrir completamente a carne.

Aqueça uma frigideira larga sobre fogo alto. Doure o cordeiro, em pequenas porções, por 1 – 2 minutos, depois retire-o da frigideira e reserve. Coloque a cebola na frigideira e refogue por 5 minutos, ou até que fique tenra. Acrescente a massa de tomate, o vinho, as uvas passas, a pimenta, a hortelã, a páprica, os pinólis e as raspas de limão. Misture tudo e cozinhe por 2 – 3 minutos. Retorne a carne à frigideira para aquecê-la.

Enquanto isso, ponha uma panela pequena com água ligeiramente salgada para ferver. Escalde o broccolini por 2 – 3 minutos, depois escorra.

Cubra o cordeiro com a mistura de cebola e sirva com o broccolini ao lado.

1 porção = 2 unidades de proteína, 1 unidade de vegetais, 2½ unidades de gordura

kebabs de cordeiro à moda grega com tzatziki

4 porções para o jantar

800 g de filés de cordeiro, cortados em cubos
MARINADA
2 colheres (sopa) de orégano seco
1 colher (sopa) de óleo de oliva
1 dente de alho esmagado
TZATZIKI
1 dente de alho esmagado
200 g de iogurte natural desnatado
1 pepino pequeno ralado finamente
½ cebola vermelha cortada em cubos pequenos
1 colher (sopa) de salsa picada
1 colher (sopa) de hortelã picada

Misture os ingredientes da marinada em uma travessa rasa. Acrescente o cordeiro, virando os filés para cobri-los por completo. Tempere levemente, depois cubra com filme plástico e refrigere por um período de 2 horas a uma noite inteira – quanto maior o tempo, melhor será o resultado.

Se utilizar espetinhos de bambu, escalde-os por 30 minutos antes de usá-los.

Preaqueça bem uma chapa para grelhar ou uma churrasqueira.

Acomode os cubos de cordeiro em oito espetinhos. Grelhe cada lado por 2 – 8 minutos no total, ou até que a carne fique no ponto de sua preferência.

Enquanto isso, misture todos os ingredientes do tzatziki (N. do T.: Molho tradicional da culinária grega.) em uma tigela e tempere ligeiramente. Sirva com os espetinhos (kebabs) e ofereça uma salada verde.

1 porção = 2 unidades de proteína, 1 unidade de gordura

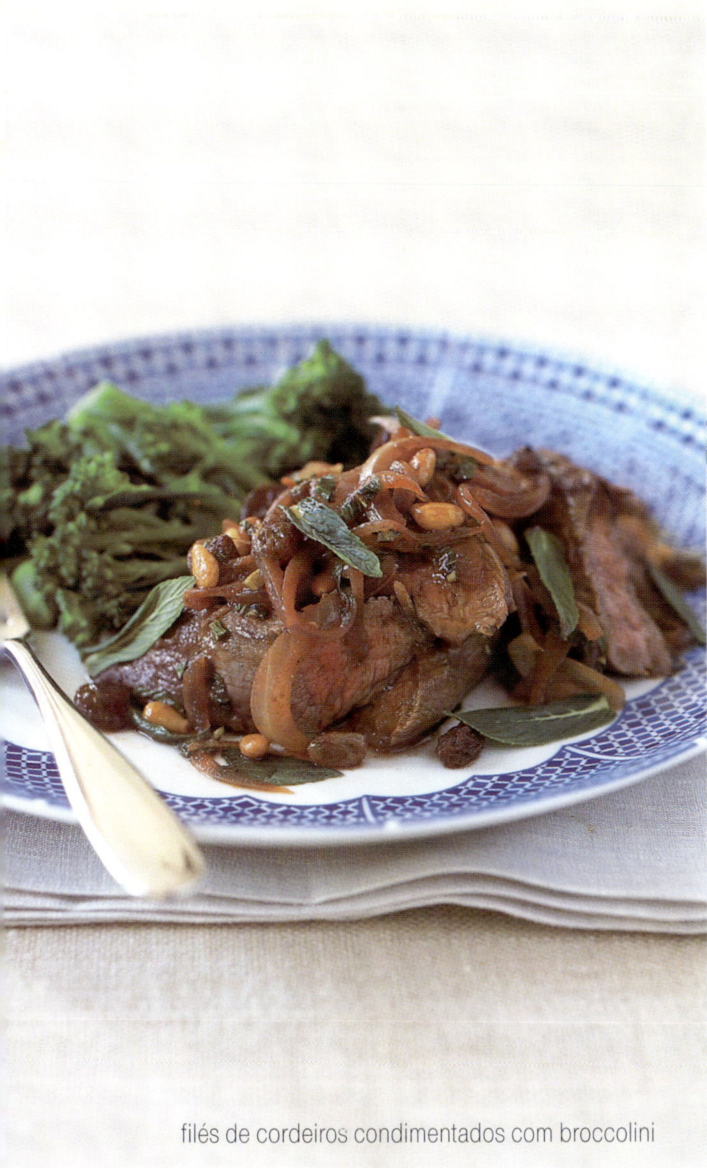

filés de cordeiros condimentados com broccolini

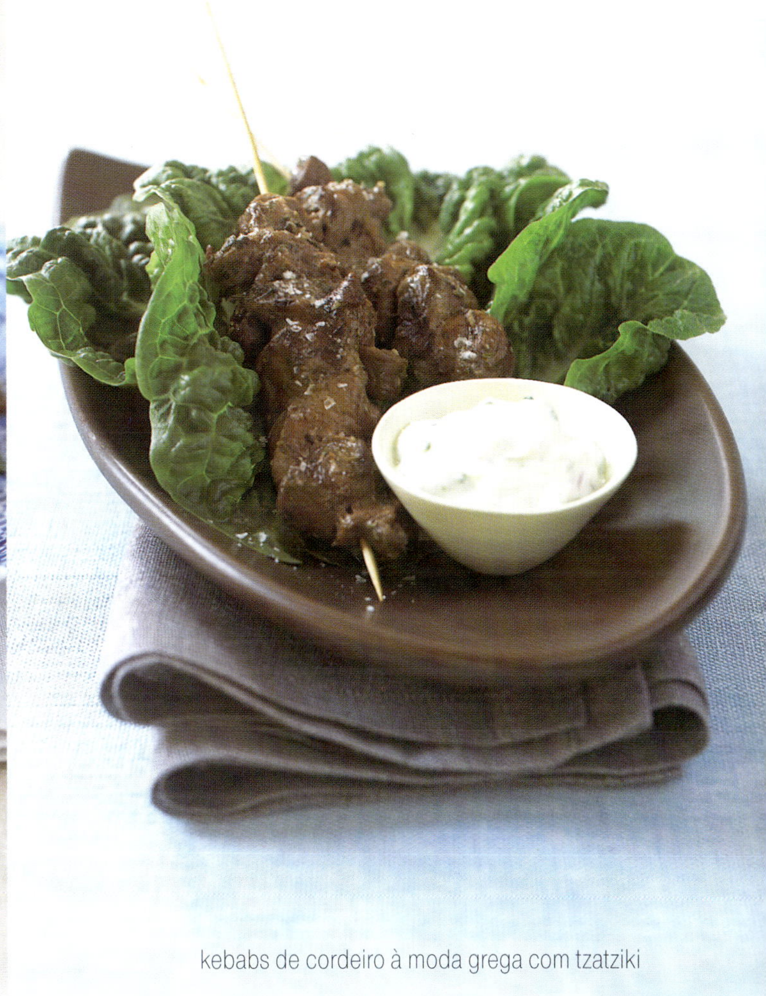

kebabs de cordeiro à moda grega com tzatziki

kebabs de cordeiro com coentro e pimenta vermelha

4 porções para o jantar

1 cebola picada
2 dentes de alho esmagados
1 ramo de folhas de coentro, picadas grosseiramente
2 colheres (sopa) de suco de limão
2 colheres (sopa) de vinho branco
1 colher (sopa) de óleo de oliva
1 colher (chá) de coentro moído
1 colher (sopa) de garam marsala (N. do T.: Tempero indiano feito com diversas especiarias.
2 pimentas vermelhas pequenas
1 colher (chá) de cúrcuma
800 g de filés de cordeiro, cortados em cubos

Passe todos os ingredientes, exceto a carne, por um processador de alimentos até obter uma mistura bem homogênea.

Coloque os cubos de carne em 8 espetinhos (se usar os de bambu, escalde-os previamente por 30 minutos) e acomode-os em uma travessa. Derrame a marinada por cima, virando-os para que fiquem cobertos por completo. Cubra com filme plástico e deixe marinar por pelo menos 30 minutos.

Aqueça bem uma chapa para grelhar ou uma churrasqueira. Grelhe cada lado dos espetinhos por 2– 8 minutos, ou até que fiquem no ponto de sua preferência. (Durante o preparo, pincele os espetinhos com o restante da marinada.)

Sirva com vegetais ou uma salada.

1 porção = 2 unidades de proteína, 1 unidade de gordura

variação

Os kebabs são uma maneira maravilhosa de experimentar diferentes tipos de carne, vegetais e marinadas, já que praticamente tudo pode ser preparado dessa forma. Escolha sua carne e seus vegetais favoritos, dê uma olhada no capítulo de Marinadas, Molhos e Temperos e arrisque-se.

curry indiano de cordeiro e espinafre

4 porções para o jantar

2 colheres (sopa) de óleo de oliva
2 cebolas fatiadas finamente
2 dentes de alho esmagados
½ colher (chá) de sementes de cardamomo
1 colher (chá) de canela moída
1 colher (sopa) de garam marsala (N. do T.: Tempero indiano feito com diversas especiarias. Pode ser encontrado em lojas especializadas.)
2 colheres (chá) de cúrcuma
800 g de perna de cordeiro, cortada em cubos
½ xícara (chá) de iogurte natural desnatado
400 g de tomates em conserva, picados
250 g de espinafre congelado, descongelado
1 xícara (chá) de água
2 colheres (sopa) de hortelã rasgada finamente
½ xícara (chá) de folhas de coentro picadas grosseiramente

Aqueça o óleo em uma panela larga de fundo pesado sobre fogo alto. Coloque a cebola e o alho, refogue por 5 minutos e deixe dourar. Adicione as especiarias e o cordeiro, depois misture bem e cozinhe por 6 – 8 minutos, ou até que o cordeiro comece a mudar de cor. Junte o iogurte e depois o tomate. Acrescente o espinafre e a água, então reduza para fogo médio e cozinhe por 40 minutos, ou até que a carne esteja tenra.

Misture a hortelã e o coentro e, se quiser, sirva com arroz correspondente à sua cota diária de pão.

1 porção = 2 unidades de proteína, 1 unidade de vegetais, 2 unidades de gordura

ensopado italiano de cordeiro

4 porções para o jantar
800 g de perna de cordeiro, cortada em cubos de 3 cm
2 colheres (sopa) de óleo de oliva
1 cebola picada finamente
1 cenoura picada finamente
1 talo de salsão (aipo) picado finamente
2 dentes de alho esmagados
¼ de xícara (chá) de vinho tinto
2 colheres (sopa) de massa de tomate
2 xícaras (chá) de caldo de galinha
1 folha de louro
2 ramos de alecrim
água
2 chirivias descascadas e picadas
2 colheres (sopa) de salsa

Preaqueça o forno à temperatura de 180°C.

Aqueça uma caçarola larga de ferro fundido esmaltado sobre fogo alto. Cubra o cordeiro com o óleo e cozinhe, em porções pequenas, por 5 minutos, ou até que doure. Retire a carne da caçarola e reserve. Coloque a cebola, a cenoura e o salsão na caçarola e cozinhe por 5 minutos, ou até que fiquem tenros. Retorne o cordeiro para a caçarola, depois adicione o alho, o vinho tinto e a massa de tomate e cozinhe por mais 5 minutos. Acrescente o caldo, a folha de louro, o alecrim e água suficiente para cobrir a carne. Tampe a caçarola e asse no forno por 1 hora.

Acrescente a chirivia e cozinhe por mais 40 minutos.

Polvilhe com salsa e sirva.

1 porção = 2 unidades de proteína, 1 unidade de vegetais, 2 unidades de gordura

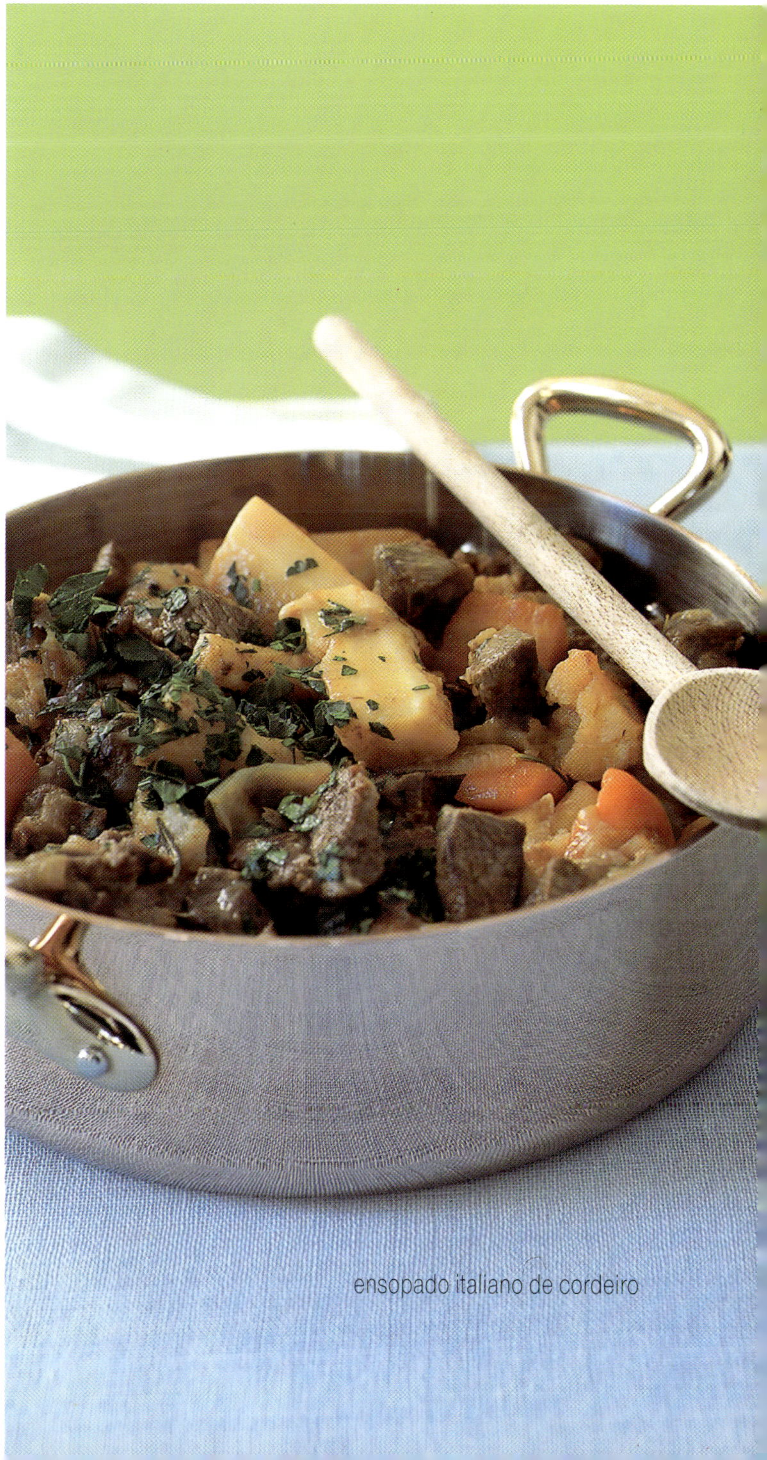

ensopado italiano de cordeiro

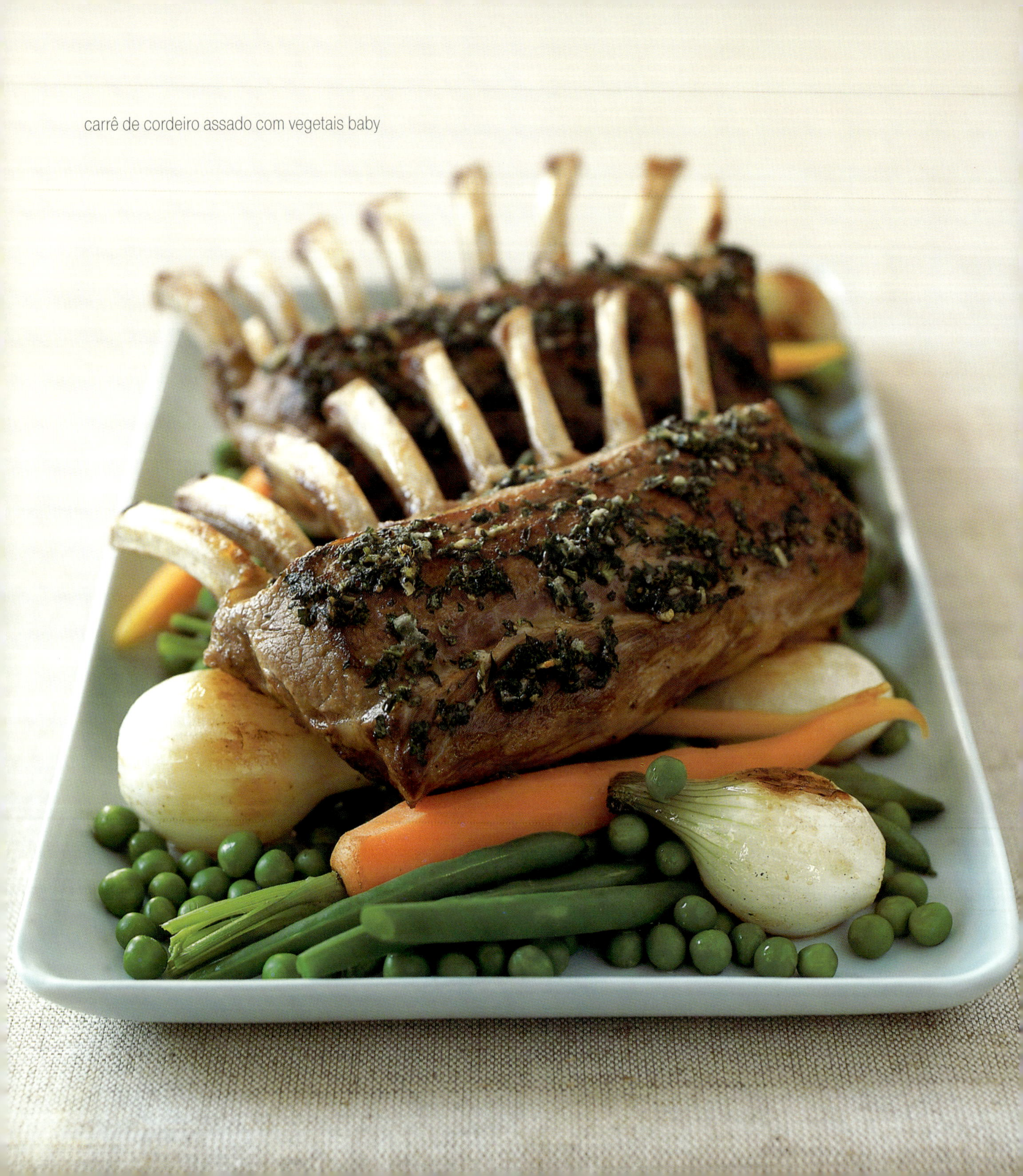

carrê de cordeiro assado com vegetais baby

canela de cordeiro

4 porções para o jantar

2 kg de canela de cordeiro no osso (dá 200 g de carne por pessoa)
2 colheres (sopa) de óleo de oliva
2 dentes de alho
2 cebolas picadas
1 xícara (chá) de salsão (aipo) cortado em cubos
1 xícara (chá) de vinho branco
3 xícaras (chá) de caldo de galinha
1 colher (sopa) de raspas de limão
3 talos de salsa
2 folhas de louro
¼ de xícara (chá) de salsa picada

Preaqueça o forno à temperatura de 160°C.

Aqueça uma caçarola larga de ferro fundido esmaltado sobre fogo alto. Cubra o cordeiro com o óleo e cozinhe, mexendo ocasionalmente, por 10 minutos, ou até que fique bem dourado. Retire a carne da panela e coloque em um prato.

Junte o alho, a cebola e o salsão na caçarola e cozinhe por 5 minutos, ou até que fiquem tenros. Acrescente o vinho, o caldo, as raspas de limão, os talos de salsa e as folhas de louro e ponha para ferver. Retorne a carne à panela e tempere ligeiramente. Tampe a caçarola e cozinhe, no forno, por 1½ - 2 horas, ou até que a carne comece a se soltar do osso.

Confira o tempero, depois enfeite com salsa. Sirva com vegetais cozidos no vapor.

1 porção = 2 unidades de proteína, 2 unidades de gordura

carrê de cordeiro assado com vegetais baby

4 porções para o jantar

1 colher (sopa) de óleo de oliva
4 ramos de tomilho picados
1 colher (sopa) de estragão picado
1 colher (sopa) de salsa picada
1 dente de alho
raspas de 1 limão, finas
1,4 kg de carrê de cordeiro (200 g de carne por pessoa), gordura aparada
200 g de cebolas-pérola (N. do T.: É uma cebola pequena usada para picles. Também pode ser encontrada com o nome de minicebola.)
200 g de cenoura baby
200 g de vagens
200 g de ervilhas

Preaqueça o forno à temperatura de 200°C. Em uma tigela, misture metade do óleo com as ervas, o alho e as raspas de limão.

Aqueça uma frigideira larga sobre fogo alto. Cubra o cordeiro com o óleo restante e frite até que os dois lados fiquem dourados. Transfira para uma assadeira e esfregue a mistura de ervas no carrê. Adicione as cebolas à assadeira e asse por 25 minutos. Retire a carne do forno, cubra-a frouxamente com papel-alumínio e deixe descansar por 10 minutos.

Ponha uma panela larga com água levemente salgada para ferver. Cozinhe as cenouras por 2 minutos, depois acrescente as vagens e as ervilhas e cozinhe por mais 4 minutos. Escorra e sirva com o cordeiro.

1 porção = 2 unidades de proteína, 2 unidades de vegetais, 1 unidade de gordura

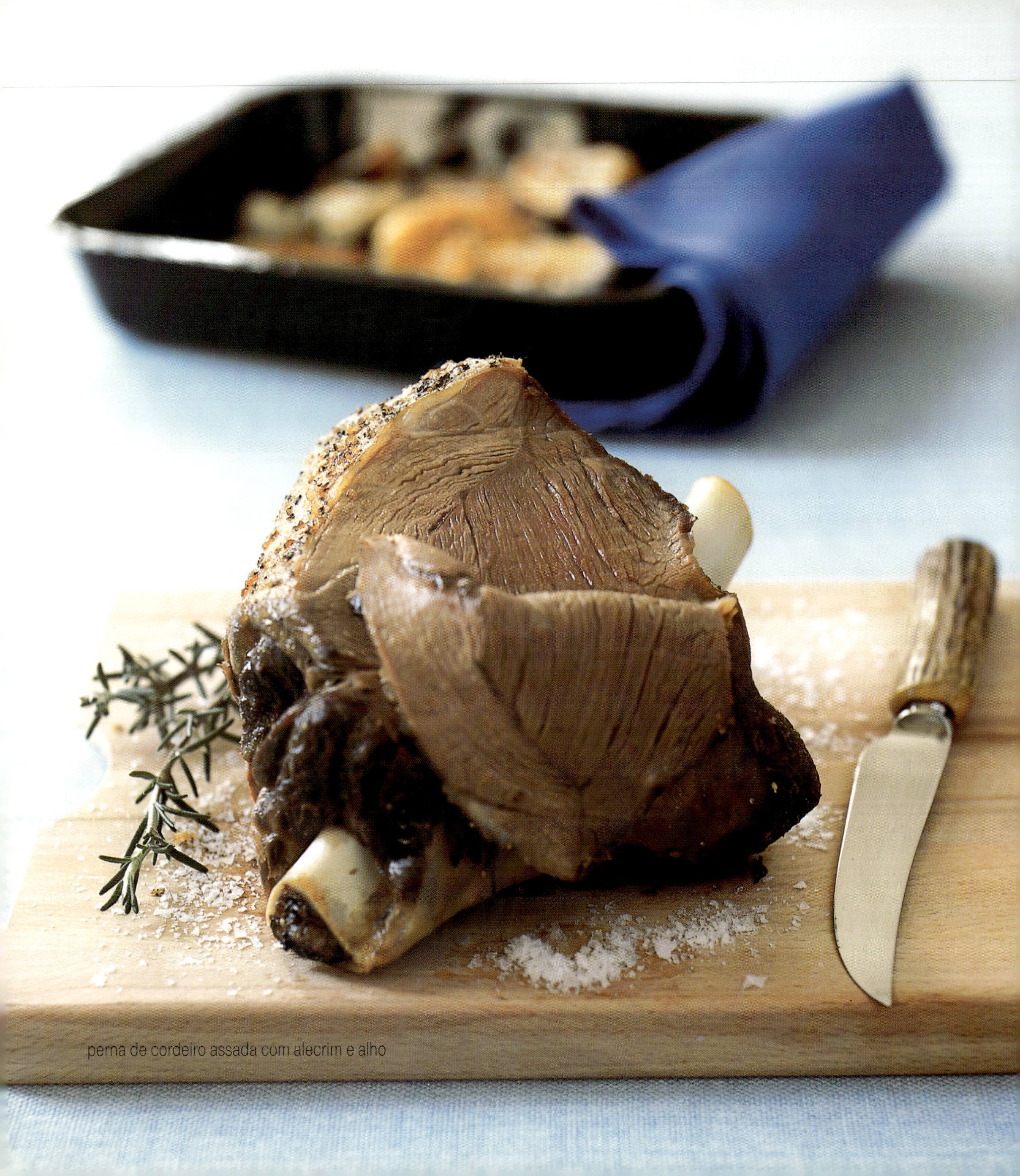

perna de cordeiro assada com alecrim e alho

perna de cordeiro assada com alecrim e alho

4 porções para o jantar

1,5 kg de perna de cordeiro (200 g de carne por pessoa), gordura aparada
1 colher (sopa) de óleo de oliva
4 ramos de alecrim
2 dentes de alho com casca e cortados ao meio
2 limões cortados em quatro partes
½ xícara (chá) de vinho branco

Preaqueça o forno à temperatura de 180°C.

Esfregue a carne com o óleo e tempere levemente. Junte o alecrim, o alho e o limão em uma assadeira e acrescente o vinho. Coloque o cordeiro por cima e asse por 1 hora.

Retire do forno, cubra frouxamente com papel-alumínio e deixe descansar por 10 minutos antes de cortar a carne. (Esse tempo de cozimento deixará a carne rosada. Se você preferir o seu cordeiro ligeiramente mais cozido, deixe-o no forno por mais 10 – 30 minutos.)

Sirva com seus vegetais favoritos – batata e abóbora, descascadas e adicionadas à assadeira 1 hora antes do término do tempo de cozimento; ou ervilhas e vagens, cozidas no vapor, fervidas ou escaldadas.

1 porção = 2 unidades de proteína, 1 unidade de gordura

A Dieta para o Bem-estar Total recomenda grandes quantidades de vegetais, e este capítulo inclui receitas de pratos principais assim como de acompanhamentos. Combine as guarnições com outros pratos da seção de Receitas para aumentar a sua ingestão de vegetais e aprecie a sua cota de vegetais/ salada todos os dias.

vegetais

vegetais cozidos no vapor com amêndoas tostadas

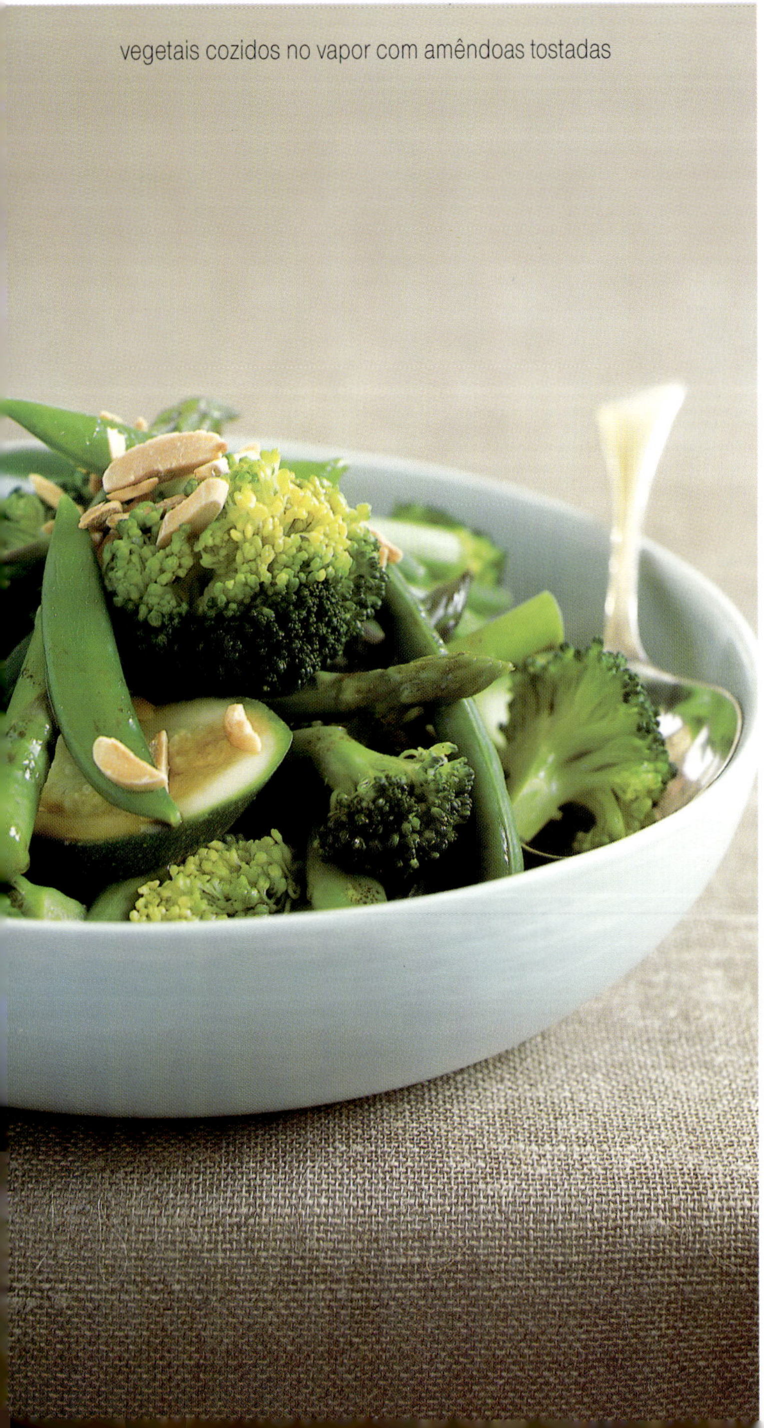

4 porções de guarnição

2 colheres (sopa) de amêndoas em flocos
12 aspargos
250 g de brócolis divididos em buquês
2 abobrinhas picadas em tiras de 4 cm
150 g de vagens baby
100 g de ervilhas-tortas
2 colheres (chá) de óleo de oliva
1 colher (chá) de vinagre balsâmico

Aqueça uma frigideira antiaderente pequena sobre fogo médio. Coloque as amêndoas e mexa por 5 minutos, ou até que fiquem suavemente tostadas. Reserve.

Cozinhe os aspargos no vapor por 3 minutos – você pode usar uma panela própria ou um escorredor de alumínio sobre panela com água fervente. Adicione os brócolis, a abobrinha, as vagens e as ervilhas e deixe tudo no vapor por mais 5 minutos, ou até que os vegetais fiquem tenros. Transfira para uma tigela e misture suavemente com o óleo e o vinagre balsâmico. Polvilhe as amêndoas e sirva imediatamente.

1 porção = 1½ unidade de vegetais, 1 unidade de gordura

tofu com gergelim e cogumelos asiáticos

4 porções para o almoço

2 colheres (chá) de sementes de gergelim
400 g de tofu firme
2 colheres (sopa) de óleo de oliva
1 xícara (chá) de cogumelos shiitake
1 xícara (chá) de cogumelos enoki
1 xícara (chá) de cogumelos ostra
1 dente de alho fatiado finamente
¼ de xícara (chá) de shoyu (molho de soja) light
¼ de xícara (chá) de caldo de vegetais
½ xícara (chá) de cebolinha verde fatiada finamente
1 colher (chá) de amido de milho
1 colher (sopa) de água fria
1 colher (sopa) de folhas de coentro picadas

Preaqueça o forno à temperatura de 150°C.

Aqueça uma frigideira pequena antiaderente sobre fogo médio. Coloque o gergelim e mexa por 5 minutos. Reserve.

Corte o tofu em fatias de 1,5 cm e dê batidinhas leves com papel toalha para absorver a água. Aqueça metade do óleo em uma frigideira antiaderente larga sobre fogo alto. Coloque o tofu e cozinhe cada lado por 3 minutos. Transfira o tofu para um prato de servir e mantenha-o morno dentro do forno.

Diminua o fogo para médio e coloque o óleo restante na frigideira. Adicione os cogumelos e o alho e salteie-os por 5 minutos, ou até que os cogumelos fiquem tenros e dourados. Acrescente o shoyu e o caldo e leve à fervura. Adicione a cebolinha verde. Misture o amido de milho com a água, acrescente ao líquido da frigideira e mexa sobre o fogo até que o molho engrosse. Junte o coentro. Acomode o tofu em pratos de servir, coloque a mistura de cogumelos por cima e polvilhe com as sementes de gergelim tostadas.

1 porção = 1 unidade de proteína, 1 unidade de vegetais, 2 unidades de gordura

lentilhas vermelhas temperadas com vagens e hortelã

4 porções de guarnição

1 colher (sopa) de óleo de oliva
1 cebola picada
2 dentes de alho esmagados
1 colher (sopa) de gengibre ralado
½ colher (chá) de sementes de funcho
2 colheres (chá) de cúrcuma
1 colher (sopa) de garam marsala (N. do T.: Tempero indiano feito com diversas especiarias.)
½ colher (chá) de sementes de cardamomo
1 pimenta verde sem sementes e picada finamente
400 g de tomates em conserva cortados em cubos
400 g de lentilhas vermelhas enxaguadas
200 g de abóbora descascada e cortada em cubos de 2 cm
1 xícara (chá) de água
150 g de vagens
2 colheres (sopa) de hortelã rasgada
⅓ de xícara (chá) de iogurte natural desnatado, para servir

Aqueça o óleo em uma panela larga sobre fogo médio. Coloque a cebola, o alho e o gengibre e cozinhe, mexendo, por 5 minutos, ou até que a cebola fique dourada. Acrescente as especiarias e a pimenta e cozinhe, mexendo constantemente, por 1 minuto. Adicione o tomate, as lentilhas, a abóbora e a água (os vegetais devem ficar cobertos – se a água não cobri-los, acrescente um pouco mais), e ponha para ferver. Diminua o fogo e cozinhe em fogo baixo por 30 minutos, ou até que as lentilhas fiquem tenras.

Adicione as vagens e cozinhe por mais 3 minutos. Acrescente a hortelã, mexa com cuidado e tempere levemente. Sirva com uma colherada de iogurte e com arroz substituindo sua cota diária de pão, se quiser.

1 porção = ½ unidade de pães, 1 unidade de vegetais, 1 unidade de gordura

milho baby frito com ervilha-torta

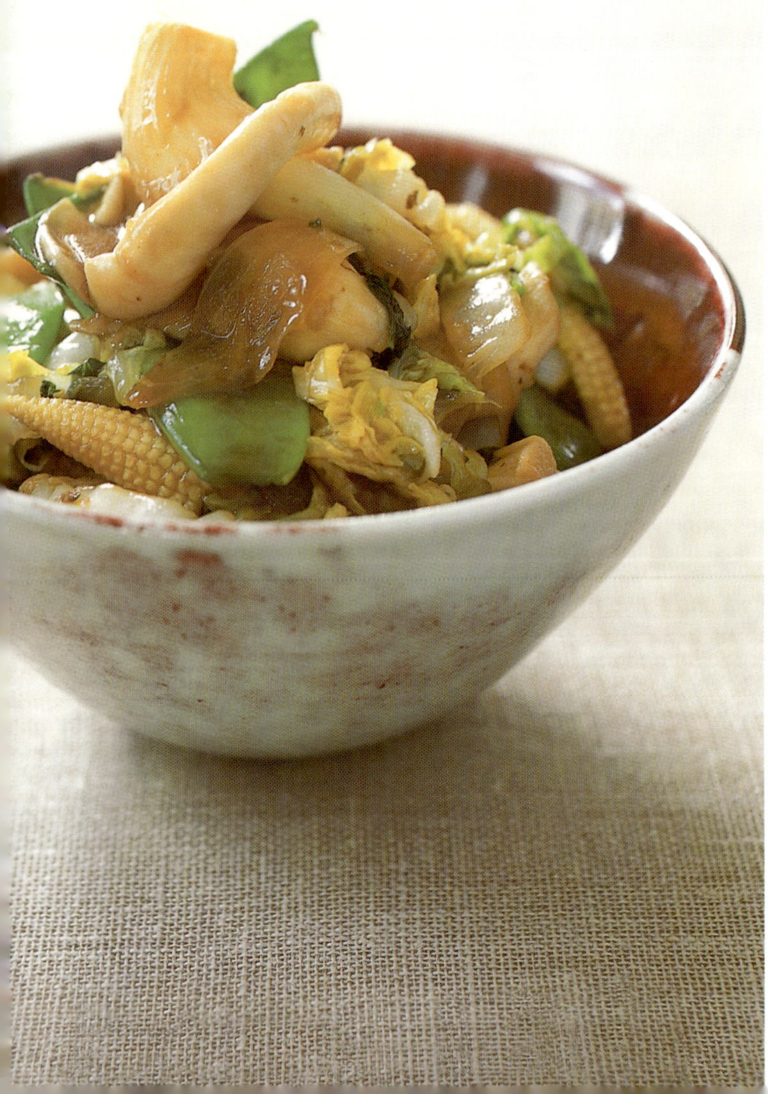

milho baby frito com ervilha-torta

4 porções de guarnição

1 colher (sopa) de óleo de amendoim
1 dente de alho
1 colher (chá) de gengibre ralado
1 cebola fatiada
150 g de ervilha-torta
150 g de cogumelos ostra
350 g de couve-chinesa (N. do T.: Também chamada de repolho-chinês.), rasgada
100 g de milho baby
2 colheres (sopa) de molho de ostra
1 colher (sopa) de shoyu (molho de soja) light
2 colheres (sopa) de folhas de coentro

Aqueça um wok (N. do T.: Espécie de frigideira chinesa em forma de bacia.) ou uma frigideira larga sobre fogo alto. Coloque o óleo e, quando estiver fumegando, acrescente o alho, o gengibre e a cebola e frite por 2 – 3 minutos, ou até que a cebola comece a amolecer. Adicione as ervilhas, os cogumelos, a couve e o milho e frite por 5 minutos, ou até que tudo esteja quase cozido. Acrescente o molho de ostra, o shoyu e o coentro e cozinhe por 1 minuto. Sirva imediatamente.

1 porção = 1½ unidade de vegetais, 1 unidade de gordura

cogumelos assados com queijo de cabra e agrião

4 porções para o almoço

8 cogumelos portobello largos sem os caules
8 ramos de tomilho
1 xícara (chá) de vinho branco
100 g de queijo de cabra
4 cebolinhas verdes fatiadas finamente
1 colher (sopa) de manjericão picado
1 colher (sopa) de óleo de oliva
2 colheres (chá) de vinagre balsâmico
1 punhado de agrião, lavado e aparado

Preaqueça o forno à temperatura de 180°C.

Acomode os cogumelos, com o lado de baixo voltado para cima, em uma assadeira. Adicione o tomilho, derrame o vinho por cima e tempere ligeiramente. Cubra com papel-alumínio e asse por 15 minutos.

Em uma tigela, misture o queijo de cabra, a cebolinha verde, o manjericão e 1 colher (chá) de óleo. Distribua a mistura uniformemente sobre os cogumelos, depois asse por mais 10 minutos.

Misture o vinagre balsâmico com o óleo restante. Sirva os cogumelos com a salada de agrião acompanhados desse molho.

1 porção = 1 unidade de laticínios, 2 unidades de vegetais, 1 unidade de gordura

cogumelos assados com queijo de cabra e agrião

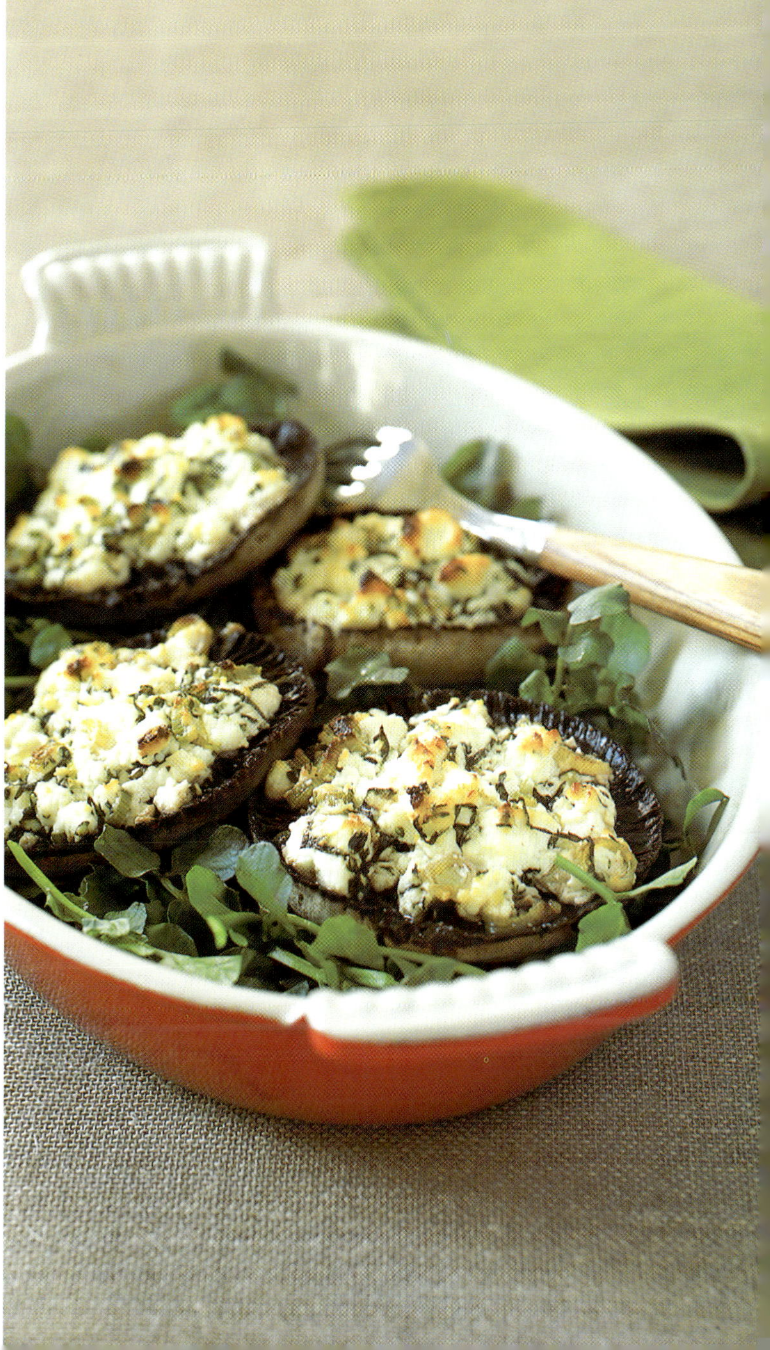

vegetais mediterrâneos assados com ricota

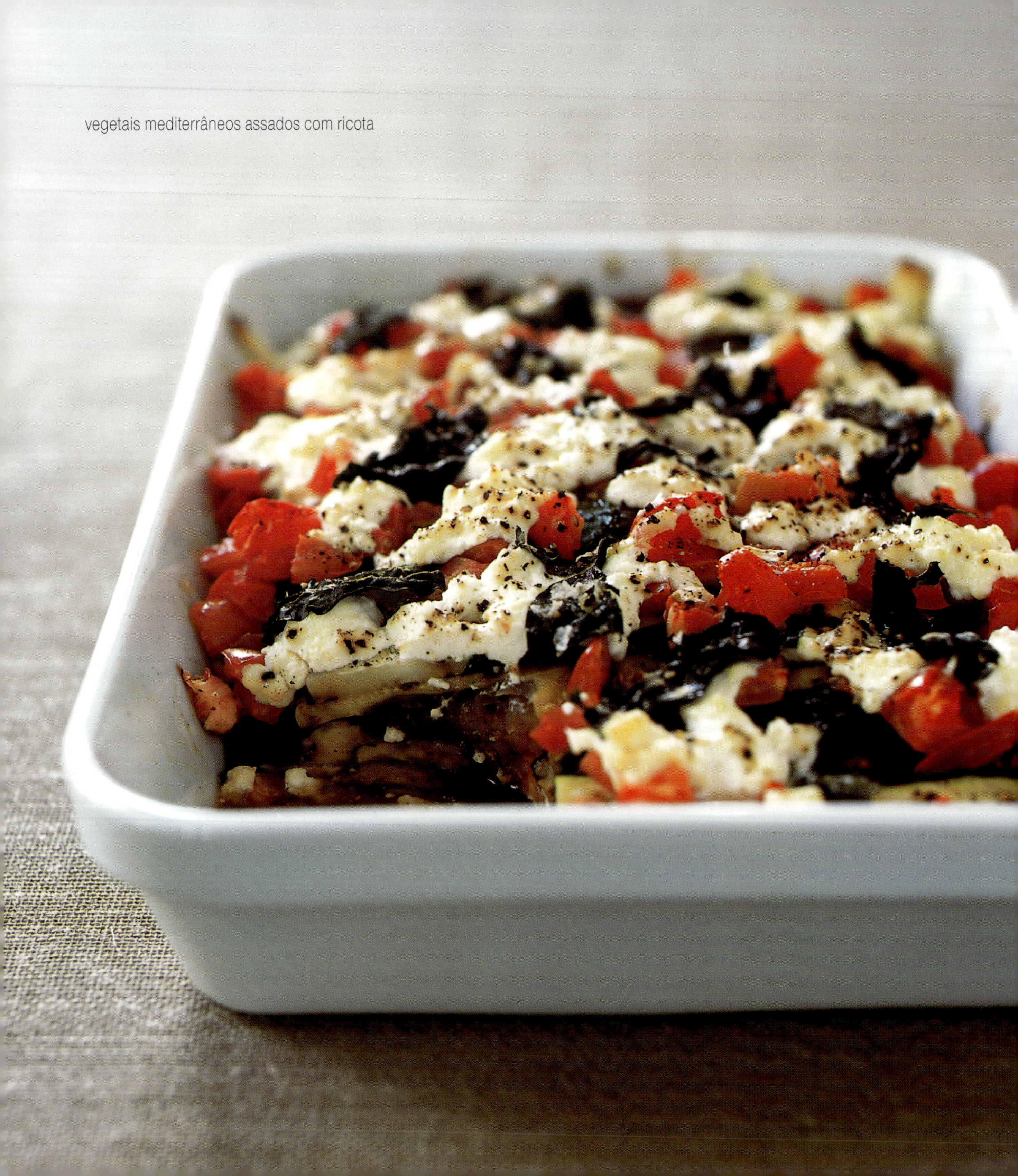

pimentões recheados

4 porções para o almoço

1 colher (sopa) de óleo de oliva
1 cebola pequena picada finamente
2 dentes de alho esmagados
2 tomates grandes picados
12 cogumelos-de-paris, fatiados
150 g de folhas de espinafre baby
1 ovo, batido levemente
1 colher (sopa) de água
4 pimentões amarelos divididos ao comprido e sem sementes
40 g de queijo parmesão ralado
2 colheres (sopa) de manjericão rasgado

Preaqueça o forno à temperatura de 180°C.

Aqueça o óleo em uma frigideira antiaderente média sobre fogo alto. Adicione a cebola, o alho, o tomate, os cogumelos e as folhas de espinafre e cozinhe por 5 minutos, ou até que os vegetais fiquem tenros.

Transfira para uma tigela e deixe que esfriem um pouco. Adicione o ovo e a água, tempere ligeiramente e mexa para misturar tudo. Recheie as cascas de pimentão com essa mistura e polvilhe com queijo parmesão e manjericão. Acomode em uma assadeira e asse por 15 – 20 minutos, ou até que o pimentão fique macio e o queijo esteja dourado. Sirva com salada.

1 porção = ½ unidade de laticínios, 2 unidades de vegetais, 1 unidade de gordura

vegetais mediterrâneos assados com ricota

4 porções para o almoço

1 pimentão vermelho cortado ao meio e sem sementes
1 pimentão amarelo cortado ao meio e sem sementes
4 abobrinhas fatiadas finamente ao comprido
1 berinjela fatiada finamente
1 colher (sopa) de óleo de oliva
1 dente de alho esmagado
2 cebolas vermelhas fatiadas finamente
4 tomates italianos cortados em cubos
½ xícara (chá) de manjericão rasgado
200 g de ricota light

Aqueça o forno à temperatura de 180°C.

Acomode os pimentões, com a pele para cima, em uma assadeira e regue com um pouco de óleo de oliva. Asse por 20 minutos. Retire do forno, cubra com papel-alumínio e deixe esfriar ligeiramente. Retire a pele dos pimentões e fatie a polpa em tiras grossas.

Preaqueça bem uma chapa para grelhar ou uma churrasqueira. Em uma tigela, misture a abobrinha e a berinjela com metade do óleo. Grelhe os vegetais até que fiquem macios. Aqueça o óleo restante em uma frigideira antiaderente larga sobre fogo alto. Adicione o alho e a cebola e salteie até que fiquem tenros.

Acomode os vegetais, incluindo o tomate e o manjericão, em camadas em uma assadeira antiaderente, temperando ligeiramente a cada grupo de camadas. Esmigalhe a ricota por cima e asse por 30 minutos. Deixe esfriar por 10 minutos antes de servir.

1 porção = 1 unidade de laticínios, 2 unidades de vegetais, 1 unidade de gordura

Quem diz que você não pode? Frutas frescas podem fazer drinques e sobremesas saudáveis e refrescantes. Experimente as seguintes receitas, utilizando as suas frutas da estação prediletas.

sobremesas e drinques

smoothie de banana

4 porções

1 colher (chá) de adoçante à base de aspartame

4 bananas

3 xícaras (chá) de leite desnatado

200 g de iogurte de baunilha desnatado

2 colheres (chá) de canela moída

Coloque todos os ingredientes em um liquidificador e processe até obter um creme macio. Divida entre 4 copos e polvilhe com um pouco de canela extra.

1 porção = 1 unidade de laticínios, 1 unidade de fruta

variação

Experimente smoothies de outras frutas, como manga, maçã e frutas vermelhas (morangos, amoras ou framboesas) para fazer um lanche refrescante alternativo.

salada de frutas frescas

4 porções

2 mangas

8 morangos

2 maracujás

2 kiwis

Fatie as frutas frescas, misture e sirva. Fácil!

1 porção = 1½ unidade de fruta

frapê de manga e frutas vermelhas

4 porções

150 g de frutas vermelhas congeladas (morangos, amoras, framboesas, mirtilos)

150 g de manga fresca

300 ml de suco de laranja

1 colher (sopa) de hortelã

gelo

Coloque todos os ingredientes em um liquidificador e processe até que se forme um creme macio. Divida entre 4 copos.

1 porção = 1 unidade de fruta

pêra poché com queijo azul

4 porções

4 peras firmes, descascadas

2 canelas em pau

2 cravos-da-índia

1 colher (chá) de pimenta-da-jamaica

1 colher (chá) de grãos de pimenta-do-reino

1 folha de louro

2 xícaras (chá) de vinho tinto

300 ml de água

100 g de queijo azul (roquefort, gorgonzola)

1 colher (chá) de adoçante à base de aspartame

Coloque todos os ingredientes, exceto o queijo e o adoçante, em uma panela e ponha para ferver. Abaixe o fogo e cozinhe a mistura por 20 minutos. Retire do calor e deixe esfriar ligeiramente. Junte o adoçante e misture bem. Deixe descansar por 4 horas.

Escorra as peras e sirva com 25 g de queijo por pessoa.

1 porção = 1 unidade de laticínios, 1 unidade de fruta

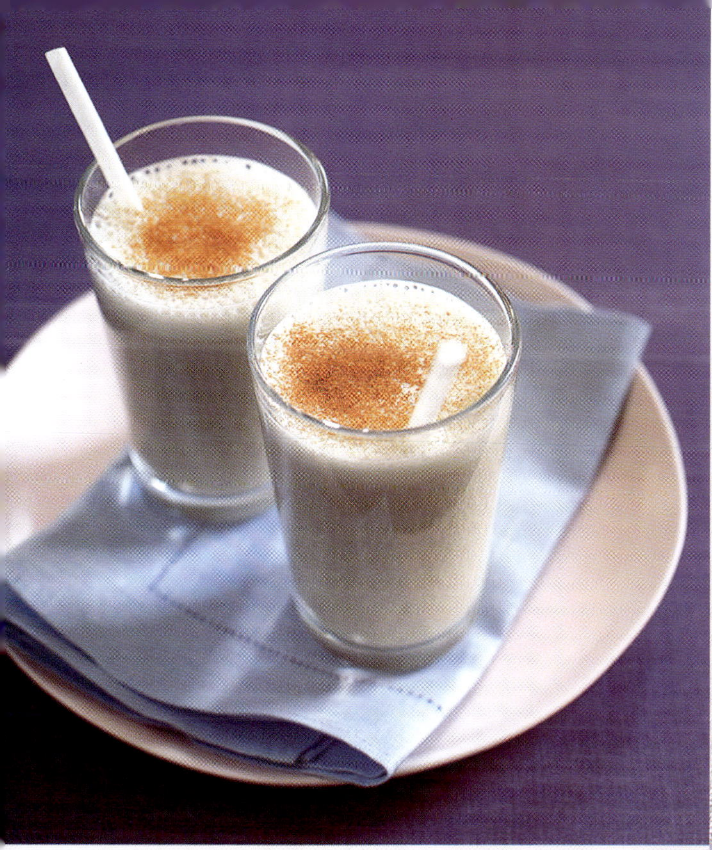
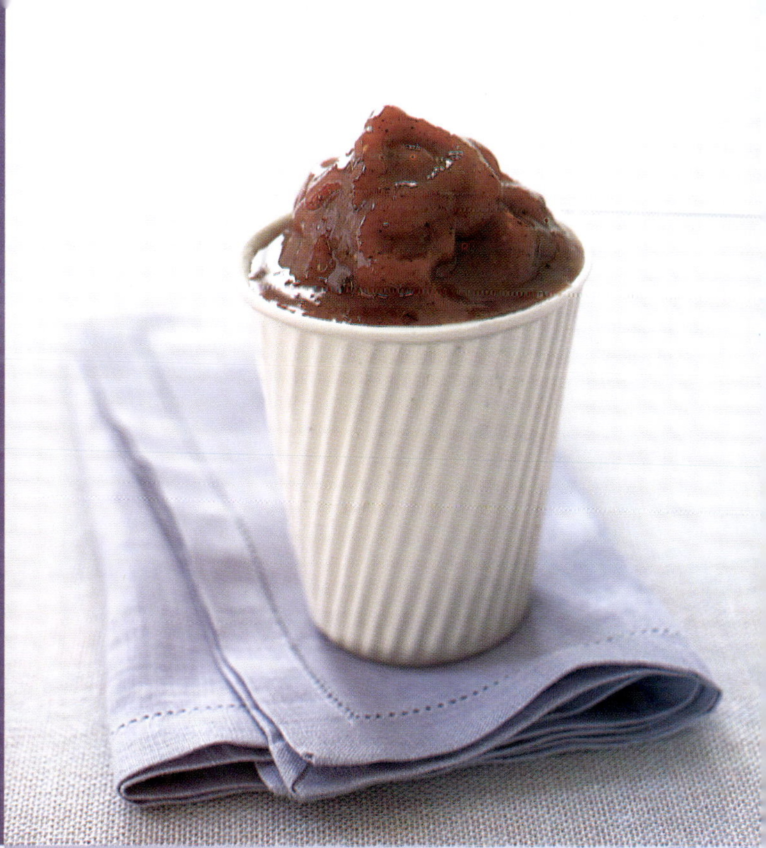
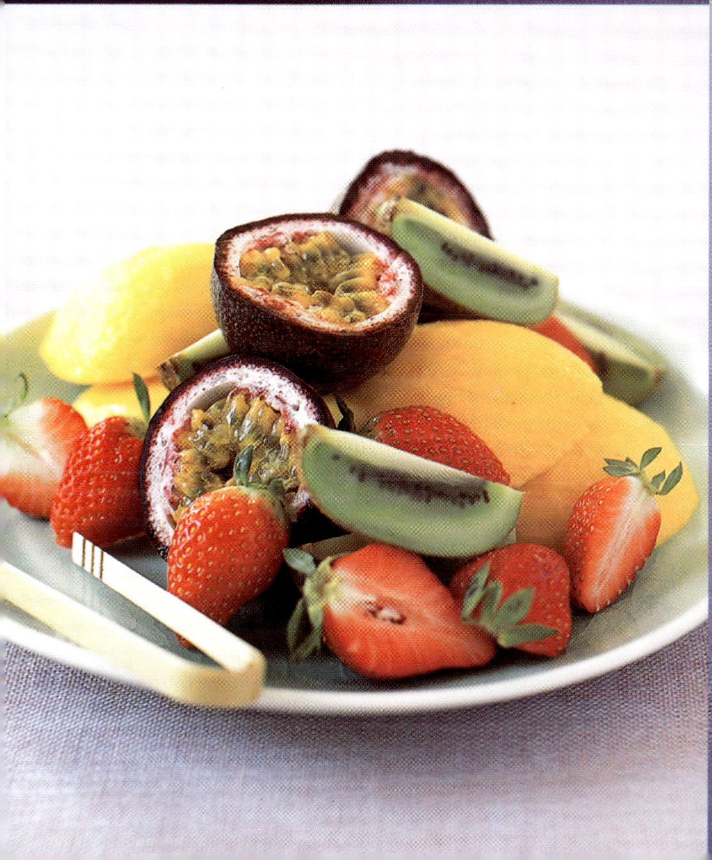
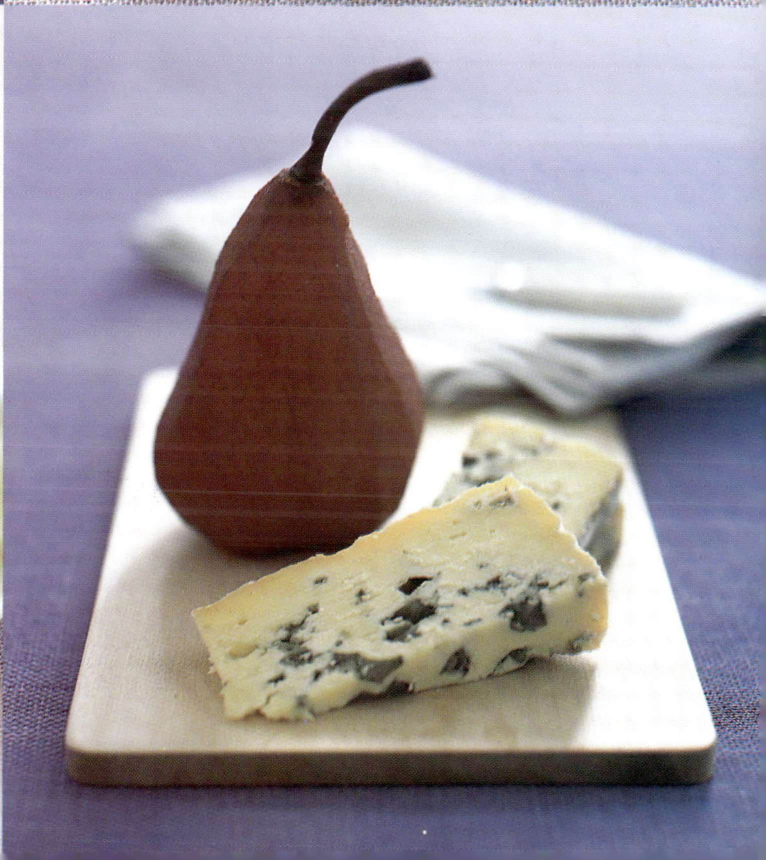

custard (creme de ovos) assado

4 porções

400 ml de leite desnatado
1 colher (chá) de adoçante à base de aspartame
1 colher (chá) de essência de baunilha
4 ovos
2 colheres (chá) de canela moída

Preaqueça o forno à temperatura de 150°C.

Aqueça o leite, o adoçante e a essência de baunilha em uma panela sobre fogo médio. Não deixe essa mistura ferver. Retire do fogo e espere esfriar ligeiramente.

Em uma tigela, bata os ovos com metade da canela. Aos poucos, adicione a mistura de leite aos ovos, batendo constantemente. Passe-a para uma travessa refratária com capacidade de 1,5 litro. Coloque a travessa dentro de uma assadeira funda e derrame nela água morna suficiente para preencher até a metade de suas laterais.

Cuidadosamente leve ao forno e asse por 35 minutos, ou até que o custard fique firme. Polvilhe com a canela restante e sirva.

1 porção = ½ unidade de proteína, ½ unidade de laticínios

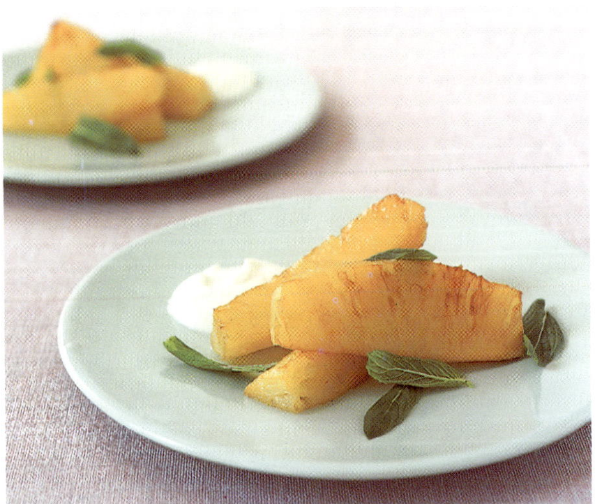

abacaxi assado com iogurte de baunilha e hortelã

ruibarbo cozido

4 porções

12 talos de ruibarbo (ou 600 g de outra fruta), picados em pedaços de 2 cm
suco e raspas de 1 limão finamente moídas
1 colher (sopa) de adoçante à base de aspartame
1 colher (chá) de essência de baunilha
1 colher (chá) de canela moída
2 colheres (sopa) de suco de laranja
1 raspa pequena de laranja cortada em lascas

Coloque todos os ingredientes em uma frigideira funda de aço inoxidável. Cozinhe sobre fogo baixo por 8 minutos, ou até que fiquem tenros. Deixe esfriar para que fiquem mornos. Refrigere até a hora de servir. Sirva com iogurte natural desnatado.

1 porção = 1 unidade de fruta

abacaxi assado com iogurte de baunilha e hortelã

4 porções

600 g de abacaxi descascado e cortado em pedaços grandes
2 canelas em pau
3 cravos-da-índia
2 colheres (chá) de açúcar mascavo
½ xícara (chá) de água
100 g de iogurte de baunilha
folhas de hortelã

Preaqueça o forno à temperatura de 220°C. Coloque o abacaxi, a canela, os cravos, o açúcar e a água em uma assadeira. Cubra com papel-alumínio e asse por 30 minutos. Retire o papel-alumínio e asse por mais 15 minutos. Sirva com o hortelã e o iogurte.

1 porção = 1 unidade de fruta

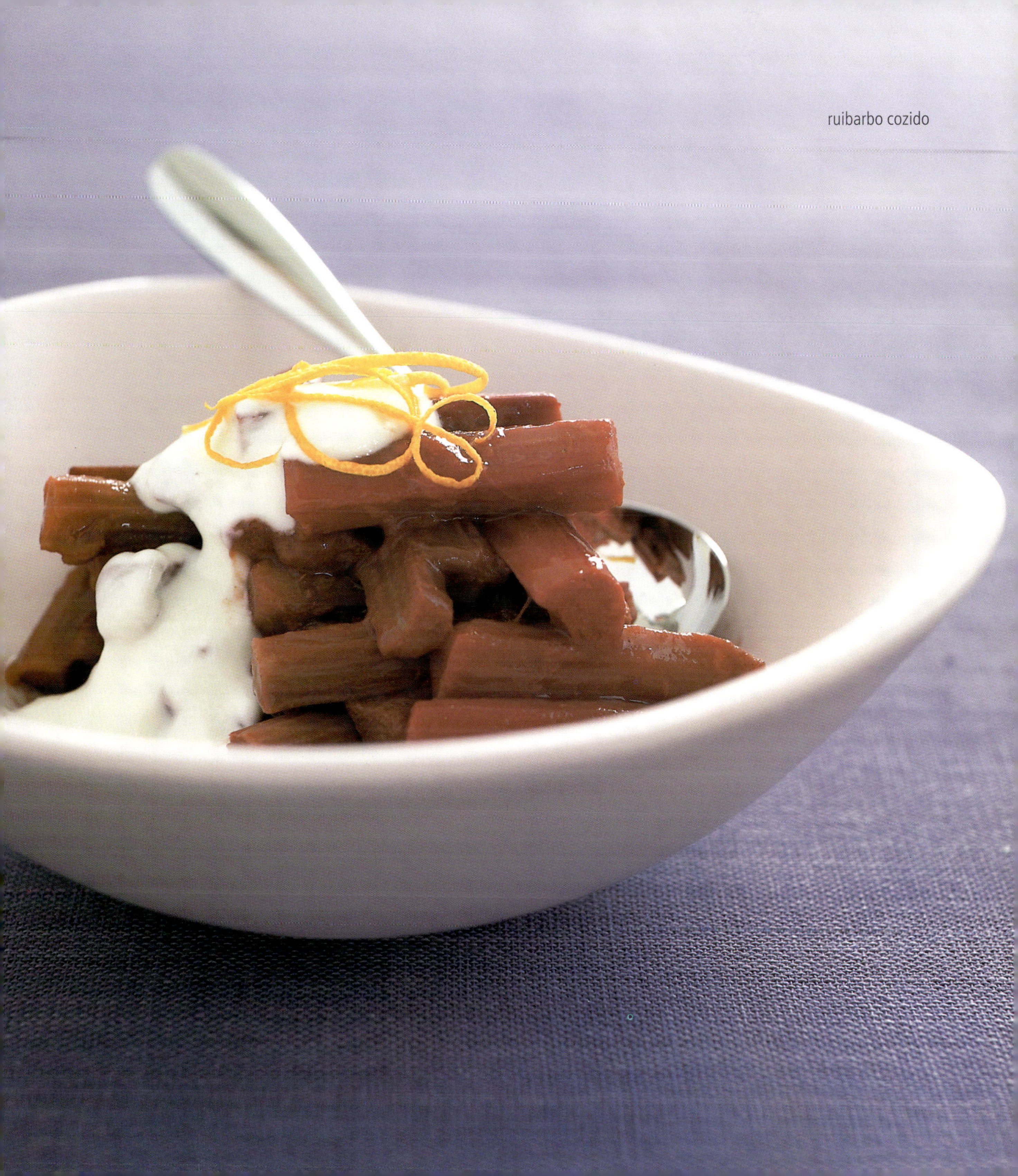

ruibarbo cozido

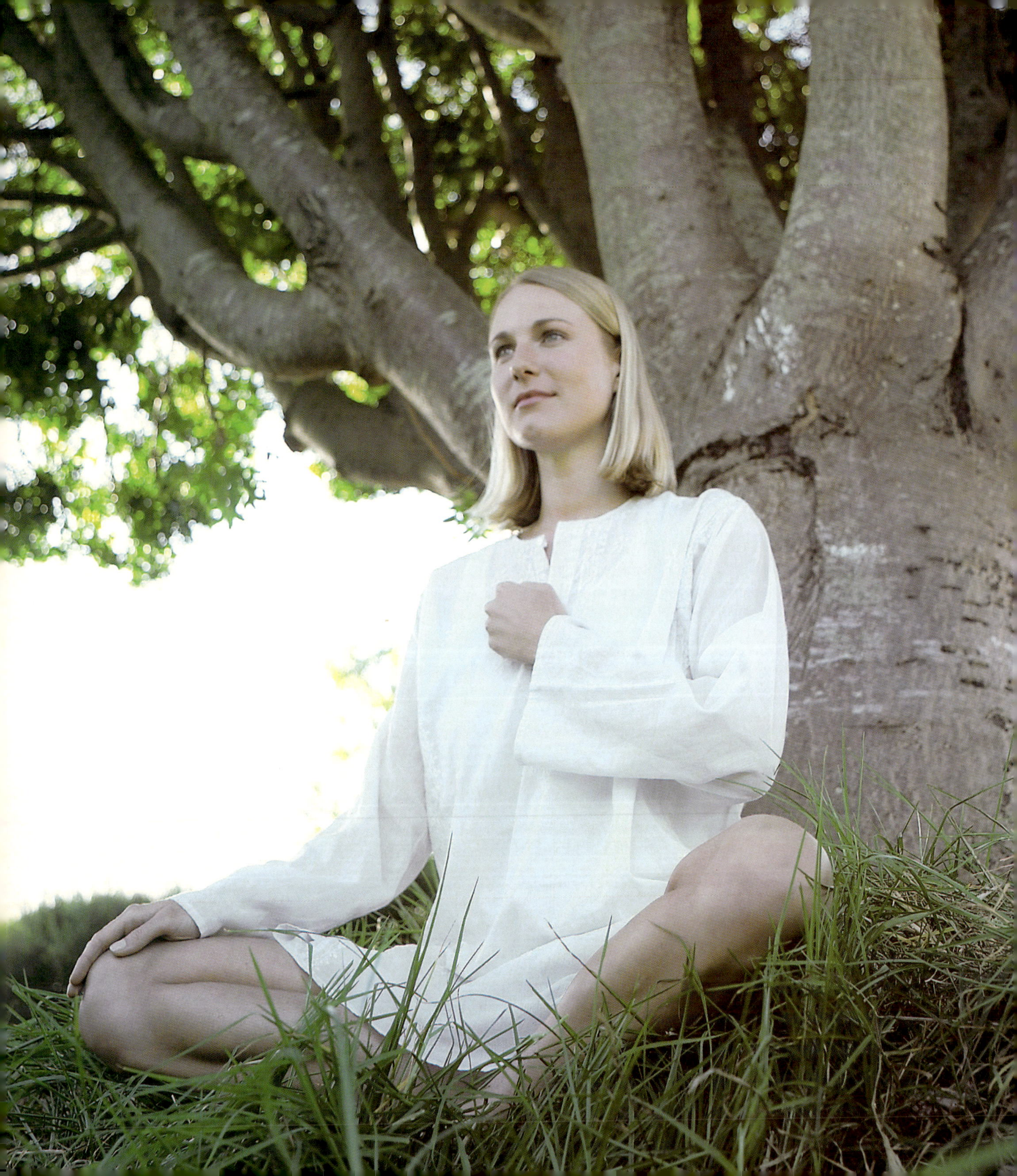

parte quatro

como manter o seu novo peso

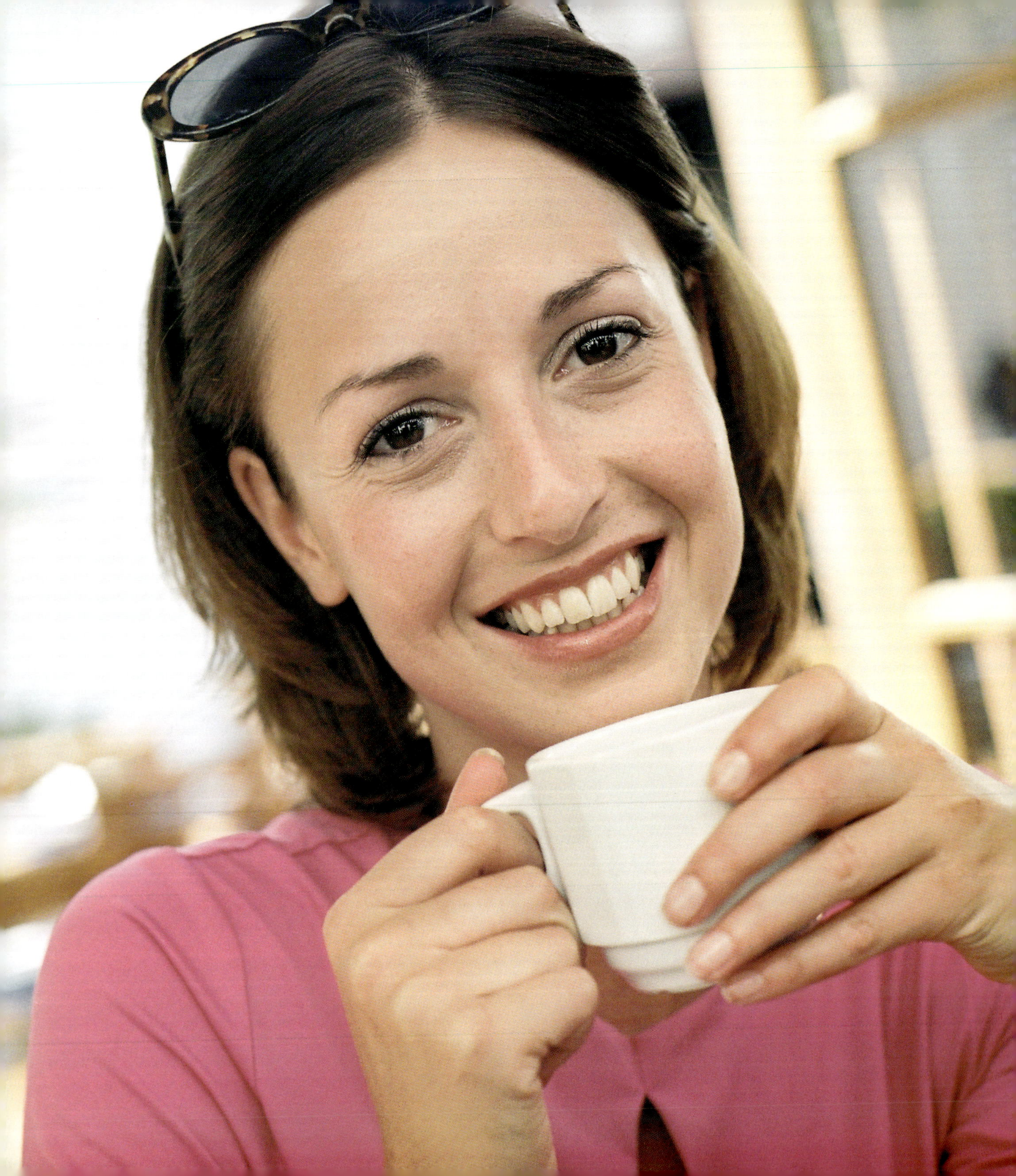

Plano de manutenção da sua dieta

5

Livrar-se dos quilos em excesso é uma coisa, mas o verdadeiro desafio é manter o seu novo peso, sem recuperar aquilo que perdeu. Veja como conseguir isso.

10 táticas inteligentes

1 Comprometa-se para a vida toda. A sua nova escolha por uma alimentação saudável e a sua decisão de se tornar mais ativo não deve terminar depois que você perder peso. Cair em hábitos antigos é a armadilha número um para uma pessoa em dieta. Ficar em forma e ser mais saudável é algo a ser cultivado para sempre, portanto mantenha esse compromisso para a vida toda, e também o controle do seu novo peso, conferindo-o a cada semana, no mesmo horário.

2 Seja realista. Seu planejamento alimentar e de exercícios tem de se adequar ao seu estilo de vida e não ser tão inconveniente a ponto de fazer você constantemente criar desculpas para não comer bem ou não se exercitar regularmente. Não faz sentido se inscrever nas aulas de ioga se você nunca as freqüenta porque elas coincidem com as atividades extraclasse de seus filhos. Não faz sentido escolher uma dieta que exige horas de preparo, quando você tem um tempo limitado. Não faz sentido escolher um plano que exige uma série de ingredientes exóticos que você só encontrará na Guatemala.

3 Crie um diário alimentar. Ou continue usando a lista de controle diário – isso pode parecer chato e um pouco obsessivo, mas é uma grande ferramenta para ajudá-lo a continuar no caminho certo. Mantenha uma versão abreviada com a primeira letra de cada categoria de alimentos em seu diário e confira, confira, confira. Não se esqueça de também incluir exercícios em sua lista de controle. Essa é uma ótima maneira de assumir o controle sobre a sua vida e não ganhar peso! Existe um plano de manutenção na página 196.

4 Não se proíba. Um pouco daquilo que você gosta fará bem; prometer-se que nunca mais comerá um biscoito

de chocolate é perda de tempo. A manutenção saudável de peso é obtida ao se buscar equilíbrio em tudo, não por meio de privações. Também é necessário aprender a escutar o seu corpo. Se você estiver se sentindo cansado e faminto o tempo todo, é provável que precise reavaliar sua necessidade de calorias e mudar um pouco. Se escutar o seu corpo, você verá que consegue distinguir entre fome de verdade e necessidade emocional.

5 Não se puna. Se você recuperar um pouco de peso em uma semana, isso não é o fim do mundo. Simplesmente foque novamente e volte à dieta.

6 Mantenha-se motivado. Sinta-se encorajado com o seu sucesso e cerque-se de pessoas que querem que você o alcance. Fique longe de sabotadores de dieta e conserve aqueles hábitos saudáveis que você adotou. O que você come é importante, mas é a sua atitude mental positiva que fará tudo acontecer. Acredite que você pode.

7 Tenha sempre em mente os seus objetivos originais. Qual foi a principal razão para você querer perder peso? Se você se sentir perdido, lembre-se de sua inspiração inicial. Manter um registro é uma ótima maneira de refletir sobre os seus objetivos.

8 Aprenda a lidar com o estresse sem se voltar para a comida. Muitos de nós nos voltamos para a comida atrás de um conforto, quando o que nós precisamos fazer é aprender a relaxar e lidar com o estresse. É chamada "comida de conforto" por uma boa razão – nós sentimos que estamos nos alimentando emocionalmente quando comemos. Mas freqüentemente isso faz nos sentirmos piores, não melhores, especialmente com aquele monte de quilos de volta. Portanto, em períodos estressantes, mantenha-se calmo e no controle o máximo possível. Você sabe a diferença entre fome física e fome emocional – a fome física está concentrada ao redor do estômago, enquanto que a emocional está na cabeça. Se as coisas ficarem muito difíceis, procure ajuda profissional.

9 Não pule refeições nem fique com muita fome. Faça as refeições regularmente – essa é uma tática efetiva para ficar longe dos ataques compulsivos por comida. Tomar o café-da-manhã parece ser muito importante. Estudos mostram que as pessoas que pulam o café-da-manhã depois comem, durante o dia, mais do que o necessário para compensar as calorias perdidas pela manhã.

10 Mantenha-se em movimento. Continue com o seu programa de exercícios para perda de peso. Diversas pesquisas têm sido realizadas com pessoas que foram bem-sucedidas em manter o novo peso conquistado. A chave parece ser o exercício.

O que nós achamos gratificante é ver a transformação de centenas de pessoas que têm participado dos nossos programas. Depois que começam a perder peso e o excesso de gordura, sua auto-estima aumenta e elas se sentem com mais energia mental e física. Aqui estão algumas histórias para inspirar você a se manter firme.

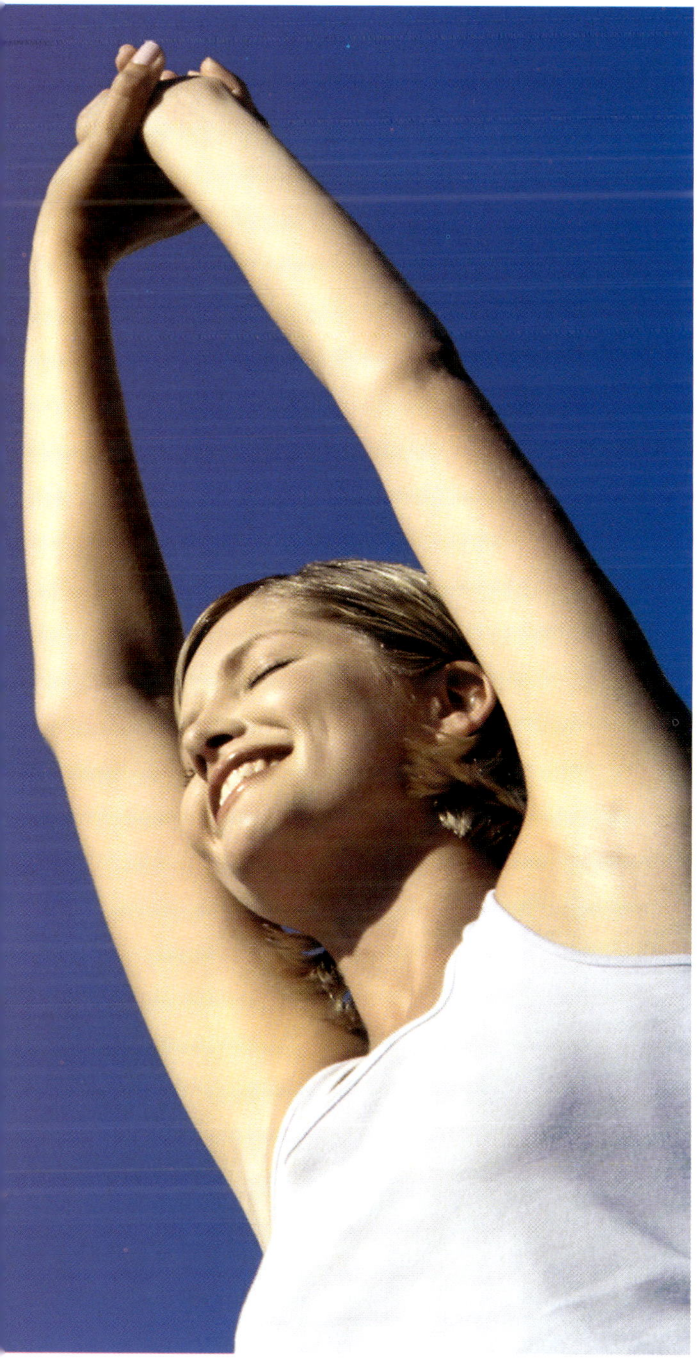

'Eu só quero agradecer a CSIRO pela Dieta do Bem-estar Total, que eu venho seguindo por vários meses. No inicio, eu perdi 25 kg e fui do tamanho 48 para um tamanho 42. E eu não me sinto como se estivesse fazendo dieta. Eu simplesmente chamo isso de um novo plano alimentar. Eu amo cozinhar e tenho conseguido experimentar novos pratos com carne e vegetais, de modo que toda noite os nossos jantares são uma "experiência de sabor". Por isso, obrigada pela nova maneira de encarar a alimentação, que me tornou uma pessoa muito mais feliz e saudável.'
– *Patricia*

'Ao longo dos últimos 7 meses eu perdi 12 – 14 kg. Eu combino o regime alimentar com uma caminhada diária de 5 km. Agora, diversos amigos e parentes também estão seguindo esse programa, motivados pelo evidente sucesso que eu obtive com ele.'
– *Brian*

'Eu venho usando os seus planos de cardápio junto com um programa bem sensato de exercícios por 6 meses e fui do tamanho 54 para o 48 nesse período. Acredito que este é um tipo de programa que eu poderei seguir por toda a vida.'
– *Maria*

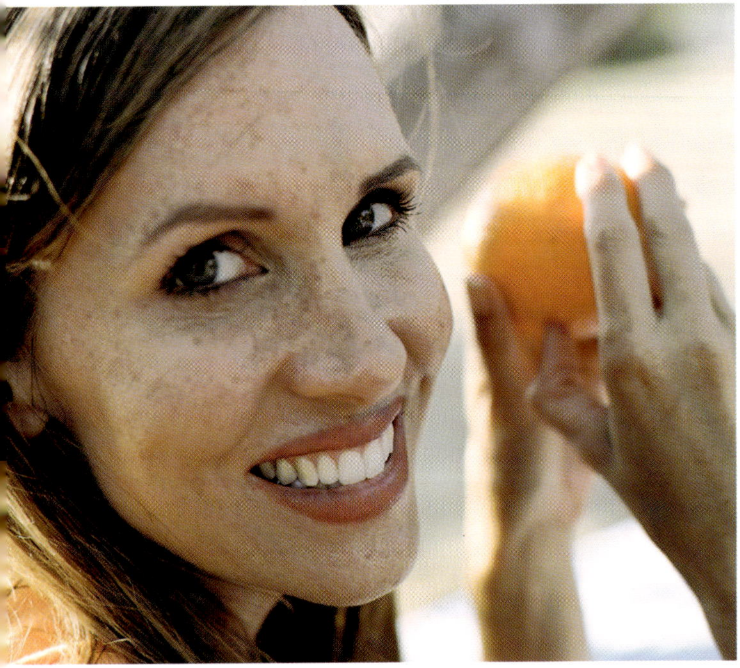

seu plano de manutenção

Depois de atingir o seu objetivo, você poderá começar a acrescentar mais comida a seu plano, já que não precisará mais perder peso, mas sim mantê-lo. As chaves para o sucesso são:

1 manter a estrutura básica do plano de alimentação, e
2 manter o seu programa de exercícios.

As pessoas precisam ingerir quantidades diferentes de calorias para manter o peso, ainda que tenham idade e peso iguais e façam o mesmo tanto de exercícios. Algumas pessoas manterão o peso com um nível alto de calorias e outras precisarão de um nível mais baixo. Com um pouco de erros e acertos, logo será possível saber o que funciona para você.

Em primeiro lugar, este é um bom momento para recalcular sua necessidade diária de calorias – aqui entendida como a quantidade necessária para manter o peso (veja o Capítulo 2). Quando o número de calorias que você consome nos alimentos e bebidas é equivalente ao número de calorias que você queima, o seu peso se mantém estável.

Para manter o seu peso, você pode optar por permanecer no nosso programa de dieta estruturado e simplesmente escolher o novo Nível da Dieta para o Bem-estar Total que esteja mais perto da sua necessidade atual de calorias. Se você gosta de um programa bem estruturado, provavelmente se adaptará melhor a isso até se sentir confiante para experimentar.

Ou você pode escutar o seu corpo, experimentar e adicionar, aos poucos, novos alimentos em 'blocos' de 120 calorias (veja a tabela na página seguinte) ao seus cardápios diários. É importante permanecer fiel à estrutura básica do seu programa alimentar. Nossos nutricionistas descobriram que a maioria das pessoas se sai melhor com uma abordagem bem sistemática. Aqui estão algumas diretrizes:

- Sempre inclua uma porção de alimento protéico magro/desnatado em cada refeição.
- Escolha pães e cereais integrais.
- Se acrescentar lanches, planeje-os. Certifique-se de que você está dentro da sua cota de blocos (veja abaixo).
- Coma refeições regulares e sempre tome o café-da-manhã (ou, pelo menos, um *brunch* no final de semana!).

Veja a seguir como acrescentar alimentos em blocos de 120 calorias extras por dia até perceber que está mantendo o peso ideal. Essa abordagem oferece flexibilidade – você pode escolher os mesmos alimentos ou alimentos diferentes a cada dia. Se for comer fora, poderá 'economizar' três dos seus blocos de 120 calorias e desfrutar de uma excelente noitada.

Semana 1 Acrescente 120 calorias ao seu programa básico a cada dia.

Semana 2 Se continuar a perder peso, acrescente mais um bloco de alimento de 120 calorias à sua cota diária de alimentos.

Semana 3 Continue a acrescentar blocos de alimentos de 120 calorias a cada dia até permanecer com o seu peso.

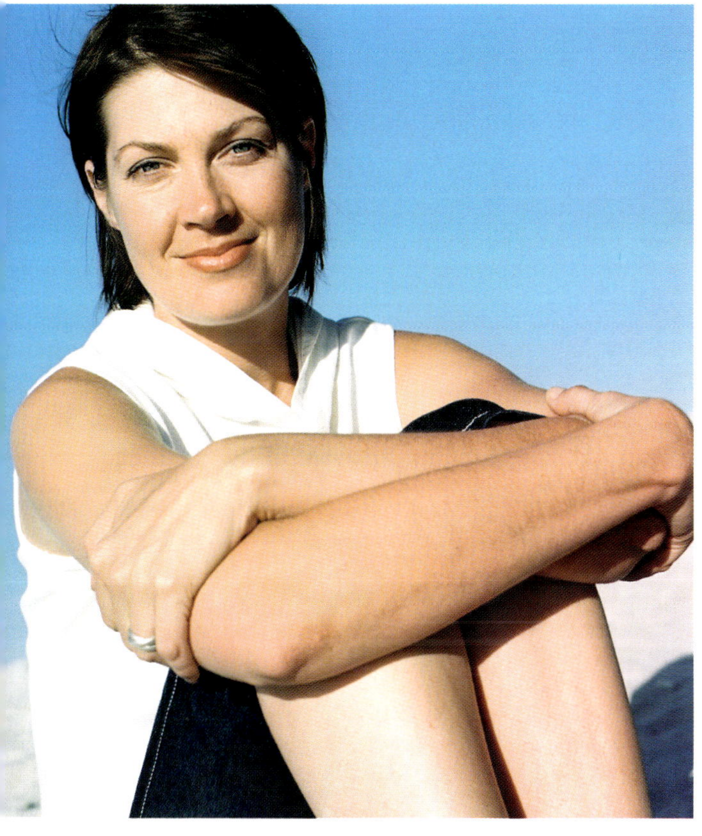

Que alimentos acrescentar? Nós recomendamos que você tenha uma boa tabela de calorias. Aqui está uma lista de alimentos que os nossos voluntários acharam útil.

ALIMENTOS EXTRAS PARA ACRESCENTAR EM BLOCOS DE 120 CALORIAS

alimento	bloco de 120 cal
leite, desnatado	250 ml
pão, integral	1 fatia
salada de frutas, fresca, não-tropical	300 g
Amêndoas, secas e assadas, sem sal	20 g
batata frita, preparada em óleo de sunola	pacote de 21 g
abacate	¼ de um inteiro
batata assada	150 g
massa, cozida	⅔ de xícara (chá)
carne magra de boi, cordeiro, frango ou peixe	100 g
feijões, em conserva	140 g
queijo	30 g
cheesecake	75 g
óleo	3 colheres (chá)
sorvete	70 g
chocolate (com leite, puro)	25 g
vinho	taça de 150 ml
cerveja	lata de 375 ml
destilados	60 ml

Obviamente que se você perceber que está ganhando peso em vez de mantê-lo, não acrescente nenhum alimento na semana seguinte. Se o seu ganho de peso for maior que 1 kg, volte para o programa da semana anterior. Quando você chegar ao ponto em que seu peso se mantém estável, esse deverá ser o seu programa alimentar.

5 Semanas no plano de manutenção

Aqui está um exemplo de como você deve incorporar blocos de 120 cal gradualmente ao longo de 5 semanas.

Semana 1 manutenção	Escolha 1 bloco qualquer, p.ex. 1 fatia grossa de torrada extra no café da manhã
Semana 2 manutenção	Escolha 2 blocos quaisquer, p.ex. 1 fatia grossa de torrada extra no café da manhã + nozes como lanche
Semana 3 manutenção	Escolha 3 blocos quaisquer, p.ex. 1 fatia grossa de torrada extra no café da manhã + nozes como lanche + 25 g de chocolate
Semana 4 manutenção	Escolha 4 blocos quaisquer, p.ex. 1 fatia grossa de torrada extra no café da manhã + nozes como lanche + 25 g de chocolate + 1 taça média de vinho
Semana 5 manutenção	Escolha 5 blocos quaisquer, p.ex. 1 fatia grossa de torrada extra no café da manhã + nozes como lanche + 25 g de chocolate + 1 taça média de vinho + 1 porção extra de fruta

Notas: Apenas continue a adicionar blocos se você ainda estiver perdendo peso. Assim que o seu peso estabilizar, pare.

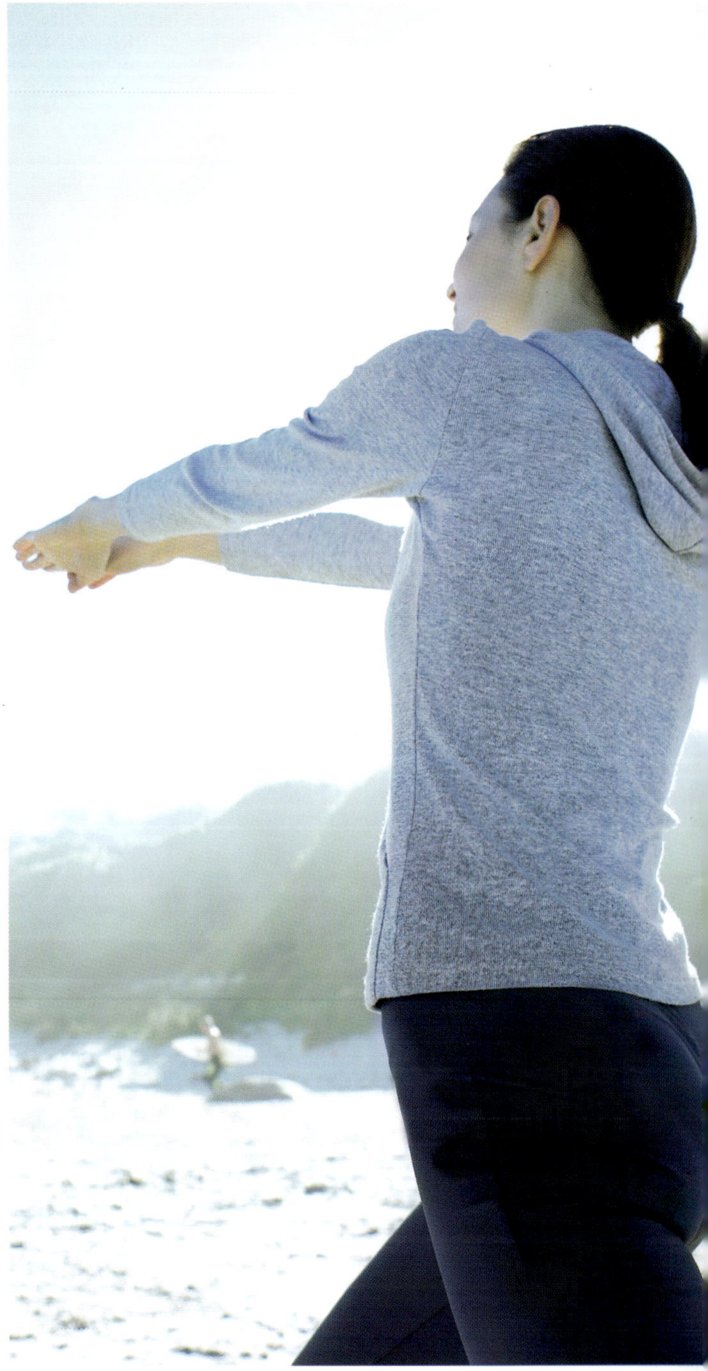

Mantenha-se em movimento

A longo prazo, os exercícios regulares trazem muitos benefícios, tanto em termos de saúde quanto de controle de peso. Eles formam uma parceria perfeita com a ingestão controlada de calorias, pois contribuem para a manutenção de peso a longo prazo ao aumentar o gasto de calorias e utilizar os seus excessos que, de outro modo, seriam armazenados como gordura.

apêndices

apêndice 1

A LISTA DE CONTROLE DIÁRIO DA DIETA PARA O BEM-ESTAR TOTAL

semana da dieta	segunda-feira	terça-feira	quarta-feira	quinta-feira	sexta-feira	sábado	domingo
proteína magra do jantar (200 g)							
carne vermelha 4 vezes por semana							
peixe 2 vezes por semana							
outro tipo 1 vez por semana							
proteína magra do almoço (100 g)							
pão integral (2 fatias de 35 g)							
frutas (1 pedaço médio)							
frutas (1 pedaço médio)							
cereal com alto teor de fibra (1 porção)							
leite desnatado (250 ml)							
iogurte desnatado/sobremesa láctea light (200 g)							
salada (½ xícara de chá)							
vegetais 1 (½ xícara de chá)							
vegetais 2 (½ xícara de chá)							
vegetais 3 (½ xícara de chá)							
vegetais 4 (½ xícara de chá)							
óleo e margarina (3 colheres de chá)							
sopa de baixa caloria (1 xícara de chá)							
vinho (300 ml/semana)							
outros							
exercício (30 minutos)							

apêndice 2

LISTA DE CONTROLE DE MANUTENÇÃO

Data:

semana do plano de manutenção	segunda-feira	terça-feira	quarta-feira	quinta-feira	sexta-feira	sábado	domingo
proteína magra do jantar (200 g)							
carne vermelha 4 vezes por semana							
peixe 2 vezes por semana							
outro tipo 1 vez por semana							
proteína magra do almoço (100 g)							
pão integral (2 fatias de 35 g)							
frutas (1 pedaço médio)							
frutas (1 pedaço médio)							
cereal com alto teor de fibra (1 porção)							
leite desnatado (250 ml)							
iogurte desnatado/sobremesa láctea light (200 g)							
salada (½ xícara de chá)							
vegetais 1 (½ xícara de chá)							
vegetais 2 (½ xícara de chá)							
vegetais 3 (½ xícara de chá)							
vegetais 4 (½ xícara de chá)							
óleo e margarina (3 colheres de chá)							
sopa de baixa caloria (1 xícara de chá)							
vinho (300 ml/semana)							
'bloco' de 120 calorias							
'bloco' de 120 calorias							
'bloco' de 120 calorias							
exercício (30 minutos)							

apêndice 3

INGESTÃO DIÁRIA RECOMENDADA DE VITAMINAS E MINERAIS PARA ADULTOS *

	homens		mulheres			
vitaminas/minerais	19 – 64 anos	+64 anos	19 – 54 anos	+54 anos	grávidas	amamentando
cálcio (mg)	800	800	800	1.000	+300	+400
folato total (µg)	200	200	200	200	+200	+150
iodo (µg)	150	150	120	120	+30	+50
ferro (mg)	7	7	12 – 16	5 – 7	+10 – 20	+0
magnésio (mg)	320	320	270	270	+30	+70
fósforo (g)	1,0	1,0	1,0	1,0	+0.2	+0.2
potássio (mg)	1.950 – 5.460	1.950 – 5.460	1.950 – 5.460	1.950 – 5.460	+0	+0
selênio (µg)	85	85	70	70	+10	+15
sódio (mg)	920 – 2.300	920 – 2.300	920 – 2.300	920 – 2.300	+0	+0
vitamina A (µg retinol equivalente)	750	750	750	750	+0	+450
vitamina B1 (tiamina) (mg)	1,1	0,9	0,8	0,7	+0,2	+0,4
vitamina B2 (riboflavina) (mg)	1,7	1,3	1,2	1,0	+0,3	+0,5
vitamina B3 (niacina) (mg niacina equivalente)	19	16	13	11	+2	+5
vitamina B6 (mg)	1,3 – 1,9	1,0 – 1,5	0,9 – 1,4	0,8 – 1,1	+0,1	+0,7 – 0,8
vitamina B12 (µg)	2,0	2.0	2.0	2,0	+1,0	+0,5
vitamina C (mg)	40	40	30	30	+30	+45
vitamina E (mg alfa-tocoferol equivalente)	10	10	10	7	+0	+2,5
zinco (mg)	12	12	12	12	+4	+6

apêndice 4

resultados dos estudos de dietas da CSIRO

Cinqüenta e uma mulheres testaram uma dieta rica em proteínas e pobre em gordura e 49 mulheres testaram uma dieta mais rica em carboidratos e pobre em gorduras. Uma vez que ambas as dietas tinham baixo teor de gordura, nós iremos nos referir a elas como a dieta rica em proteínas e a dieta rica em carboidratos.

Perda de peso

- O grupo da dieta rica em proteínas perdeu em média 7,6 kg ao longo de 12 semanas; 45 das 51 mulheres perderam mais do que 4 kg ao longo das 12 semanas.
- O grupo da dieta rica em carboidratos perdeu em média 6,9 kg ao longo de 12 semanas; 39 das 49 mulheres perderam mais do que 4 kg ao longo das 12 semanas.
- Mulheres com altos níveis de triglicérides perderam em média mais peso (8 kg) com a dieta rica em proteínas do que com a dieta rica em carboidratos (6 kg).
- A perda real de gordura das mulheres na dieta rica em proteínas foi em média de 6 kg; aquelas na dieta rica em carboidratos perderam em média 3 kg. A quantidade de peso perdido na região do diafragma foi duas vezes maior com a dieta rica em proteínas (1 kg versus 500 g).

Comprometimento

- Ocorreram 5 desistências na dieta rica em proteínas, mas 16 desistências na dieta rica em carboidratos, durante as 12 primeiras semanas. Após 3 meses, mais 3 haviam desistido no grupo rico em carboidratos, mas ninguém mais havia desistido no grupo rico em proteínas.

Nutrientes

- Comparado aos níveis médios, o status da vitamina B12 das mulheres no grupo rico em proteínas aumentou significantemente ao longo das 12 semanas. O status da vitamina B12 das mulheres no grupo rico em carboidratos diminuiu ao longo do mesmo período.
- Os níveis de hemoglobina melhoraram para as mulheres na dieta rica em proteínas e permaneceram iguais para as mulheres na dieta rica em carboidratos.

Marcadores de remodelação óssea

- Mulheres em ambas as dietas aumentaram a remodelação óssea.
- Mulheres em ambas as dietas diminuíram a excreção de cálcio.

Risco de doença cardiovascular

- Níveis de triglicérides caíram em 13% nas mulheres da dieta rica em proteínas, mas não foram significativamente diferentes para as mulheres da dieta rica em carboidratos.
- Mulheres com níveis iniciais altos de triglicérides experimentaram uma redução de 28% nos níveis de triglicérides com a dieta rica em proteínas, contra uma redução de 10% com a dieta rica em carboidratos.
- O colesterol LDL caiu em média 4,8% nas mulheres em ambas as dietas.
- O colesterol HDL caiu em média 7% nas mulheres em ambas as dietas.
- Os níveis de glicose no sangue caíram em média 4% nas mulheres em ambas as dietas.
- Os níveis de insulina no sangue caíram em média 20% nas mulheres em ambas as dietas.

Visite www.csiro.au para mais informações sobre a pesquisa científica da Dieta para o Bem-estar Total. Para o método de estudos e os resultados completos, veja: Noakes, M., Keogh, J.B., Foster, P.R., Clifton, P.M. Efeitos sobre a perda de peso de uma dieta com restrição calórica e rica em proteínas em comparação a uma dieta convencional rica em carboidratos e pobre em proteínas, a composição corporal, a condição nutricional e os marcadores de saúde cardiovascular em mulheres obesas. *American Journal of Clinical Nutrition 2005.* Este estudo em particular foi financiado pela Meat & Livestock Austrália.

Aqui está uma lista de artigos científicos sobre dietas ricas em proteínas que a CSIRO Health Sciences and Nutrition publicou.

Noakes, M., Clifton, P.M. Mudanças nos lipídios plasmáticos e em outros fatores de risco cardiovascular durante três dietas de restrição calórica diferentes quanto à composição total de gordura e de ácidos graxos. *American Journal of Clinical Nutrition* 2000, 71(3): 706-12.

Noakes, M., Clifton, P.M. Perda de peso e lipídios plasmáticos. *Current Opinion in Lipidology* 2000, 11(1): 65-70.

Luscombe, N.D., Clifton, P.M., Noakes, M., Parker, B., Wittert, G. Efeitos de dietas com restrição calórica contendo proteína elevada sobre a perda de peso, o consumo de energia em repouso, e o efeito térmico da alimentação na diabetes tipo 2. *Diabetes Care* 2002, 25(4): 652-7.

Parker, B., Noakes, M., Luscombe, N., Clifton, P. Efeitos de uma dieta para perda de peso rica em proteínas e em gordura monoinsaturada sobre o controle glicêmico e os níveis de lipídios na diabetes tipo 2. *Diabetes Care* 2002, 25(3): 452-30.

Farnsworth, E., Luscombe, N.D., Noakes, M., Wittert, G., Argyiou, E., Clifton, P.M. Efeitos de uma dieta rica em proteínas e com restrição calórica sobre a composição corporal, o controle glicêmico e as concentrações lipídicas em homens e mulheres hiperinsulinêmicos acima do peso e obesos. *American Journal of Clinical Nutrition* 2000, 71(3): 706-12.

Luscombe, N.D., Clifton, P.M., Noakes, M., Farnsworth, E., Wittert, G. Efeitos de uma dieta rica em proteínas e com restrição calórica sobre a perda de peso e o consumo de energia após a estabilização do peso em sujeitos hiperinsulinêmicos. *International Journal of Obesity* 2003, 27(5): 582-90.

Moran, L.J., Noakes, M., Clifton, P.M., Tomlinson, L., Norman, R.J. Composição dietética no restabelecimento da fisiologia reprodutiva e metabólica em mulheres acima do peso com síndrome de ovário policístico. *Journal of Clinical Endocrinology and Metabolism* 2003, 88(2): 812-19.

Noakes, M., Clifton, P.M. Perda de peso, composição de dieta e risco cardiovascular. *Current Opinion in Lipidology* 2004, 15: 31-5.

Bowen, J., Noakes, M., Clifton, P.M. Uma dieta rica em proteína de laticínios e cálcio minimiza a remodelagem óssea em adultos acima do peso durante a perda de peso. *Journal of Nutrition* 2004, 134: 568-73

Brinkworth, G.D., Noakes, M., Keogh, J.B., Luscombe, N.D., Wittert, G.A., Clifton, P.M. Efeitos a longo prazo de uma dieta rica em proteínas e pobre em carboidratos sobre o controle de peso e os marcadores de risco cardiovascular em sujeitos hiperinsulinêmicos obesos. *International Journal of Obesity* 2004, 28(9): 1187.

Clifton, P.M., Noakes, M., Keogh, J.B. Dietas muito pobres em gordura (12%) e ricas em gordura monoinsaturada (35%) não afetam diferentemente a perda de gordura abdominal em mulheres não-diabéticas acima do peso. *Journal of Nutrition* 2004, 134(7): 1741-5.

Moran, L.J., Noakes, M., Clifton, P.M., Wittert, G.A., Galletly, C., Luscombe, N.D., Tonlinson, L., Norman, R.J. Grelina e medidas de saciedade são alteradas em síndrome de ovário policístico, mas não são afetadas diferentemente pela composição da dieta. *Journal of Clinical Endocrinology and Metabolism* 2004, 89(7): 3337-44.

Brinkworth, G.D., Noakes, M., Parker, B.A., Clifton, P.M. Efeitos a longo prazo decorrentes da substituição de proteínas por carboidratos em uma dieta pobre em gordura sobre a perda de peso e os marcadores de risco cardiovascular em sujeitos obesos com diabetes tipo 2. *Diabetologia* 2004, 47(10): 1677-86.

Bowen, J., Noakes, M., Clifton, P.M. Efeitos do cálcio e dos laticínios em dietas ricas em proteínas com restrição calórica sobre a perda de peso e os parâmetros metabólicos em adultos acima do peso. *International Journal of Obesity* 2005.

Luscombe-Marsh, N.D., Noakes, M., Wittert, G. A., Keogh, J.B., Foster, P., Clifton, P.M. Dietas com restrição de carboidratos ricas em gordura monoinsaturada ou em proteínas são igualmente efetivas na promoção de perda de peso e na melhoria dos lipídios sanguíneos. *American Journal of Clinical Nutrition* 2005.

apêndice 5

como cozinhar carne e peixe

Com tantas opções para se escolher, como você seleciona a carne ou o peixe adequado ao seu prato? E ao chegar em casa, como você prepara e quanto tempo gasta com isso? Veja no guia abaixo os melhores cortes de carne e tipos de peixe para pratos específicos; e em seguida estão algumas dicas para se usar na cozinha que dão excelentes resultados.

método de preparo	cortes de carne bovina apropriados	cortes de vitela apropriados	cortes de cordeiro apropriados	cortes de frango apropriados	cortes de carne de porco apropriados	tipos de peixe apropriados
na churrasqueira/ na grelha/ fritura	bife de filé mignon, contrafilé de costela, miolo de alcatra (fatiado ou um pedaço), t-bone, paleta	costeletas, escalope, filé mignon	steak aparado de perna de cordeiro, costeleta, olho de lombo, filé mignon, fatiado de lombo	ave inteira, coxa, sobrecoxa, peito, asa	carne magra (steaks, fatias, tiras), barriga, costeletas, filés	peixe inteiro, filés ou postas – com a pele; prepare na churrasqueira ou na grelha os peixes de carne firme e mais oleosos , como tainha ou atum; frite os peixes de sabor e textura delicados (geralmente com a carne branca), como o são-pedro e a pescada ou o linguado
salteado	bife de filé mignon, contrafilé de costela, miolo de alcatra (fatiado ou um pedaço), coxão mole		olho de lombo, filé mignon, coxa	coxa sem osso, peito	carne magra (steaks, fatias, tiras), barriga, costeletas, filés	pedaços de filé de peixe com a carne firme, como cação e tainha
assado	contrafilé de costela, miolo de alcatra (fatiado ou um pedaço), bife de filé mignon, coxão mole, coxão duro, paleta	perna (com ou sem osso), coxão mole, coxão duro, lombo (com ou sem osso), paleta sem osso	pernil (com osso ou fatiado), paleta (sem osso, rolê ou fatiada), lombo (sem osso, rolê), coxa, filé de pescoço, olho de lombo aparado, carrê de lombo, carrê com 4 costelas	ave inteira, coxa, peito, asa	pernil (com ou sem osso), patinho, alcatra, lombo (com ou sem osso), carrê, paleta, filé	peixe inteiro, filés ou postas de todos os tipos
cozido	acém, peito, coxão mole, paleta, coxão duro	perna, paleta, pescoço, peito, canela	dianteiro de cordeiro em cubos, canela	coxa, sobrecoxa, peito	pescoço, pernil (coxão mole, alcatra, coxão duro), paleta sem osso	pedaços de filés de peixe de carne firme, como o xaréu, o olho-de-boi e o cação

As dicas de cozimento a seguir o ajudarão a fazer carnes e peixes perfeitamente cozidos.

Na churrasqueira/na grelha/fritura

- Se a receita permitir, cubra ligeiramente a carne ou o peixe com óleo em vez de colocá-lo na frigideira. Isso reduz a quantidade necessária de óleo e contribui para manter os sucos dentro da carne.
- Certifique-se de que a superfície de cozimento está quente – ela deverá chiar bastante quando você colocar a carne ou o peixe.
- Acomode a carne ou o peixe na superfície de cozimento (primeiro com a pele para baixo, se for o caso) e deixe cozinhar até que um caldo se acumule no lado superior, depois vire (uma vez apenas).

Bifes de carne vermelha: compre somente bifes de espessura uniforme (com pelo menos 20 mm de espessura); se utilizar uma panela, ela deve ter uma base pesada; não cutuque, espete ou perfure a carne durante o cozimento, pois isso irá ressecá-la.
Malpassado – cozinhe cada lado por poucos minutos; vire apenas uma vez; cozinhe até o bife ficar 'bem macio' ao ser pressionado com as costas de um talher.
Ao ponto – cozinhe um lado até que um caldo comece a se acumular sobre a carne, vire apenas uma vez; cozinhe o outro lado até que o caldo fique visível; cozinhe até que o bife fique 'elástico' ao ser pressionado com as costas de um talher.
Bem passado – cozinhe um lado até que o caldo se acumule sobre a carne; vire e cozinhe o outro lado da mesma forma; abaixe um pouco o fogo e continue a cozinhar até que o bife fique 'bem firme' ao ser pressionado com as costas de um talher.
Depois de cozinhar, cubra-os com papel-alumínio e deixe-os descansando por 3 – 5 minutos.

Salteado

- Certifique-se de que o wok ou a frigideira esteja quente antes de você colocar o óleo.
- Espere até que o óleo esteja quente antes de adicionar a carne ou o peixe.
- Salteie em pequenas porções (cerca de 200 g por vez) para manter a frigideira quente e evitar que a carne cozinhe.
- Retire a carne ou o peixe da frigideira e salteie os ingredientes restantes.
- Retorne a carne ou o peixe e acrescente os molhos.
- Aqueça por completo e sirva imediatamente.

Assado

- Preaqueça o forno.
- Se for assar um filé, doure-o em um pouco de óleo em uma frigideira ou panela antes de assá-lo.
- Coloque a carne em uma assadeira.
- Prepare o assado no forno: os tempos de preparo para cada tipo de carne indicado a seguir são apenas um guia.
- Retire o assado quando estiver cozido no ponto de sua preferência e cubra-o com papel-alumínio.
- Deixe descansar por 10 – 20 minutos antes de cortar. (Isso não é necessário para peixes.)

TEMPO DE ASSAR PARA 500 G DE CARNE

	temperatura	malpassado	ao ponto	bem passado
CARNE BOVINA				
contrafilé de costela, miolo de alcatra (fatiado ou um pedaço), filé mignon, coxão mole	200°C	15 – 20 minutos	20 – 25 minutos	25 – 30 minutos
coxão duro, paleta	160°C	20 – 25 minutos	25 – 30 minutos	30 – 35 minutos
CORDEIRO				
pernil (com osso ou fatiado), paleta (sem osso, rolê ou fatiada), lombo (rolê, sem osso), pernil (sem osso e aparado)	180°C	20 – 25 minutos	25 – 30 minutos	30 – 35 minutos
assado de coxa, assado de filé de pescoço, olho de lombo aparado	220°C	30 – 35 minutos	35 – 40 minutos	40 – 45 minutos
carrê de lombo, carrê com 4 costelas	200°C	30 – 35 minutos	35 – 40 minutos	40 – 45 minutos

Cozido

- Se a receita permitir, cubra ligeiramente a carne ou o peixe com óleo em vez de colocá-lo na frigideira. Isso diminui a quantidade necessária de óleo e contribui para manter os caldos dentro da carne.
- Doure a carne ou o peixe em uma panela funda em pequenas porções (cerca de 200 g por vez) para manter a panela quente e evitar que a carne cozinhe.
- Salteie as especiarias, depois adicione algum líquido e vegetais de cozimento demorado, como batatas ou cenouras.
- Ponha para ferver, depois coloque em fogo baixo e cozinhe lentamente, com a panela tampada, por aproximadamente 2 horas se for carne vermelha (1 hora para frango e porco e 10 – 20 minutos para peixe).
- Acrescente vegetais de cozimento rápido, como ervilhas e cogumelos, nos últimos 20 minutos de cozimento.

Muitas informações foram gentilmente cedidas pela Meat & Livestock Austrália.

apêndice 6

listas de compras

As listas de compras nas páginas seguintes abrangem todos os alimentos utilizados nos planos de cardápio nas páginas 67 – 87. Utilize as listas do jeito que elas estão se você estiver seguindo os planos de cardápio exatamente, ou faça pequenas alterações se você tiver personalizado os planos para incluir os seus alimentos preferidos.

'No armário' é uma lista de ingredientes usados comumente que aparecem nos planos de cardápio e nas receitas. Você precisará desses ingredientes, diária e semanalmente, a fim de seguir os planos de cardápio, mas a maioria deles é ingrediente básico na cozinha e você provavelmente descobrirá que já os possui no armário ou na geladeira. Caso contrário, compre o restante em seu supermercado local antes de começar os planos de cardápio.

No armário...

frutas (em conserva)
frutas secas (maças, uvas-passas)

ervilhas congeladas
cebolas (marrom, vermelha, pérola)
batatas
alho
gengibre

ovos

leite desnatado
iogurte desnatado com sabor
sobremesas lácteas (pudim light, sorvete light, etc.)

pão integral
pãozinho francês integral
biscoitos dietéticos de baixa caloria
cereais matinais (incluindo aveia, cereal com alto teor de fibra)
arroz de grão curto

filés de anchova

alcaparras baby
vinagre balsâmico
vinagre de vinho branco
farinha
amido de milho
açúcar mascavo
açúcar branco
adoçante à base de aspartame
chocolate em pó
essência de baunilha
caldo (de carne, galinha, vegetais)
temperos (pimenta-da-jamaica; pimenta-do-reino moída na hora; cardamomo – moído, as sementes e as vagens; pimenta vermelha em pó; garam marsala – tempero indiano; tempero chinês das cinco especiarias em pó; canela – moída e em pau; cravo-da-índia; coentro – moído e sementes; cominho – moído; funcho (erva-doce) – moído; lemon pepper; cúrcuma; noz-moscada – moída; páprica; açafrão)
ervas secas (folhas de louro, orégano)
margarina light
geléia dietética
mostarda (em grãos, Dijon)

maionese sem óleo
molho para salada sem óleo
raiz-forte
molho barbecue
molho de tomate
massa de tomate
tomates em conserva
feijões assados
pasta de tandoori
pesto
chutney
picles
óleo de oliva
spray de óleo de oliva
óleo de amendoim
óleo de gergelim
shoyu (molho de soja)
molho de ostra
molho hoisin
xerez seco (vinho chinês feito de arroz)
molho de peixe
suco de laranja
vinho tinto
vinho branco

Estas 'listas de compras semanais' junto com a lista 'no armário' fornecerão tudo o que você precisa para seguir os planos de cardápio de 12 semanas da Dieta CSIRO para o Bem-estar Total.

As quantidades de alimentos dependerão de quantas pessoas em sua casa estão seguindo a dieta e/ou quantas pessoas comerão os pratos principais sugeridos. Copie estas páginas e preencha com as quantidades necessárias.

Semana Um

frutas frescas (incluindo bananas, limões, abacaxis)
aspargos
abacate
cenouras (baby)
brócolis
bok choy
pimentões (vermelhos, verdes, amarelos)
pimenta chilli (vermelha pequena)
pepinos
vagens
ervas (manjericão, coentro, salsa, hortelã, orégano, estragão, tomilho)
alface-romana
cogumelos (de-paris, portobello)
ervilhas
abóbora (menina-brasileira), descascada e picada grosseiramente
salada de folhas (rúcula, folhas diversas)
tomates (incluindo os italianos)
abobrinha
salmão em conserva
filés de salmão
filés de peixe-espada
peito de frango sem pele
bacon magro
presunto magro fatiado
carne bovina em conserva fatiada
filé de carne bovina
filé de cordeiro
carrê de cordeiro
queijo feta light
pão de uva passa integral
azeitonas kalamata

Semana Dois

frutas frescas (incluindo bananas, limões, laranjas, morangos)
beterrabas
brócolis
cenouras
salsão (aipo)
pimenta chilli (vermelha)
pepinos
ervas (manjericão, coentro, hortelã, salsa, alecrim)
alho-poró
cogumelos (de-paris, shiitake)
abóbora (menina-brasileira), descascada e picada grosseiramente
ruibarbo
salada de folhas (folhas diversas)
ervilhas-tortas
cebolinha verde
tomates
abobrinha
salmão defumado
filés de caranho
filés de atum
filés de peixe branco
filés de coxa de frango sem pele
peru fatiado
bacon magro
presunto magro fatiado
carne bovina em cubos
miolo de alcatra (um pedaço inteiro)
carrê de vitela
perna de cordeiro
queijo cheddar light
cream cheese light
iogurte natural desnatado
espinafre congelado
pinólis
leite desnatado em pó
feijão cannellini (feijão-branco) em conserva

Semana Três

frutas frescas (incluindo maçãs, bananas, limões, laranjas)
aspargos
abacate
beterrabas
brócolis
pimentões (vermelhos)
cenouras
couve-flor
salsão (aipo)
ervas (manjericão, salsa, alecrim, estragão)
berinjelas (baby)
vagens
alho-poró
alface-romana
cogumelos (de-paris)
chirivias
ruibarbo
salada de folhas (rúcula, folhas diversas)
cebolinha verde
tomates (incluindo tomates-cereja)
abobrinha
peixe em conserva (salmão, atum)
filés de peixe-espada
peito de frango sem pele
presunto magro fatiado
rosbife fatiado
carne bovina magra moída
costeletas de vitela
perna de cordeiro
costelas de cordeiro
queijo cheddar light
queijo cheddar normal
queijo parmesão
iogurte desnatado (natural, baunilha)
pão de uva passa integral
azeitonas kalamata
pinólis

Semana Quatro

frutas frescas (incluindo limões, peras)
brotos de feijão
beterrabas
brócolis
broccolini
pimentões (vermelhos)
cenouras
salsão (aipo)
pimenta vermelha e verde
pepinos
bulbos de funcho (erva-doce)
vagens
ervas (manjericão, coentro, hortelã, salsa, alecrim, estragão)
cogumelos (de-paris, portobello)
ervilhas
abóbora (menina-brasileira), descascada e picada grosseiramente
salada de folhas (folhas diversas, rúcula, espinafre baby)
cebolinha verde
tomates (incluindo os italianos)
salmão defumado
filés de solha (linguado)
filés de caranho
lula
mexilhões
camarões pitu
peito de frango sem pele
presunto magro fatiado
pastrami
rosbife fatiado
carne bovina magra moída
miolo de alcatra (fatiado e um pedaço inteiro)
filés de carne bovina
costeletas de cordeiro
filés de cordeiro
cream cheese light
queijo cheddar light
queijo cheddar normal
iogurte natural desnatado
queijo parmesão
queijo azul (roquefort, gorgonzola)
pão de uva passa integral
pinólis

Semana Cinco

frutas frescas (incluindo limões, laranjas)
abacate
bok choy
brócolis
pimentões (verdes, vermelhos)
cenouras
pimenta chilli (vermelha)
pepinos
vagens
ervas (manjericão, coentro, orégano, salsa)
alface-romana
cogumelos (portobello)
ruibarbo
salada de folhas (rúcula, folhas diversas)
cebolinha verde
tomates (incluindo tomates italianos)
salmão em conserva
atum em conserva
sardinhas
filés de peixe branco
peito de frango sem pele
peru fatiado
pastrami
rosbife fatiado
carne bovina magra moída
carne bovina magra em cubos
filés de cordeiro
queijo cheddar light
queijo feta light
ricota light
pão de uva passa integral
pão árabe integral
azeitonas kalamata
sementes de gergelim

Semana Seis

frutas frescas (incluindo bananas, limões, laranjas)
abacate
brotos de feijão
bok choy
brócolis
pimentões (vermelhos)
cenouras
salsão (aipo)
pimenta vermelha
pepinos
pepinos em conserva
vagens
ervas (manjericão, coentro, hortelã, salsa, alecrim)
cogumelos (de-paris)
ervilhas
abóbora
salada de folhas (folhas diversas, rúcula, espinafre baby)
espinafre
cebolinha verde
batatas-doces
tomates
salmão em conserva
filés de salmão
filés de peixe branco
filés de coxa de frango sem pele
presunto magro fatiado
rosbife fatiado
miolo de alcatra (fatiado)
carne bovina magra moída
filés de cordeiro
perna de cordeiro
queijo cheddar light
queijo feta light
ricota light
iogurte desnatado (natural, baunilha)
pão de centeio
pão sourdough integral
mango chutney
azeitonas verdes sem caroço
pasta de missô vermelho
sementes de gergelim

Semana Sete

frutas frescas (incluindo limões)
abacate
beterraba
bok choy
brócolis
pimentões (amarelos, vermelhos)
cenouras
salsão (aipo)
pimenta vermelha
pepinos
berinjela
vagens
ervas (manjericão, coentro, orégano, salsa, alecrim, sálvia)
cogumelos (de-paris)
abóbora (menina-brasileira), descascada e picada grosseiramente
salada de folhas (espinafre baby, rúcula, folhas diversas)
ervilhas-tortas
tomates (incluindo tomates italianos e cereja)
abobrinha
salmão em conserva
sardinhas
filés de solha (linguado)
lula
mexilhões
camarões pitu
filés de frango
peito de frango sem pele
bacon magro
presunto magro fatiado
pastrami
carne bovina magra moída
filés de vitela
queijo cheddar normal
ricota light
pão árabe integral
amêndoas em flocos
mostarda de ervas
mel
sementes de gergelim
tabule

Semana Oito

frutas frescas (incluindo bananas, limões, laranjas)
aspargos
abacate
brócolis
broccolini
pimentões (vermelhos)
cenouras (incluindo cenouras baby)
couve-flor
salsão (aipo)
pimenta chilli (verde)
vagens
ervas (manjericão, coentro, hortelã, salsa, alecrim, estragão, tomilho)
alho-poró
cogumelos (de-paris, shiitake)
ervilhas
abóbora (menina-brasileira), descascada e picada grosseiramente
salada de folhas (folhas diversas)
ervilhas-tortas
cebolinha verde
tomates
atum em conserva
salmão em conserva
filés de salmão
filés de peixe branco
filés de coxa de frango sem pele
presunto magro fatiado
carne bovina em conserva fatiada
miolo de alcatra (um pedaço inteiro)
carne bovina magra moída
filés de cordeiro
carrê de cordeiro
queijo cheddar normal
pão de passas integral
pão árabe integral
pinólis

Semana Nove

frutas frescas (incluindo limões)
brotos de alfafa
abacate
bok choy baby
pimentões (verdes, amarelos)
cenouras
pimenta vermelha
pepinos
berinjelas (baby)
ervas (manjericão, coentro, hortelã, salsa, sálvia)
alface-romana
cogumelos (de-paris)
salada de folhas (folhas diversas, rúcula, espinafre baby)
cebolinha verde
tomates (incluindo tomates italianos)
abobrinhas
salmão em conserva
salmão defumado
filés de caranho
filés de atum
sardinhas
peru fatiado
presunto magro fatiado
pastrami
filés de vitela
costeletas de cordeiro
filés de cordeiro
queijo cheddar light
queijo feta light
ricota light
queijo parmesão
pão de passas integral
pão árabe integral
castanha de caju
azeitonas kalamata

Semana Dez

frutas frescas (incluindo bananas, limões, laranjas)
abacate
brotos de feijão
beterrabas
bok choy
brócolis
pimentões (vermelhos, amarelos)
cenouras
pimenta vermelha
pepinos
berinjela
pepinos em conserva
vagens
ervas (manjericão, coentro, capim-cidreira, hortelã, orégano, salsa, alecrim)
cogumelos (de-paris)
abóbora (menina-brasileira), descascada e picada grosseiramente
salada de folhas (folhas diversas, rúcula)
brotos de ervilha-torta
tomates (incluindo tomates italianos e cereja)
abobrinha
salmão em conserva
filés de peixe-espada
peito de frango sem pele
bacon magro
presunto magro fatiado
rosbife fatiado
miolo de alcatra (fatiado e um pedaço inteiro)
filés de cordeiro
queijo cheddar normal
queijo cheddar light
ricota light
iogurte natural desnatado
pão de centeio
pão sourdough integral
azeitonas kalamata
cebolas em conserva
anis-estrelado

Semana Onze

frutas frescas (incluindo limões, laranjas)
abacate
beterraba
brócolis
pimentões (amarelos, vermelhos)
cenouras
couve-flor
salsão (aipo)
pepinos
pepinos em conserva
vagens
ervas (manjericão, salsa, alecrim)
cogumelos (de-paris, shiitake)
abóbora
salada de folhas (espinafre baby, rúcula, folhas diversas)
ervilhas-tortas
cebolinha verde
batatas-doces
tomates (incluindo tomates italianos)
abobrinha
atum em conserva
salmão defumado
filés de peixe-espada
filés de peixe branco
peito de frango sem pele
peru fatiado
presunto magro fatiado
pastrami
carne bovina magra moída
miolo de alcatra (um pedaço inteiro)
carrê de vitela
canela de cordeiro
queijo cheddar normal
queijo cheddar light
queijo muçarela
queijo parmesão
pão de centeio
pão árabe integral
pimenta jalapeno
azeitonas kalamata
mistura de três tipos de feijão em conserva

Semana Doze

frutas frescas (incluindo limões)
brotos de feijão
brócolis
couve-de-bruxelas
pimentões (vermelhos)
cenouras
couve-flor
salsão (aipo)
pepinos
bulbos de funcho (erva-doce)
vagens
ervas (manjericão, coentro, hortelã, orégano, salsa, alecrim, estragão, tomilho)
cogumelos (de-paris, portobello)
ervilhas
salada de folhas (espinafre baby, rúcula, folhas diversas)
ervilhas-tortas
cebolinha verde
tomates
abobrinha
atum em conserva
sardinhas
filés de peixe branco
peito de frango sem pele
presunto magro fatiado
rosbife fatiado
carne bovina magra em cubos
miolo de alcatra (fatiado)
costeletas de cordeiro
perna de cordeiro
queijo feta normal
iogurte natural desnatado
pão de centeio
pão sourdough integral
pão árabe integral
espinafre congelado
leite desnatado em pó
milho em conserva

índice

g

h

i

k

l

m

n

o

p

q

r

s

t